Embryologie

Développement précoce chez l'humain

Chez le même éditeur

Sciences humaines et sociales, par S. Bimes-Arbus, Y. Lazorthes, D. Rougé et coll., Collection *Abrégés PCEM 1*, 2006.

Biologie cellulaire, par M. Maillet, Collection *Abrégés PCEM 1*, 10e édition, 2006.

Biochimie génétique, biologie moléculaire, par É. Clauser, J. Étienne, C. Housset, P. Roingeard, Collection *Abrégés PCEM 1*, 9e édition, 2006.

Physiologie, par J.-L. Ader, F. Carré, A. T. Dinh-Xuan, M. Duclos, N. Kubis, J. Mercier, F. Mion, C. Préfaut, S. Roman, Collection *Abrégés PCEM 1*, 2e édition, 2006.

Histologie. Les tissus, par J. Poirier, M. Catala, J.-M. André, R. Gherardi, J.-F. Bernaudin, Collection *Abrégés PCEM 1*, 3e édition, 2006.

Biomathématiques, par S. Bénazeth, M. Boniface, I. Nicolis, V. Lasserre, C. Demarquilly, M. Lemdani, Collection *Abrégés cours+exos*, 2e édition, 2004.

Chimie analytique – chimie des solutions, par M. Beljean-Leymarie, J.-P. Dubost, M. Galliot-Guilley, Collection *Abrégés Pharma 1*, 2006.

Chimie organique, par H. Galons, Collection *Abrégés cours+exos*, 2e édition, 2003.

Chimie physique, par Ph. Courrière, G. Baziard, J.-L. Stigliani, Collection *Abrégés cours+exos*, 2002.

Évolution de l'organisation animale, par J. Bailenger, Collection *Abrégés cours+exos*, 2001.

Chimie générale, par G. Germain, R. Mari, D. Burnel, Collection *Abrégés cours+exos*, 2001.

Probabilités et statistique, par A.-J. Valleron, Collection *Abrégés cours+exos*, 2001.

Initiation à la connaissance du médicament, par J.-M. Aiache, S. Aiache, R. Renoux, Collection *Abrégés cours+exos*, 2001.

Biophysique. Radiobiologie, radiopathologie, par R. Paulin, P. Galle, Collection *Abrégés cours+exos*, 2000.

Anatomie générale, par J.-P. Chevrel, J.-L. Dumas, J.-P. Guéraud, J.-B. Lévy, Collection *Abrégés cours+exos* xos, 2000.

Dans la collection QCM

Physiologie, 320 QCM, par J.-L. Ader, F. Carré, A. T. Dinh-Xuan, M. Duclos, N. Kubis, J. Mercier, F. Mion, C. Préfaut, S. Roman, 2004.

Biochimie génétique, biologie moléculaire, 300 QCM et exercices, par É. Clauser, S. Conchon, 2004.

Initiation à la connaissance du médicament, 330 QCM et exercices, par J.-M. Aiache, E. Beyssac, J.-M. Cardot, 2004.

Chimie générale, 330 QCM et exercices, par G. Germain, 2003.

Anatomie, 265 QCM, Tome 1, par J.-P. Chevrel, 2002.

Anatomie, 300 QCM, Tome 2, par J.-P. Chevrel, 2002.

Embryologie, 300 QCM, par M. Catala, 2002.

Histologie, 300 QCM, par J. Poirier, M. Catala, J.-M. André, J.-F. Bernaudin et R.K. Gherardi, 2002.

Biologie cellulaire, 300 QCM, par Marc Maillet, 2002.

Chimie organique, 120 QCM et exercices, par H. Galons, 2002.

Embryologie
Développement précoce chez l'humain

M. Catala
Professeur d'histologie-embryologie-cytologie
Faculté de médecine Pierre-et-Marie-Curie
Université Paris-VI

3e édition

MASSON

Maquette intérieure : Pascal Plottier

ISBN : 2-294-01109-0
EAN: 978-2-294-01109-2

ELSEVIER MASSON S.A.S. – 62, rue Camille-Desmoulins, 92442 Issy-les-Moulineaux Cedex

Table des matières

Introduction

La formation de l'embryon a toujours fasciné les hommes. Déjà, Aristote propose quelques descriptions du développement embryonnaire et des mécanismes pouvant rendre compte de ces phénomènes. Les hiéroglyphes du temple gréco-égyptien de Kom Ombo décrivent les étapes de la vie intra-utérine telles que les imaginaient les anciens. Toutefois, l'embryologie a très longtemps (trop longtemps) été une science purement descriptive, les auteurs analysant les différents stades de développement successifs et tentant de trouver le lien assurant le passage d'une étape à l'autre. Cette tendance n'a pas complètement disparu : elle se retrouve dans bien des ouvrages d'embryologie ou de biologie du développement humains. Pourtant, dès la deuxième moitié du XIXe siècle, des travaux expérimentaux ont été conduits en embryologie afin d'essayer de déchiffrer les mécanismes à l'origine de la mise en place des structures corporelles. Les techniques utilisées paraissent parfois assez obsolètes, pourtant certaines persistent encore de nos jours (avec quelques raffinements plus modernes). Ainsi, Vulpian (1859) a séparé le bourgeon caudal d'un têtard du reste de l'embryon et suivi son évolution, et a pu alors démontrer que le bourgeon caudal de grenouille contenait tous les éléments nécessaires au développement ultérieur de la queue. Born (1896) a mis au point les premières techniques de transplantation chez les amphibiens.

Au cours du XXe siècle, les techniques de l'embryologie expérimentale se sont raffinées tout en restant inspirées de ces techniques ancestrales. Ainsi, les transplantations chez l'amphibien ont été très utilisées par l'école allemande de Hans Spemann et l'école américaine de Ross Granville Harrison qui ont adopté la variante consistant à greffer du tissu d'une espèce d'amphibien pigmentée dans un hôte non pigmenté (ou *vice versa*). En effet, la pigmentation cytoplasmique des cellules est un excellent marqueur de l'origine, permettant d'attribuer l'origine cellulaire à l'hôte ou au donneur. Cette technique permet l'utilisation en embryologie expérimentale des chimères interspécifiques. De telles chimères d'amphibiens seront très utilisées pendant la première moitié du XXe siècle et vaudront à Hans Spemann le prix Nobel de physiologie et médecine en 1938. Néanmoins, l'utilisation de cette technique est limitée aux seuls amphibiens, vertébrés inférieurs. C'est seulement en 1969 que Nicole Le Douarin décrira les caractères distinctifs entre le noyau des cellules de la caille japonaise (dont l'hétérochromatine est condensée et associée au nucléole) et celui du poulet domestique (qui contient une hétérochromatine plus diffuse et homogène). Et ainsi, en utilisant la réaction histochimique de Feulgen et Rossenbeck (1924) qui permet la coloration de l'ADN et la reconnaissance des noyaux de chacune des espèces d'oiseaux, Nicole Le Douarin va élaborer la construction de chimères interspécifiques entre caille et poulet, permettant l'analyse des dérivés de territoires embryonnaires chez les vertébrés supérieurs. L'utilisation encore très répandue de cette technique, trente années plus tard, souligne l'importance d'une telle découverte. Le traçage cellulaire fait aussi appel aux colorations *in vivo*. Aux colorations vitales du début du siècle (rouge neutre, bleu du Nil) ont succédé des colorants plus spécifiques qui ne diffusent pas ou diffusent peu (les colorants lipophiles, tels le *DiI* et le *DiO*, qui se lient aux membranes cellulaires par exemple). Il est même possible d'injecter dans le cytoplasme cellulaire des colorants fluorescents de haut poids moléculaire, tel le LRD *(Lysinated Rhodamine Dextran)*, qui se distribuent aux cellules filles et permettent de réaliser des analyses clonales. Mais la grande révolution de l'embryologie expérimentale est la découverte de gènes contrôlant les grandes étapes du développement. Ces gènes ont d'abord été incriminés dans des organismes simples (la drosophile surtout et, plus récemment, le ver *Caenorhabditis elegans* et le poisson zèbre), à partir des observations de William Bateson décrivant, à la fin du XIXe siècle, des transformations d'un segment corporel en un autre segment corporel chez la drosophile. Bateson appela ces phénomènes « transformations homéotiques ». Les analyses de génétique classique, parmi lesquelles celles d'Ed Lewis, montreront que ces transformations sont en fait dues à des mutations d'un seul gène. Le concept de gène homéotique est né ainsi. Les travaux de Christiane Nüesslein-Volhard et Eric Wieschaus ont de plus permis la description de toutes les mutations affectant la forme des larves de drosophile. Tous ces travaux vaudront à Ed Lewis, Christiane Nüesslein-Volhard et Eric Wieschaus le prix Nobel de physiologie et médecine en 1995. Les études de biologie moléculaire des gènes incriminés dans les mutations homéotiques (ou gènes homéotiques) montreront qu'ils codent pour des facteurs de transcription. Walter Gehring et Eddy de Robertis observeront en outre que de tels gènes sont conservés au cours de l'évolution et que l'homme, comme tous les mammifères, compte dans son génome des gènes homologues aux gènes de drosophile. Plus surprenant encore, le patron d'expression voire même la fonction de ces gènes sont conservés tout au long de la phylogenèse. Ainsi, le gène *eyeless* de drosophile, dont la présence est indispensable à la formation d'un œil dans cette espèce, a un homologue nommé *Pax 6* chez les mammifères. Une mutation de *Pax 6* à l'état homozygote entraîne un défaut majeur du développement oculaire chez la souris. De façon encore plus spectaculaire, si on force l'expression du gène *PAX 6* humain chez une drosophile, des yeux supplémentaires se forment dans des positions ectopiques. Ces yeux étant bien sûr des yeux de drosophile et non des yeux humains. Ceci démontre que le gène *Pax 6* (ou *PAX 6* ou *eyeless*) est à l'origine d'une cascade d'activations géniques conduisant à la mise en place des cellules de l'œil. Ce point sera à l'origine du renouveau de l'embryologie comparée qui donnera une foison de résultats spectaculaires. Ces homologies justifient – s'il est encore nécessaire de le faire – l'utilisation des modèles animaux pour analyser le développement humain. Le dernier grand progrès des techniques expérimentales consiste en la possibilité de modifier le génome de cellules embryonnaires souches ou d'œufs fécondés afin de générer des lignées transgéniques chez la souris. Il est désormais possible d'étudier les conséquences d'une invalidation génique sélective ou d'une surexpression de certains gènes.

Pour Scott Gilbert, auteur d'un des meilleurs traités de biologie du développement, l'embryologie moderne a pour objet de répondre à quatre grands types de problèmes classiques, auxquels s'est adjointe récemment une nouvelle question.

Le problème de la différenciation

L'un des faits les plus marquants du développement embryonnaire est la génération d'une diversité de cellules à partir d'une cellule unique (l'œuf fécondé). Il est fabuleux de noter qu'à partir d'une simple cellule, un organisme très complexe est généré. Cet organisme contient un très grand nombre de cellules très différentes qui pourtant dérivent toutes de la même cellule initiale. Comprendre la différenciation cellulaire revient à réaliser une sorte d'analyse généalogique. Telle cellule différenciée dérive d'une cellule primordiale à la suite d'une cascade d'événements qu'il est intéressant de décrire et de comprendre. Telle cellule initiale peut se développer et donner naissance à diverses cellules filles et il est important de connaître les potentialités de la cellule primordiale. Ces deux approches sont similaires, elles représentent soit une étude antérograde (si on part de la cellule primordiale) soit une étude rétrograde (quand on réalise l'analyse à partir de la cellule différenciée). Ces deux types d'étude font appel à toutes les expérimentations permettant l'analyse du lignage. Différentes techniques sont possibles : marquage d'une population cellulaire voire même d'une seule cellule ; étude des potentialités de différenciation d'une ou de plusieurs cellules dans différents milieux de culture ; de manière plus récente, analyse des facteurs de la différenciation (facteurs externes présents dans le milieu ou gènes exprimés par la cellule et qui forcent la différenciation vers tel ou tel phénotype).

Le problème de la morphogenèse

L'acquisition de la forme des organes est un processus hautement régulé qui entraîne la formation de structures similaires (avec quelques variantes mineures) chez tous les animaux d'une même espèce. On ne peut que s'émerveiller de constater, avec Marguerite Yourcenar, que « la substance, la structure humaine ne change guère. Rien de plus stable que la courbe d'une cheville, la place d'un tendon, ou la forme d'un orteil ». Les cellules différenciées ne se disposent pas au hasard mais s'agrègent en tissus, voire en organes. Cet assemblage tissulaire correspond au phénomène général de la morphogenèse. Mais pour que la morphogenèse puisse se réaliser, il faut d'abord que les cellules qui forment des tissus se reconnaissent entre elles. Cette reconnaissance passe essentiellement par le biais d'interactions cellulaires. Une partie de ces interactions s'explique par la présence de molécules membranaires qui assurent la reconnaissance et le tri cellulaires. Ces molécules forment les familles des molécules d'adhérence dont le rôle au cours de la morphogenèse est capital. Par ailleurs, pour que les organes se développent de façon harmonieuse, il est nécessaire que les cellules dialoguent entre elles. Cette communication passe par le biais de molécules sécrétées qui agissent sur des récepteurs (membranaires ou nucléaires). Toutes ces interactions cellulaires sont génératrices de diversité par le biais des inductions tissulaires qui permettent à un tissu d'agir sur le devenir d'un autre tissu et ainsi assurent le développement harmonieux de l'organe, voire même de l'organisme en entier.

Le problème de la croissance

Une des conséquences majeures du développement embryonnaire est la croissance de l'organisme en devenir. Toutefois, cette croissance est régulée et ne se fait pas de façon anarchique. Afin de limiter la taille de chacun des organes, il faut imaginer qu'il existe des phénomènes de contrôle du nombre des divisions cellulaires. Ainsi, plus que par le problème de la prolifération cellulaire, le problème de la croissance est dominé par la notion d'arrêt (ou de restriction) des mitoses.

Le problème de la reproduction

Il est intrigant de constater que les gamètes, qui sont des cellules très spécialisées, sont capables de donner naissance à toutes les cellules de l'organisme. De plus, cet organisme en devenir conserve la potentialité de produire des gamètes qui, à leur tour, sont capables de donner naissance à un nouvel individu. Cette potentialité suppose qu'il existe des cellules qui persistent dans l'embryon en développement, cellules qui gardent toutes les potentialités pour reproduire un nouvel individu. Ainsi, il faut essayer de comprendre comment des cellules de l'embryon échappent à toutes les stimulations de différenciation pour garder leur pluripotentialité, seule garante de la possibilité d'une reproduction ultérieure.

Le problème de l'évolution

La découverte de la conservation des processus moléculaires au cours de l'évolution va permettre de créer une nouvelle branche : l'embryologie moléculaire comparative. Toute une branche de l'embryologie moderne consiste à analyser les processus de filiation entre les différentes espèces. Il est intéressant de comparer les stratégies utilisées pour former un organe ou son homologue dans une espèce différente. L'analyse de similitudes a été des plus fructueuses ces dernières années pour comprendre l'embryogenèse et on peut admirer ces pensées prémonitoires d'Honoré de Balzac, précisant qu'« il n'y a qu'un seul animal. Le créateur ne s'est servi que d'un seul et même patron pour tous les êtres organisés ». Toutefois, pour finir, il faut se souvenir qu'un modèle n'est pas parfait et éviter de transformer les données obtenues à partir de ces expériences en dogme, au risque de faire des erreurs de logique, tout comme le chat d'*Alice au pays des merveilles : « Well then, the Cat went on, you see a dog growls when it's angry, and wags its tail when it's pleased. Now I growl when I'm pleased, and wag my tail when I'm angry. Therefore, I'm mad ».* (« Eh bien alors, poursuivit le Chat, vous n'ignorez pas que les chiens grondent quand ils sont en colère et remuent la queue quand ils sont contents. Or moi, je gronde quand je suis content et je remue la queue quand je suis en colère. Donc je suis fou ».)

Principes généraux du développement

I

Les molécules sécrétées

1

I. Hormones et molécules à action locale
II. Molécules hydrophiles et hydrophobes

Une des caractéristiques du développement embryonnaire est la communication entre les cellules, qui permet les échanges d'information, l'adaptation de la différenciation cellulaire en fonction de l'environnement dans lequel la cellule se trouve ou l'acquisition de caractères nouveaux lors des phénomènes d'induction. Tous ces processus montrent l'importance de la communication intercellulaire. Ces communications peuvent être assurées par le biais de molécules (quel que soit leur type) sécrétées par les cellules et diffusant dans le milieu extérieur soit localement soit par l'intermédiaire du sang circulant (et on parle alors d'hormones). Il faut d'emblée noter que les molécules sécrétées ne constituent pas le seul message intercellulaire mais que les contacts entre les membranes des cellules peuvent aussi rendre compte de la transmission d'un éventuel message.

▶ La mise en évidence de molécules sécrétées peut faire appel à de nombreuses techniques complémentaires. La culture de cellules peut permettre de montrer la présence de la molécule sécrétée dans le surnageant cellulaire, preuve de la sécrétion. Si la population cellulaire initiale est pure et homogène (ce qui est un phénomène rare et difficilement réalisable en pratique), on peut alors conclure que les cellules mises en culture synthétisent et sécrètent ce facteur. Si la population est hétérogène, cette méthode ne permet pas de connaître la sous-population responsable de cette sécrétion. Une deuxième méthode est la mise en évidence, sur une coupe tissulaire, de la molécule sécrétée, par immunohistochimie à l'aide d'anticorps spécifiques. Ces derniers pourront être mis en évidence de plusieurs façons qu'il ne nous appartient pas de décrire ici. Comme la molécule est sécrétée, on retrouvera du marquage dans le cytoplasme de certaines cellules mais aussi dans le milieu extracellulaire. La présence de la molécule dans le milieu extracellulaire peut s'expliquer par la sécrétion locale par des cellules du tissu ou par la diffusion à plus longue distance. Cette technique ne permet pas de discriminer la source exacte du facteur étudié. De plus, la présence de cette molécule dans le cytoplasme peut être expliquée par la synthèse effective du facteur ou par endocytose de ce facteur. Ainsi, devant une cellule marquée, il n'est pas strictement possible d'affirmer qu'elle synthétise effectivement le facteur étudié. Enfin, la dernière stratégie consiste à mettre en évidence des ARN-m spécifiques de la molécule étudiée (hybridation *in situ* sur coupe). Dans ce cas, les cellules marquées transcrivent le gène d'intérêt. Toutefois, au cours de l'embryogenèse, il a été montré que certains transcrits ne sont pas traduits et qu'il est donc possible de mettre en évidence des ARN-m en l'absence de la protéine. Toutes ces données expliquent l'importance de la complémentarité des méthodes expérimentales pour appréhender un problème.

I. Hormones et molécules à action locale

On peut classer les molécules sécrétées selon leur mode de diffusion. Si celui-ci est général par le biais de la circulation sanguine, on parle d'hormone. Au contraire, certaines molécules agissent localement après diffusion dans le milieu extérieur.

A. Les hormones

Elles sont produites par des glandes endocrines, elles sont excrétées dans le sang circulant où elles voyagent jusqu'à ce qu'elles atteignent un tissu cible (c'est-à-dire un tissu sensible à l'hormone car exprimant le récepteur spécifique). On distingue deux types d'hormones selon la localisation du récepteur sur lequel elles agissent.

1. Les hormones agissant sur un récepteur nucléaire

Ces hormones sont hydrophobes (liposolubles), elles pénètrent dans la cellule jusqu'au niveau du noyau dans lequel se trouve une protéine-récepteur à laquelle l'hormone se lie. La liaison de l'hormone à son récepteur entraîne une modification de la conformation de ce dernier qui peut alors se lier à l'ADN au niveau de régions régulatrices de la transcription. Le récepteur hormonal est donc un facteur de transcription (*cf.* chapitre 2). C'est le cas des hormones thyroïdiennes et des hormones sexuelles (androgènes, œstrogènes et progestérone).

2. Les hormones agissant sur un récepteur membranaire

Ces hormones sont hydrophiles (hydrosolubles et lipophobes), elles restent à l'extérieur de la cellule et se lient au récepteur spécifique situé au niveau de la membrane plasmique de la cellule cible. Leur récepteur est donc une molécule membranaire (*cf.* chapitre 2). La liaison de l'hormone avec son récepteur entraîne une série de signaux qui transitent de la membrane au noyau. Ces signaux (ou messagers) forment une cascade d'événements successifs appelée transduction du signal.

B. Les molécules à action locale

Contrairement aux hormones, ces molécules sont excrétées localement par la cellule sécrétrice. Elles diffusent dans le milieu extracellulaire selon des modalités variées. Lorsqu'elles atteignent la cellule cible, elles se lient à un récepteur spécifique qui peut être membranaire ou nucléaire.

II. Molécules hydrophiles et hydrophobes

Selon leurs caractères physico-chimiques, on peut distinguer les molécules hydrophiles (solubles dans l'eau) et les molécules hydrophobes (solubles dans les lipides).

A. Les molécules hydrophiles

Par définition, les molécules hydrophiles peuvent diffuser librement dans le milieu extérieur. Elles agissent au niveau de la membrane plasmique sur des récepteurs spécifiques (fig. 1.1). De nombreuses familles de molécules sécrétées hydrophiles agissent pendant le développement embryonnaire et fœtal. Nous citerons quelques exemples.

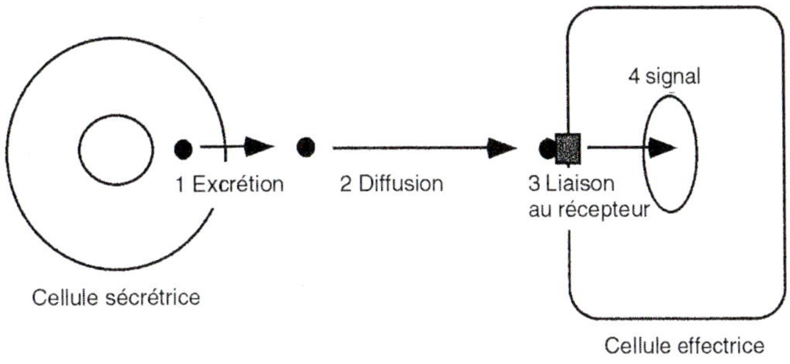

Fig. 1.1
Mode d'action d'une molécule hydrophile.

1. La famille des ligands du récepteur de l'EGF *(Epidermal Growth Factor)* (EGF-R)

Initialement mis en évidence au niveau des cellules épidermiques, ces facteurs de croissance (*growth factors* en anglais) ont une action beaucoup plus large que sur ce seul type cellulaire. Cette famille est caractérisée par des molécules agissant sur le même récepteur, qui appartient à la famille des tyrosine kinases (*cf.* chapitre 2). Il s'agit d'une famille multigénique (c'est-à-dire une famille de plusieurs gènes différents qui codent des protéines différentes) de protéines définies par leur habileté à se lier à l'EGF-R. Dans cette famille, on décrit quatre molécules sécrétées (EGF, amphiréguline, bêta-celluline, TGFα) et une molécule liée aux membranes, l'EGF lié à l'héparine (HB-EGF).

2. La famille du PDGF *(Platelet-Derived Growth Factor)*

Initialement isolé à partir des plaquettes (*platelet* en anglais), le PDGF est un facteur de croissance qui agit à l'état de dimère (il n'est actif que si deux molécules sont associées entre elles). Il existe deux gènes qui codent chacun une protéine, le PDGF A et le PDGF B. Chacune de ces protéines peut s'associer en un dimère donnant trois formes différentes possibles : AA, BB et AB.

3. La famille des FGF *(Fibroblast Growth Factors)*

Chez les vertébrés, on connaît au moins dix-neuf FGF codés par des gènes différents. Toutes ces molécules présentent une région très conservée de vingt-huit acides aminés dont six acides aminés invariants. Cette homologie suggère que ces gènes dérivent, par duplication, d'un gène ancestral commun. Les FGF agissent sur des récepteurs membranaires spécifiques (*cf.* chapitre 2) codés par quatre gènes différents chez les vertébrés. Du fait de sites d'épissage alternatif, ces gènes peuvent être transcrits et traduits en des isoformes différentes dont la localisation tissulaire et l'affinité pour le ligand sont particulières.
Les FGF ont un poids moléculaire variable selon leur type, entre 17 et 34 kilodaltons (kd) chez les vertébrés. Ils sont sécrétés par les cellules dans le milieu extérieur, où ils se lient avec une grande affinité à l'héparine ou aux protéines de la matrice extracellulaire contenant de l'héparine

▶ Ainsi, chez les vertébrés, on connaît dix-neuf gènes codant des FGF et quatre gènes codant des récepteurs. Chez la drosophile, il existe deux gènes codant des récepteurs et un seul codant un homologue du FGF. Chez le nématode *Caenorhabditis elegans,* il n'existe qu'un seul gène pour le récepteur et un gène pour le ligand. Ces données phylogénétiques indiquent qu'il y a eu des duplications géniques successives rendant compte de la diversité observée chez les vertébrés.

(comme les protéoglycanes à héparane sulfate). Ceci rend compte d'une restriction de leur diffusion dans le milieu interstitiel. Les FGF peuvent se lier à leur récepteur sous forme monomérique. Le site de liaison au récepteur est différent du site de liaison à l'héparine. La liaison d'une molécule de FGF liée à l'héparine entraîne une activation faible du récepteur. Par contre, une 2e molécule de FGF peut se lier au complexe, entraînant une activation beaucoup plus importante.

4. La superfamille du TGFβ *(Transforming Growth Factor beta)*

Cette famille de molécules sécrétées contient plus de 30 membres qui jouent des rôles importants au cours du développement. Les protéines de cette famille sont produites sous forme inactive, leur extrémité carboxy-terminale contenant le peptide mature. Elles agissent sous forme de dimères (homo-ou hétérodimères) associant deux peptides de cette famille. Dans cette superfamille, on décrit les familles du TGFβ, de l'activine, des BMP (*Bone Morphogenetic Proteins* ou protéines morphogénétiques osseuses), de Vg1, du GDNF (*Glial-Derived Neurotrophic Factor* ou facteur neurotrophique dérivé des cellules gliales) et le facteur inhibiteur des canaux de Müller.

B. Les molécules hydrophobes

Au contraire, les molécules hydrophobes ne peuvent diffuser librement dans le milieu extérieur. Elles sont prises en charge par des protéines de liaison (ou protéines BP pour *binding proteins*) qui assurent une fonction de circulation (protéines appelées « protéines cargo »). Arrivées à destination, ces molécules passent à travers la membrane plasmique (lipidique) et se lient à d'autres protéines de liaison intracellulaires qui assurent leur transport de la membrane plasmique vers l'enveloppe nucléaire. Puis, elles pénètrent dans le noyau et agissent sur des récepteurs nucléaires qui peuvent se lier à l'ADN et modifier l'activité transcriptionnelle (*cf.* chapitre 2, *Les facteurs de transcription*) (fig. 1.2). Parmi les molécules hydrophobes, nous retiendrons essentiellement les hormones (œstrogènes, progestérone, androgènes, hormones thyroïdiennes, hormones corticoïdes…).

C. Comparaison des modes de fonctionnement des molécules hydrophiles et hydrophobes

Leurs caractéristiques physico-chimiques opposent ces deux familles de molécules sécrétées. Elles permettent de comprendre certains aspects du fonctionnement de ces signaux moléculaires. Une notion importante concernant les molécules sécrétées est celle de biodisponibilité. En effet, nous avons vu qu'une molécule doit atteindre sa cible (son récepteur)

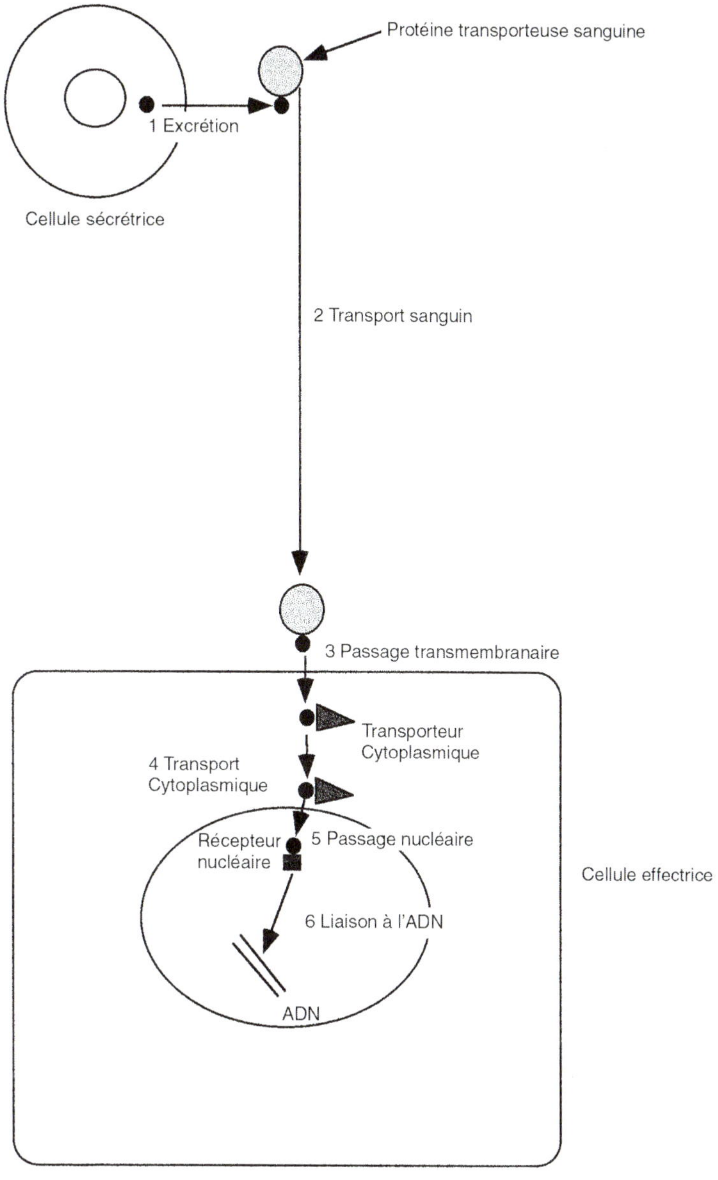

Fig. 1.2
Mode d'action d'une molécule lipophile.

afin d'exercer son action biologique. La quantité de molécule atteignant la cible cellulaire rend compte de la biodisponibilité de cette molécule. Ainsi, pour les molécules hydrosolubles, la biodisponibilité dépend de la quantité de molécule synthétisée et excrétée par la cellule productrice. Une fois dans le milieu extérieur, et dans des conditions physiologiques normales, les molécules diffusent librement et atteignent leur cible. Dans certaines conditions pathologiques (diminution du débit sanguin par exemple), la diffusion peut être limitée du fait des conditions externes. Les molécules hydrophobes dépendent bien sûr de la quantité de molécules synthétisées et excrétées. Mais leur biodisponibilité dépend aussi de la quantité et la disponibilité des différentes protéines transporteuses. Ainsi, s'il existe une surcharge des protéines de transport, une quantité supplémentaire de molécules ne pourra être véhiculée et ne pourra pas être disponible au niveau de la cible. Une deuxième différence entre ces deux groupes de molécules dépend de leur cible cellulaire. Les molécules hydrosolubles agissent sur des récepteurs cellulaires membranaires, ce qui entraîne l'activation d'une voie métabolique (dénommée transduction du signal). Cette transduction conduit à des cascades d'activation moléculaire successives. Ainsi, il pourra exister de nombreuses interactions qui moduleront la transmission du signal entre la membrane et le noyau. Au contraire, les molécules hydrophobes agissent sur un récepteur nucléaire qui a une action directe sur l'ADN. Dans ces conditions, les interactions sont beaucoup plus limitées.

POINTS CLÉS

- ▶ Les cellules communiquent entre elles par des molécules sécrétées.
- ▶ On distingue des molécules hydrophiles et hydrophobes.
- ▶ Les molécules hydrophiles agissent sur des récepteurs membranaires.
- ▶ Les molécules hydrophobes agissent sur des récepteurs nucléaires.
- ▶ La résultante de l'action de ces molécules est un échange d'informations (ou interactions cellulaires).

ENTRAÎNEMENT

QROC

1. Quelles sont les caractéristiques des molécules sécrétées hydrosolubles ?
2. Quelles sont les deux classes de molécules sécrétées classées selon leurs caractéristiques physico-chimiques ?
3. Définir une hormone.
4. Décrire les familles de molécules appartenant à la superfamille du TGFβ.
5. Quelle(s) est (sont) la (les) caractéristique(s) physico-chimique(s) des hormones ?
6. Définir la notion de biodisponibilité.
7. Quelle est la méthode histologique qui permet de mettre en évidence une molécule *in situ* ?

QCM

1. Parmi les molécules suivantes, la(les)quelle(s) est (sont) hydrophobe(s) ?

- ❑ **A.** Les androgènes.
- ❑ **B.** Le PDGF.
- ❑ **C.** L'IGF.
- ❑ **D.** La progestérone.
- ❑ **E.** Les hormones thyroïdiennes.

2. Parmi les molécules suivantes, la(les)quelle(s) est (sont) hydrosoluble(s) ?

- ❑ **A.** Les œstrogènes.
- ❑ **B.** L'EGF.
- ❑ **C.** Le FGF.
- ❑ **D.** Les hormones corticoïdes.
- ❑ **E.** Le BMP.

3. Parmi les caractéristiques suivantes, la(les)quelle(s) s'applique(nt) aux molécules hydrosolubles ?

- ❑ **A.** Elles diffusent grâce à des protéines transporteuses.
- ❑ **B.** Elles diffusent librement.
- ❑ **C.** Elles agissent sur des récepteurs membranaires.
- ❑ **D.** Elles agissent directement dans le noyau.
- ❑ **E.** Ce ne sont jamais des hormones.

4. Parmi les molécules suivantes, la(les)quelle(s) se lie(nt) à l'EGF-R ?

- ❑ **A.** L'amphiréguline.
- ❑ **B.** Le BMP.
- ❑ **C.** La bêta-celluline.
- ❑ **D.** Le TGFβ.
- ❑ **E.** Le TGFα.

5. Parmi les molécules suivantes, la(les)quelle(s) agit(ssent) à l'état dimérique ?

- ❑ **A.** L'EGF.
- ❑ **B.** Le TGFα.
- ❑ **C.** Le FGF.
- ❑ **D.** Le PDGF.
- ❑ **E.** Le TGFβ.

Pour les corrections, se reporter à la page 213

2 Les récepteurs et la transduction du signal

Avec le développement des organismes multicellulaires, la communication entre cellules est devenue une nécessité pour que les processus physiologiques se développent en bonne harmonie. Nous avons vu, au chapitre 1, les molécules sécrétées qui servent de signal entre les cellules. Ces signaux ne sont intégrés par les cibles que si celles-ci sont capables de les lire, c'est-à-dire recevoir le signal grâce à un récepteur spécifique. La liaison du ligand à son récepteur entraîne une réponse cellulaire (ou transduction du signal). Selon les propriétés des molécules sécrétées, on distingue deux grands groupes de récepteurs : les molécules hydrophiles se lient à des récepteurs membranaires, alors que les molécules hydrophobes pénètrent dans la cellule et se lient à des récepteurs nucléaires.

I. Les récepteurs membranaires

La membrane cellulaire (ou plasmique) est un domaine complexe situé à l'interface entre le milieu extracellulaire et le cytoplasme. C'est donc une zone cruciale pour la localisation des interactions cellulaires. Elle joue aussi un rôle fondamental dans le maintien de l'intégrité cellulaire ; en effet, elle permet de maintenir des gradients ioniques entre l'intérieur et l'extérieur de la cellule. La membrane cellulaire est formée d'une couche lipidique dans laquelle sont enchâssées des protéines. Ces protéines sont appelées protéines membranaires ou transmembranaires (fig. 2.1). Elles jouent un rôle fondamental dans les interactions avec le milieu extérieur. C'est à ce niveau que les molécules sécrétées hydrophiles se lient à des récepteurs spécifiques.

A. Les protéines transmembranaires

1. Organisation commune d'une protéine transmembranaire

Une protéine transmembranaire répond à un schéma commun avec plusieurs domaines (fig. 2.1). Par définition, il est indispensable que la protéine contienne dans sa séquence un ou des domaines hydrophobes qui seront les domaines permettant le passage à travers la membrane. Ces domaines peuvent être mis en évidence de façon théorique par l'analyse

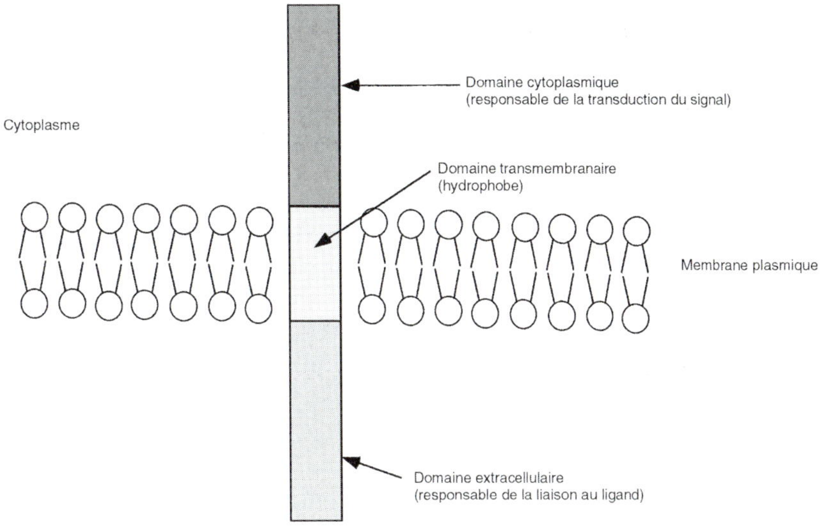

Fig. 2.1
Les domaines d'un récepteur transmembranaire.

biochimique de la protéine. Cette analyse permet de postuler l'existence de ces domaines et, par suite, la possible localisation au sein de la membrane. Les domaines hydrophiles sont situés de part et d'autre de la membrane, permettant la distinction entre un domaine extracellulaire, en contact avec le milieu interstitiel, et un domaine cytoplasmique.

2. Les récepteurs membranaires

D'un point de vue descriptif et théorique, il existe trois classes de récepteurs membranaires : les récepteurs couplés à des canaux ioniques, les récepteurs couplés à des protéines G et les récepteurs couplés à une activité enzymatique.

■ *Les récepteurs couplés à des canaux ioniques*

Ils jouent un rôle majeur au sein du système nerveux où ils sont responsables de la transmission de l'influx nerveux. Ces récepteurs sont des protéines membranaires. Lorsque le ligand se lie au récepteur, la conformation du canal ionique associé est modifiée (entraînant soit son ouverture soit sa fermeture). Ces récepteurs sont peu impliqués dans les processus précoces du développement. Par contre, ils jouent un rôle important dans l'établissement des connexions du système nerveux (tant central que périphérique) ainsi que dans la stabilisation de ces connexions.

■ *Les récepteurs couplés à des protéines G*

Ils représentent la plus grande famille de récepteurs connue. Leur structure protéique est commune : la chaîne polypeptidique contient un domaine extracellulaire (responsable de la liaison avec le ligand), sept domaines transmembranaires et un domaine intracellulaire.

▶ Ce motif commun pour l'ensemble de ces récepteurs suggère l'existence d'un gène ancestral à partir duquel tous ces récepteurs sont apparus. Dans cette optique, l'existence de récepteurs de ce type chez les levures montre l'ancienneté phylogénétique de ce type de protéines.

On distingue deux types de récepteurs couplés à des protéines G, selon l'action stimulatrice ou inhibitrice de la protéine G.

▸ Les récepteurs couplés à une protéine G stimulatrice

Lorsqu'ils sont activés par leur ligand, ces récepteurs entraînent une augmentation de l'activité adénylate cyclase (enzyme membranaire responsable de la transformation de l'ATP en AMP cyclique ou AMPc). Ces protéines G sont trimériques, formées par 3 sous-unités (α, β et γ). La sous-unité α est catalytique, elle lie le GTP et l'hydrolyse, entraînant une activation de l'adénylate cyclase. Les sous-unités β et γ forment un complexe qui permet de lier la sous-unité α à la membrane plasmique.

▸ Les récepteurs couplés à une protéine G inhibitrice

Lorsqu'ils sont activés par leur ligand, ces récepteurs entraînent une diminution de l'activité adénylate cyclase. La liaison du ligand avec son récepteur entraîne une dissociation du complexe trimérique de la protéine G, permettant la libération de la sous-unité α. Celle-ci inhibe la cyclase. De plus, le complexe $\beta\gamma$ se lie aux sous-unités α stimulatrices, empêchant leur action sur l'enzyme. Par ailleurs, l'activation des protéines G inhibitrices entraîne une ouverture de canaux potassiques qui aurait encore plus d'effets cellulaires que l'inhibition de l'adénylate cyclase.

■ *Les récepteurs couplés à une activité enzymatique*

▸ Les récepteurs à activité tyrosine kinase

Ils possèdent un seul domaine transmembranaire. Leur domaine cytoplasmique contient 1 ou deux domaines à activité tyrosine kinase (fig. 2.2). Cette activité enzymatique entraîne la phosphorylation de protéines par ajout d'un groupement phosphate au niveau d'un résidu tyrosine. La liaison du ligand avec son récepteur entraîne une dimérisation de celui-ci qui conduit à l'autophosphorylation du récepteur et à son activation. Le récepteur activé entraîne la liaison puis la phosphorylation de protéines cytoplasmiques qui véhiculent le signal intracellulaire.

Parmi ces récepteurs, on distingue le récepteur de l'EGF, les récepteurs des FGF (1 à 4), les récepteurs du PDGF (α et β), les récepteurs du VEGF...

▸ Les récepteurs de type sérine/thréonine kinase

Ils forment une famille de protéines à 1 domaine transmembranaire dans laquelle on distingue trois classes (I, II et III). Ces protéines contiennent un domaine à activité sérine/thréonine kinase au niveau de leur partie cytoplasmique (fig. 2.3). Les récepteurs des classes I et II transmettent un signal cellulaire lorsqu'ils lient leur ligand. Au contraire, les récepteurs de classe III (bêtaglycane et endogline) sont des modulateurs des précédents et ne transmettent pas directement un signal cellulaire. Les récepteurs de classe I se distinguent des récepteurs de classe II par la présence d'un motif GS cytoplasmique qui précède le motif kinase (fig. 2.3). L'activité enzymatique des récepteurs des classes I et II conduit à une phosphorylation de protéines au niveau de résidus sérine ou thréonine. Les récepteurs des membres de la superfamille du TGFβ appartiennent à cette famille de protéines.

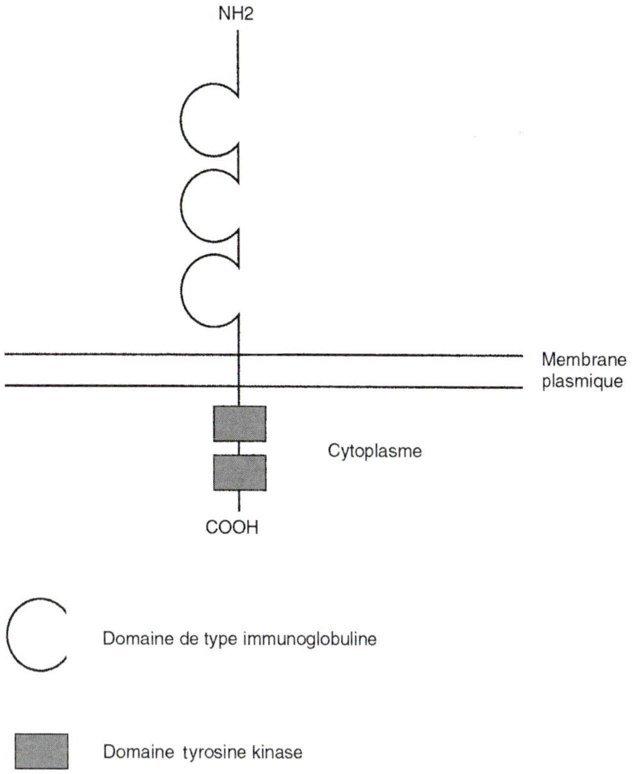

Fig. 2.2
Un exemple de récepteur à activité tyrosine kinase : le récepteur au FGF.

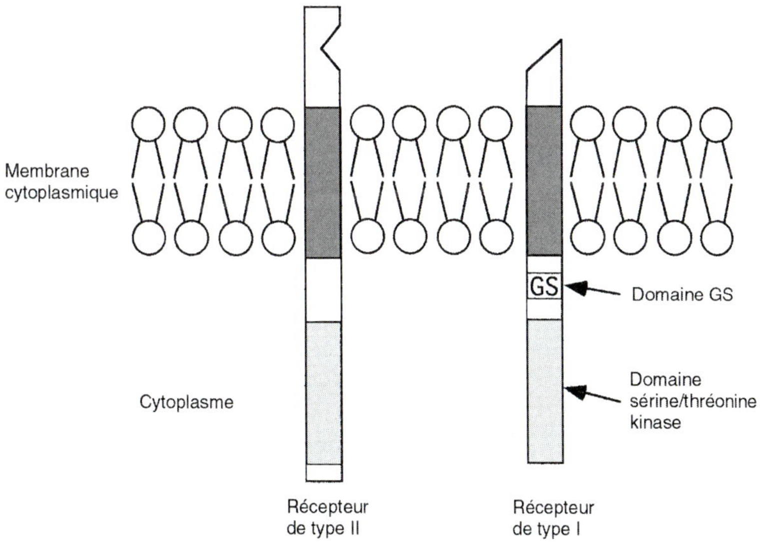

Fig. 2.3
Récepteur à domaine sérine/thréonine kinase.

Quel que soit le type de récepteur membranaire impliqué, le signal transite secondairement dans le cytoplasme. Il est véhiculé par des protéines cytoplasmiques dénommées messagers qui vont conduire le message vers le noyau et l'ADN cible ultime de ce message. Le message sera alors véhiculé par des protéines capables de se lier à l'ADN et d'agir sur la transcription des gènes (facteurs de transcription).

II. Les récepteurs nucléaires

Les signaux véhiculés par des molécules hydrophobes sont reçus par des récepteurs situés dans le noyau. Ceux-ci changent de conformation spatiale lorsque la molécule signalisatrice se lie à eux. Ce changement entraîne le démasquage de site de liaison à l'ADN et le complexe ligand-récepteur peut alors se lier aux régions régulatrices de la transcription. Ainsi, ce complexe joue le rôle d'un facteur de transcription.

On voit donc que le message, qu'il soit véhiculé par une molécule hydrophile ou hydrophobe, entraîne toujours une action finale sur la transcription via l'action de facteurs de transcription. Nous allons décrire plus précisément ces familles de protéines qui jouent un rôle central dans le contrôle des processus de différenciation.

III. Les facteurs de transcription

Elles peuvent se lier à l'ADN et entraîner des modifications de la transcription. On distingue des facteurs de transcription qui se lient à l'ADN et entraînent une modification de la conformation de la chromatine permettant l'accès d'autres protéines. Ces facteurs agissent donc comme des modulateurs de la transcription. D'autres facteurs se lient au niveau des séquences régulatrices d'un gène et agissent plus spécifiquement pour favoriser ou réprimer la transcription d'un gène. On distingue différentes familles de facteurs de transcription selon les motifs protéiques portés par la protéine.

A. Le motif hélice-tour-hélice (*helix-turn-helix*)

Il est constitué de trois hélices a reliées entre elles par un coude (fig. 2.4). Le repliement tridimensionnel de ce domaine assure une forme qui permet une interaction spatiale avec la double hélice d'ADN. Ce domaine est appelé homéodomaine et il est formé de 61 acides aminés. La région du gène qui code l'homéodomaine est appelée homéoboîte. Les protéines qui contiennent ce motif agissent à l'état dimérique.

1. Description

Il est constitué de trois hélices a reliées entre elles par un coude (fig. 2.4). Le repliement tridimensionnel de ce domaine assure une forme qui permet une interaction spatiale avec la double hélice d'ADN. Ce domaine est appelé homéodomaine et il est formé de 61 acides aminés. La région du gène qui code l'homéodomaine est appelée homéoboîte. Les protéines qui contiennent ce motif agissent à l'état dimérique.

2. Membres de la famille hélice-tour-hélice

On estime qu'il existe environ 200 gènes à homéoboîte dans le génome humain. Il est maintenant admis de subdiviser la grande famille des gènes à homéoboîte en sous-familles selon les motifs associés (fig. 2.5).

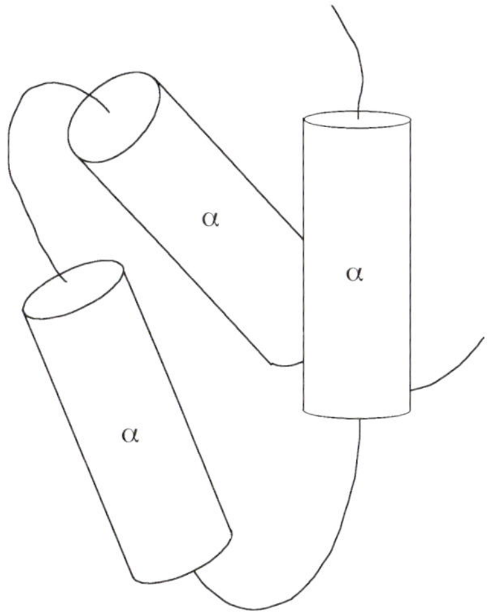

Fig. 2.4
Représentation tridimensionnelle d'un homéodomaine.

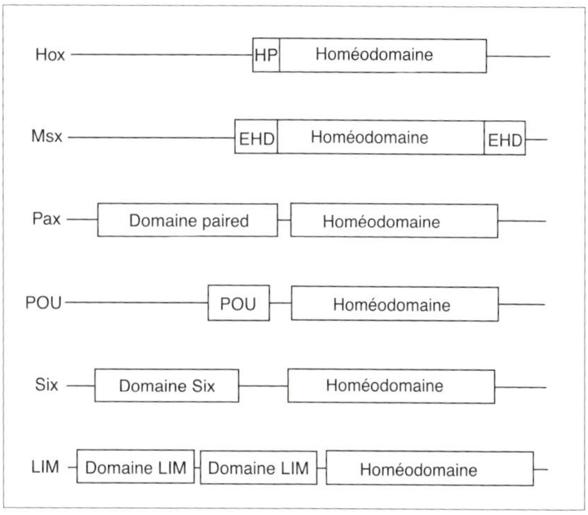

Fig. 2.5
Les différentes classes de protéines à homéodomaine.

▪ *La famille HOX*

Les protéines codées par la famille des gènes *HOX* (homologues des gènes homéotiques de la drosophile) contiennent un homéodomaine associé à un hexapeptide qui permet les interactions avec les protéines PBX.

▪ *La famille MSX*

Les protéines de la famille MSX (homologues de la protéine codée par le gène *msh – muscle segment homeogene* – de drosophile) contiennent un homéodomaine flanqué de part et d'autre par un motif EHD (*extended homeodomain*) dont la fonction reste encore à déterminer.

▪ *La famille PAX*

Les protéines de la famille PAX (pour *Paired Box*) contiennent deux domaines de liaison à l'ADN : un homéodomaine (qui peut toutefois manquer dans certaines protéines PAX) et un domaine *paired*, homologue du domaine *paired* de drosophile. Chez l'homme, on connaît 9 protéines PAX. Les protéines PAX1 et 9 ne possèdent que le domaine *paired* alors que les autres protéines PAX (2, 3, 4, 5, 6, 7 et 8) possèdent le domaine *paired* et l'homéodomaine.

▪ *La famille POU*

Les protéines de la famille POU ont été dénommées ainsi car les quatre premières protéines de cette famille à avoir été individualisées sont Pit-1 (facteur de transcription spécifique de l'hypophyse), Oct-1 et 2 (qui reconnaissent la boîte octa constituée de 8 nucléotides) et UNC-86 (protéine de *C. elegans* impliquée dans le déterminisme neuronal). Outre un homéodomaine, ces protéines contiennent une deuxième région capable de se lier à l'ADN, le domaine POU.

▪ *La famille SIX*

Les protéines de la famille SIX sont des homologues du gène *sine oculis* de drosophile. Elles sont caractérisées par deux domaines : le domaine Six et l'homéodomaine.

▪ *La famille LIM*

Les protéines de la famille LIM contiennent un homéodomaine ainsi que des domaines LIM qui permettent les interactions protéiques.

B. Le motif hélice ailée (*winged helix*), un variant du précédent

Le motif hélice ailée contient 100 acides aminés disposés en trois hélices α séparées par deux grandes boucles (ou ailes). Il a été initialement mis en évidence dans le gène *Forkhead* de drosophile. Il caractérise désormais une famille de gènes appelée famille Fox (pour *Forkhead box*). Les gènes du groupe *HNF3* appartiennent à cette famille.

C. Le motif en doigt de zinc (*zinc-finger*)

Ce motif se présente sous la forme d'un doigt contenant un ion Zn^{2+} (fig 2.6). La présence de cet ion est indispensable au bon fonctionnement de ces facteurs de transcription. Les quatre acides aminés qui permettent la liaison du Zn^{2+} sont des cystéines ou des histidines. Ces acides aminés forment une structure en carré qui délimite un espace contenant l'ion Zn^{2+}. On distingue plusieurs classes de doigts de zinc selon la composition en cystéine et en histidine qui lient le zinc. Ce motif n'est jamais isolé dans une protéine mais répété entre deux et treize copies. La région protéique située entre deux doigts se lie à l'ADN et confère la spécificité de l'action de ces facteurs de transcription. Les récepteurs nucléaires d'hormones appartiennent à cette famille de protéines. La liaison de l'hormone avec son récepteur entraîne un changement de conformation de celui-ci, ce qui permet de démasquer la zone de liaison à l'ADN et par suite l'action du complexe hormone-récepteur.

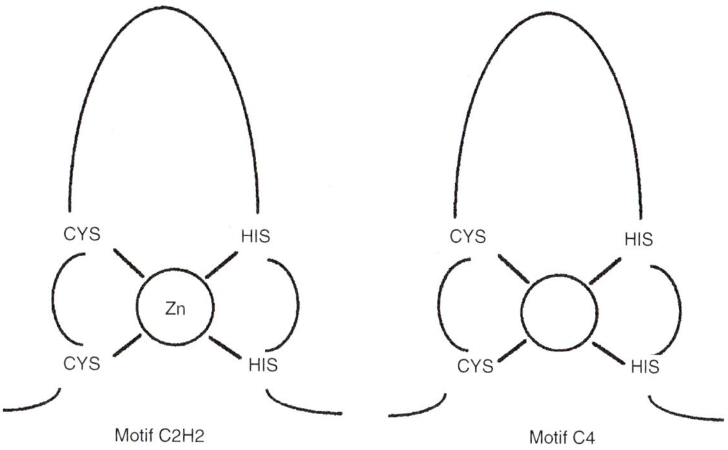

Fig. 2.6
Famille des facteurs de transcription : le motif en doigt de zinc.

D. Le motif hélice-boucle-hélice (*helix-loop-helix*)

Ces protéines sont constituées par un domaine riche en acides aminés basiques (contenant dix à treize acides aminés) qui interagit avec l'ADN, un domaine en hélice α, une boucle libre et un second domaine en hélice α (fig. 2.7). Ces protéines agissent sous la forme de dimères (seuls les hétérodimères sont fonctionnels en règle générale). Les deux hélices α interagissent avec leur homologue de la protéine associée, permettant la constitution du dimère. Dans cette famille de protéines, on peut citer les facteurs myogéniques MyoD et myogénine.

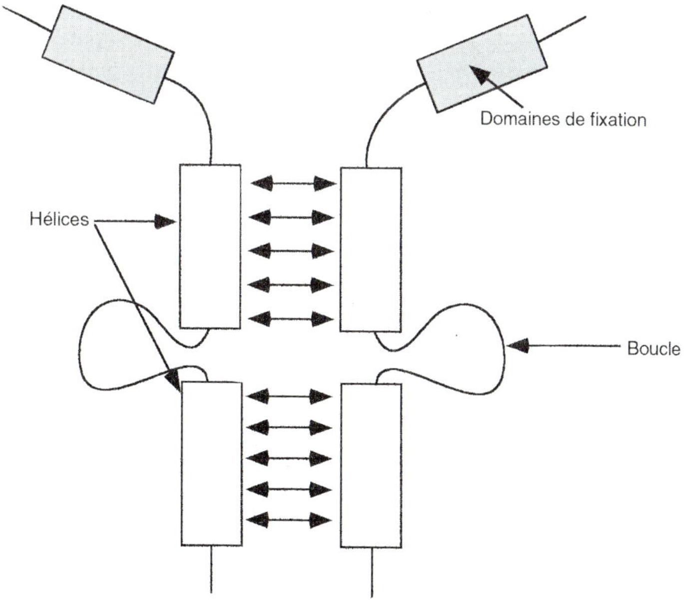

Fig. 2.7
Famille des facteurs de transcription : le motif hélice-boucle-hélice.

E. Le motif de type fermeture Éclair à leucines (*leucine-zipper*)

Il est présent sur des protéines agissant à l'état dimérique. Chaque monomère porte un motif d'acides aminés à caractère basique qui interagit avec l'ADN et une hélice α qui permet l'interaction avec l'autre constituant du dimère. Ce domaine α contient un résidu leucine tous les sept résidus, soit à chaque pas d'hélice (fig. 2.8).
Ce sont les leucines qui interagissent ensemble, ce qui explique le terme de fermeture Éclair à leucines.

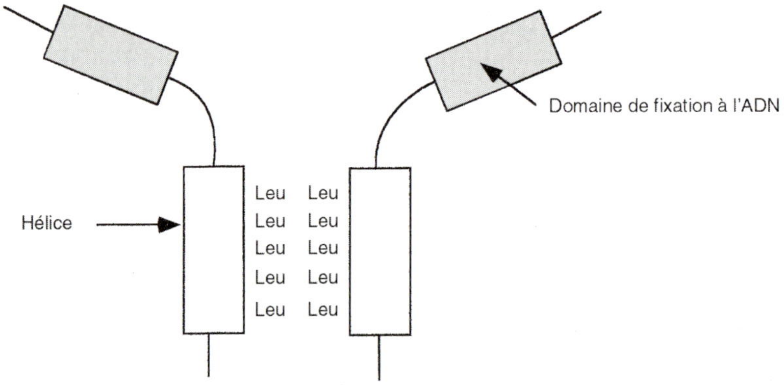

Fig. 2.8
Famille des facteurs de transcription : la fermeture Éclair à leucines.

F. La boîte HMG (*High Mobility Group*)

C'est une séquence dupliquée de 80 acides aminés qui est présente sur certains facteurs de transcription (protéine codée par le gène *Sry* responsable de la masculinisation, protéines codées par les gènes de la famille *Sox*) mais aussi sur certaines protéines chromatiniennes appartenant à la famille des histones. Ce motif protéique entraîne la coudure de l'ADN dans la région au niveau de laquelle il se lie.

POINTS CLÉS

- Les récepteurs membranaires contiennent tous un domaine extracellulaire, un domaine transmembranaire et un domaine cytoplasmique.
- Selon leur motif biochimique, on distingue des récepteurs canaux, des récepteurs à sept domaines transmembranaires couplés à des protéines G, des récepteurs à activité tyrosine kinase et des récepteurs à activité sérine/thréonine kinase.
- La régulation de la transcription génique est assurée au niveau du noyau par des protéines appelées facteurs de transcription.
- On distingue de nombreuses familles de facteurs de transcription, certains de ces facteurs constituent des récepteurs nucléaires.

ENTRAÎNEMENT

QROC

1. Quels sont les caractéristiques des ligands des récepteurs membranaires ?
2. Quelles sont les grandes classes de récepteurs membranaires ?
3. Citer trois classes de récepteurs à activité tyrosine kinase.
4. À quelle classe de récepteurs membranaires appartiennent les récepteurs des membres de la superfamille du TGFβ ?
5. Citer les grandes classes de facteurs de transcription
6. Citer deux classes de facteurs de transcription contenant deux motifs de liaison à l'ADN dont un homéodomaine.

QCM

1. Parmi les molécules suivantes, la(les)quelle(s) est (sont) membranaire(s) ?

- ❑ **A.** Le récepteur à tyrosine kinase.
- ❑ **B.** La protéine à doigts de zinc.
- ❑ **C.** Le récepteur des androgènes.
- ❑ **D.** Le récepteur à sérine/thréonine kinase.
- ❑ **E.** Le récepteur couplé à une protéine G activatrice.

2. Parmi les molécules suivantes, la(les)quelle(s) est (sont) des facteurs de transcription ?

- ❑ **A.** Le récepteur à tyrosine kinase.
- ❑ **B.** La protéine à doigts de zinc.
- ❑ **C.** Le récepteur des androgènes.
- ❑ **D.** Le récepteur à sérine/thréonine kinase.
- ❑ **E.** Le récepteur couplé à une protéine G stimulatrice.

3. Parmi les molécules suivantes, la(les)quelle(s) se lie(nt) à des récepteurs de type tyrosine kinase ?

- ❑ **A.** L'EGF.
- ❑ **B.** Le VEGF.
- ❑ **C.** Le TGFβ.
- ❑ **D.** Le FGF.
- ❑ **E.** Le PDGF.

4. Parmi les molécules suivantes, la(les)quelle(s) se lie(nt) à des récepteurs de type sérine/thréonine kinase ?

- ❑ **A.** L'EGF.
- ❑ **B.** Le VEGF.
- ❑ **C.** Le TGFβ.
- ❑ **D.** Le FGF.
- ❑ **E.** Le PDGF.

5. Parmi les motifs protéiques suivants, le(s)quel(s) se lie(nt) à l'ADN ?

- ❑ **A.** La boîte HMG.
- ❑ **B.** Le motif hélice-boucle-hélice.
- ❑ **C.** La fermeture Éclair à leucines β.
- ❑ **D.** Le motif hélice-tour-hélice.
- ❑ **E.** Le motif doigt de zinc.

6. Parmi les facteurs de transcription suivants, le(s)quel(s) agit(ssent) à l'état dimérique ?

- ❑ **A.** Les protéines à motif hélice-tour-hélice.
- ❑ **B.** Les protéines à doigt de zinc.
- ❑ **C.** Les protéines à motif hélice-boucle-hélice.
- ❑ **D.** Les protéines à homéodomaine.
- ❑ **E.** Les protéines à motif fermeture Éclair à leucines.

Pour les corrections, se reporter à la page 213

3 Les molécules d'adhérence

Les cellules, au cours de l'embryogenèse, doivent pouvoir constituer des ensembles coopératifs encore appelés tissus. Au cours du développement, comme au stade adulte, les tissus appartiennent à différentes familles. Les tissus épithéliaux sont formés par des cellules jointives alors que les tissus mésenchymateux (ou conjonctifs) associent des cellules et une matrice extracellulaire. Pendant l'embryogenèse, cette distinction se révèle très artificielle. Nous verrons, en effet, que le passage d'une forme tissulaire à l'autre est très fréquent et représente un des aspects fondamentaux de la morphogenèse. De plus, un tissu épithélial contracte des interactions avec la matrice extracellulaire et en particulier avec la lame basale. Une famille de molécules joue un rôle majeur dans les interactions entre cellules ou entre une cellule et la matrice extracellulaire : il s'agit des molécules d'adhérence, qui sont des molécules transmembranaires spécialisées, dont le rôle au cours de l'embryogenèse est fondamental.

I. Invention de la notion de molécule d'adhérence

A. Les expériences de Philip Townes et Johannes Holtfreter

En 1955, Townes et Holtfreter ont réalisé, sur l'embryon d'amphibien, des expériences de désagrégation cellulaire par augmentation du pH de la solution dans laquelle se développent les amphibiens. Cette augmentation de pH entraîne une désagrégation des cellules, qui s'isolent. Puis, ils ont réassocié des cellules isolées et ont constaté que des tissus se reformaient par réagrégation cellulaire. Cette expérience permet de tester les processus de reconnaissance cellulaire. En effet, deux hypothèses peuvent rendre compte de ces résultats : soit les cellules perdent leur caractère initial et se réagrègent au hasard ; soit elles conservent une spécification précoce et se reconnaissent entre elles, permettant la réagrégation selon leur origine initiale. Pour tester ces deux hypothèses, il faut disposer d'un marqueur cellulaire qui permette de reconnaître l'origine initiale des cellules. Townes et Holtfreter ont utilisé le caractère différentiel qui existe entre certaines espèces d'amphibiens : chez certaines espèces, les cellules ont un cytoplasme pigmenté alors que chez d'autres, le cytoplasme est non pigmenté. Aussi, si on dissocie des cellules provenant d'espèces différant par leur pigmentation intrinsèque, on peut alors savoir si les cellules qui se réagrègent proviennent de la même espèce ou non. Townes et Holtfreter ont pratiqué une telle expérience et ils ont pu montrer que, lors de la réagrégation, les cellules s'associent selon leur origine initiale, autrement dit, que les tissus qui se reforment sont homogènes, constitués de cellules provenant d'un seul donneur (fig. 3.1).

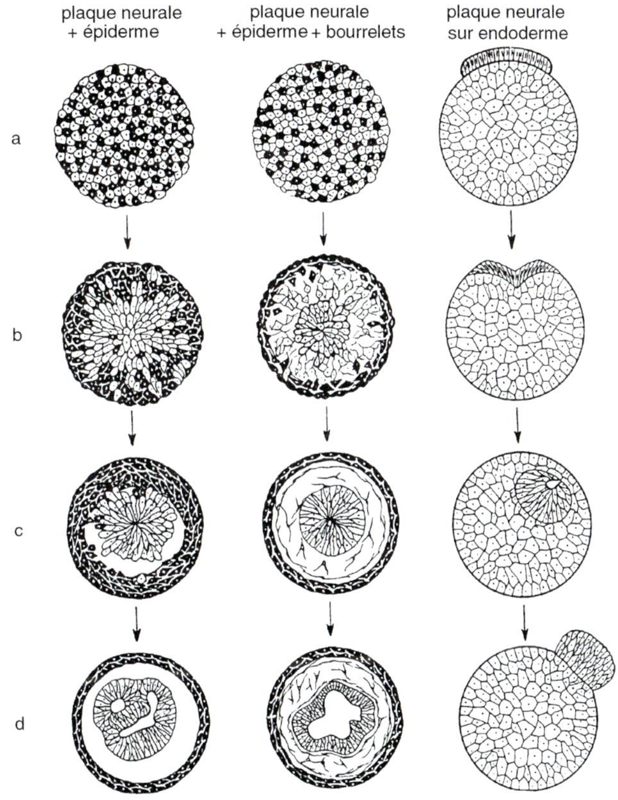

Fig. 3.1
Expériences de dissociation et réagrégation de tissus provenant d'amphibien.
Les tissus se réorganisent selon leur origine initiale. (D'après Townes et Holtfreter, *J Exp Zool* 1955 ; 128 : 53-120)

B. Les molécules d'adhérence

Ainsi, Townes et Holtfreter proposent, dès 1955, la notion d'une adhérence tissulaire spécifique, responsable de la réagrégation cellulaire observée dans leurs expériences. Pour rendre compte de cette adhérence, ils imaginent l'existence de molécules intercellulaires formant des ponts d'union entre les cellules. La notion de molécule d'adhérence était née de ces interprétations. Il faudra attendre encore de nombreuses années pour que ces molécules d'adhérence soient définies sur le plan moléculaire.

II. CAM, adhérences homotypique, hétérotypique, homophilique et hétérophilique

Les premières molécules d'adhérence cellulaire ont été dénommées CAM (pour *Cell Adhesion Molecules*). Certains auteurs considèrent que le terme de CAM définit une famille moléculaire. Avec les progrès de la biologie, on a montré que les molécules d'adhérence cellulaire appartiennent à différentes familles biochimiques, si bien que le terme historique de CAM ne correspond pas en fait à une de ces familles. Ainsi, N-CAM (superfamille des immunoglobulines) et L-CAM (ou E-cadhérine ou uvomoruline) n'appartiennent pas à la même famille biochimique.

Les molécules d'adhérence assurent la jonction entre deux cellules ou entre une cellule et la matrice extracellulaire. Dans le cas d'une jonction intercellulaire, on parle d'adhérence homotypique (fig. 3.2) quand les deux cellules jointes sont de même nature. Dans le cas contraire, on parle d'adhérence hétérotypique (fig. 3.2). Si les deux molécules d'adhérence qui forment la jonction entre les cellules sont identiques, on parle d'adhérence homophilique (fig. 3.2). Dans le cas contraire, on parle d'adhérence hétérophilique (fig. 3.2).

De par leur fonction, ces molécules sont localisées au niveau de la membrane cellulaire. Comme toutes les protéines transmembranaires (fig. 3.3), leur structure se compose d'un domaine extracellulaire responsable de l'adhérence avec le ligand, d'un ou plusieurs domaines hydrophobes transmembranaires et d'un domaine cytoplasmique qui sera responsable des effets cellulaires (on parle de domaine responsable de la transduction du signal) comme par exemple des modifications de l'expression de gènes.

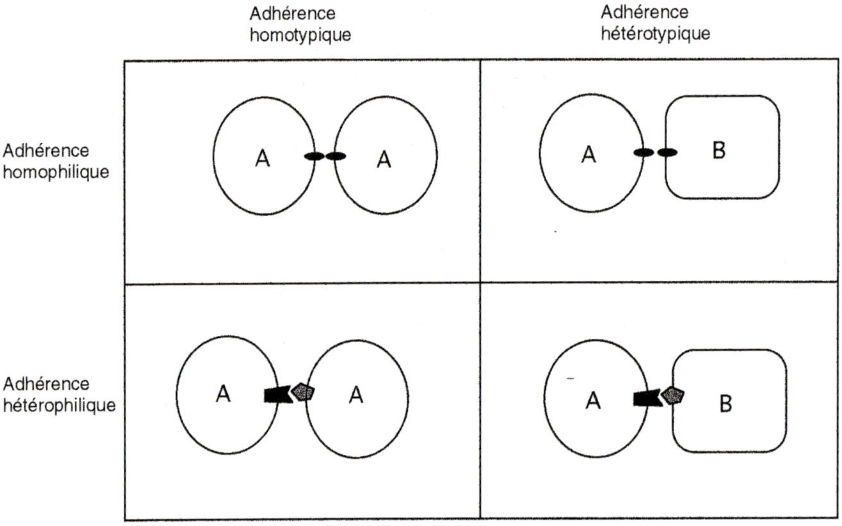

Fig. 3.2 **Adhérences homotypique, hétérotypique, homophilique et hétérophilique.**

III. Les familles biochimiques de molécules d'adhérence

Il existe quatre familles différentes responsables d'un phénomène d'adhérence. Une seule famille rend compte des mécanismes d'adhérence entre

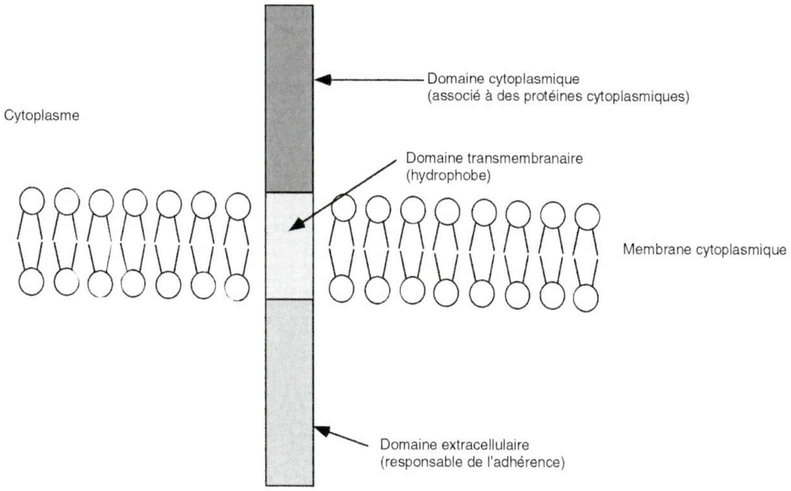

Fig. 3.3
Les domaines d'une molécule d'adhérence transmembranaire.

cellule et matrice : la famille des intégrines. Trois familles rendent compte des phénomènes d'adhérence intercellulaire : la famille des cadhérines, la superfamille des immunoglobulines et la famille des sélectines.

A. Les intégrines

Les intégrines sont des molécules membranaires présentes à l'état d'hétérodimère (complexe formé par l'association de deux protéines de nature différente). Chaque intégrine contient une sous-unité α et une sous-unité β (fig. 3.4). Il existe de très nombreuses formes de chacune de ces sous-unités, si bien que le nombre de récepteurs de type intégrine est considérable. En fait, chacune des sous-unités α ne peut pas s'associer avec toutes les sous-unités β ce qui limite le nombre total de récepteurs différents. On connaît actuellement vingt-deux intégrines différentes. Chaque récepteur a une affinité différente et peut se lier avec certaines molécules de la matrice extracellulaire. Certaines intégrines reconnaissent une séquence RGD (ou arginine-glycine-aspartate) portée par des molécules de la matrice extracellulaire. D'autres reconnaissent d'autres séquences. Par leur face cytoplasmique, les intégrines sont en relation avec des protéines qui se lient aux éléments du cytosquelette (microfilaments d'actine). Ainsi, les intégrines sont responsables de liaisons de type hétérophilique et assurent la cohésion (ou l'intégration, d'où leur nom) entre la cellule et son environnement matriciel.

B. Les cadhérines

1. Organisation biochimique

Les cadhérines sont des glycoprotéines de 120 à 140 kd, présentant un seul domaine transmembranaire et responsables d'une adhérence de type homophilique. Leur domaine cytoplasmique est en relation avec le cytosquelette (en particulier les filaments d'actine) par l'intermédiaire de complexes protéiques constitués de molécules de caténines (fig. 3.5). Il existe trois molécules différentes de caténines : α, β, et γ. Ces molécules s'associent en un complexe protéique qui se lie aux cadhérines. Selon le

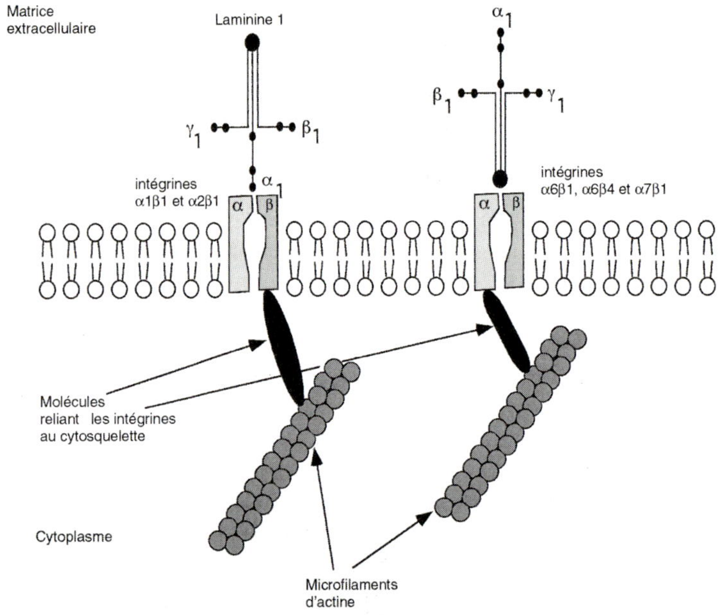

Fig. 3.4
Le système des intégrines.

type cellulaire et le moment du développement, le complexe de caténines est plus ou moins complet. L'α-caténine se lie avec l'α-actinine, une molécule cytoplasmique liée elle-même aux microfilaments d'actine (un des constituants du cytosquelette). L'organisation du cytosquelette régule les capacités de biosynthèse de la cellule. La modulation de l'activité des cadhérines fait intervenir le Ca^{2+}, le système des protéines kinases et des protéines G. En absence d'ions Ca^{2+}, les cadhérines subissent une modification de leur structure (changement conformationnel) qui entraîne leur dégradation par des enzymes protéolytiques. Ainsi, l'adhérence due aux cadhérines ne s'observe que dans un milieu contenant des ions Ca^{2+} (ou adhérence calcium dépendante).

2. Les problèmes de la nomenclature

Les premières cadhérines mises en évidence ont été dénommées par une lettre définissant le tissu où elles sont exprimées : ainsi, la E-cadhérine est exprimée à la surface de nombreuses cellules épithéliales, la N-cadhérine à la surface des cellules nerveuses et la P-cadhérine à la surface des cellules placentaires. Toutefois, il faut se garder de penser qu'une telle spécificité tissulaire est claire. En fait, d'autres types cellulaires peuvent exprimer la même cadhérine. Ainsi, cette nomenclature ne conserve désormais qu'un intérêt historique.

3. Les cadhérines assurent la reconnaissance tissulaire

Au sein d'un tissu, les cellules se reconnaissent en partie grâce aux cadhérines. Du fait de la propriété d'adhérence homophilique des cadhérines, il est primordial que toutes les cellules d'un même tissu expriment la même cadhérine. Ainsi, lors de l'induction neurale (*cf.* chapitre 15), les cellules de l'ectoderme de surface expriment la E-cadhérine alors que les cellules de la plaque neurale expriment la N-cadhérine. Ces molécules d'adhé-

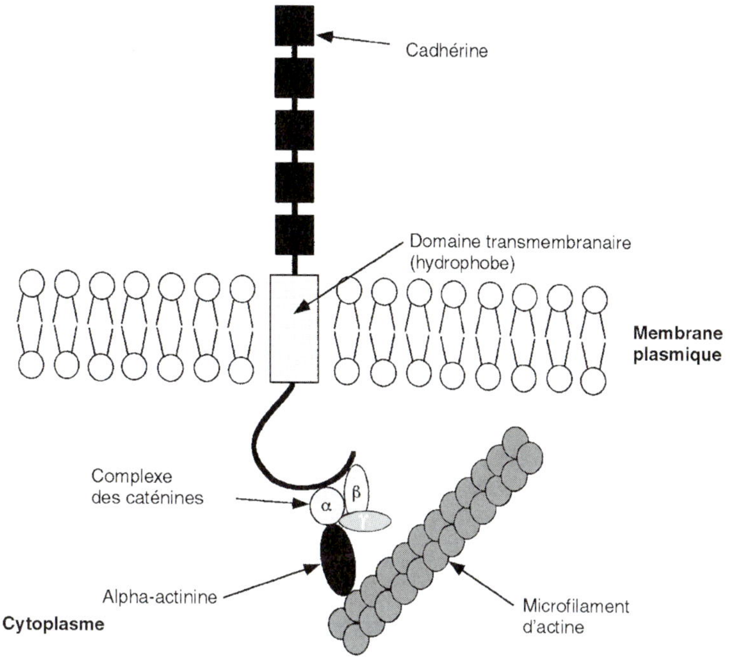

Fig. 3.5
Le système des cadhérines.

rence expliquent en partie la cohésion tissulaire et l'absence de mélange entre cellules de tissus de nature différente. De même, ces propriétés peuvent rendre compte du phénomène de tri cellulaire observé lors des expériences de Townes et Holtfreter. De plus, ces molécules jouent un rôle dans la différenciation cellulaire. Ainsi, si dans des fibroblastes (cellules du tissu conjonctif) on force l'expression de E-cadhérine, la forme des cellules se modifie, celles-ci contractent des liaisons entre elles et forment un tissu de type épithélial.

C. La superfamille des immunoglobulines

Les molécules de cette famille contiennent plusieurs domaines en boucle dans leur partie extracellulaire. Ces boucles sont formées par l'appariement de deux résidus cystéine et sont similaires aux boucles présentes au niveau des immunoglobulines (d'où le nom de la famille) (fig. 3.6). Ces molécules assurent des liaisons intercellulaires de type homo- et hétérophilique (fig. 3.7). L'adhérence est assurée même en absence d'ions Ca^{2+}, contrairement aux cadhérines. Plusieurs molécules de cette famille jouent un rôle majeur au cours du développement : N-CAM, L1…

D. Les sélectines

Cette famille est constituée de trois glycoprotéines (L-sélectine, P-sélectine et E-sélectine). Ces molécules sont des glycoprotéines membranaires avec un domaine extracellulaire caractérisé par la présence d'un domaine lectine à son extrémité terminale et de plusieurs domaines de type EGF. Ces protéines sont impliquées dans les interactions transitoires entre cellules sanguines et cellules endothéliales. La L-sélectine est présente à la surface de tous les leucocytes, la P-sélectine à la surface des plaquettes,

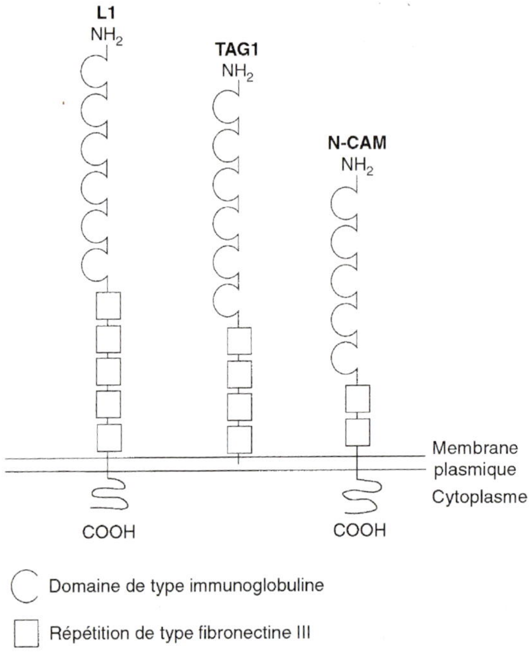

Fig. 3.6
Quelques exemples de molécules transmembranaires de la superfamille des immunoglobulines.

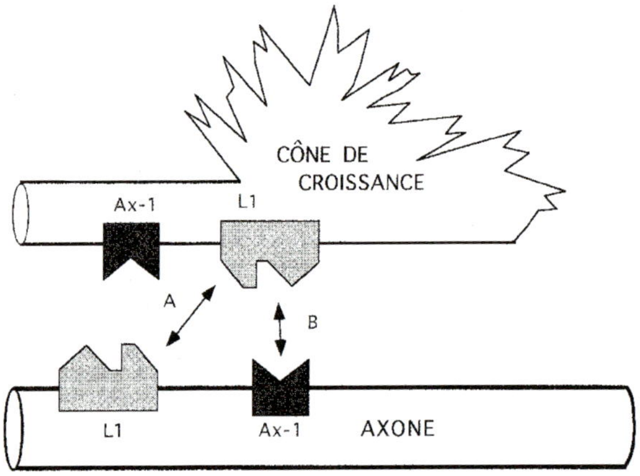

Fig. 3.7
Exemple d'une molécule de la superfamille des immunoglobulines (L1) impliquée dans la croissance des axones des neurones.
L1 agit par adhérence homophilique (A) et hétérophilique avec axonine 1 (B).

des mégacaryocytes et des cellules endothéliales, enfin, la E-sélectine à la surface des cellules endothéliales activées.
Les sélectines jouent aussi un rôle lors de l'implantation du blatocyste.

POINTS CLÉS

- Les cellules interagissent avec leur environnement par des molécules membranaires.
- Ces molécules peuvent assurer des relations cellules – cellules (cadhérines, superfamille des immunoglobulines, sélectines) ou des relations cellules – matrice extracellulaire (intégrines).

ENTRAÎNEMENT

QROC

1. Quelles sont les quatrefamilles de molécules d'adhérence ?
2. Définir les termes d'adhérence homotypique et d'adhérence hétérotypique.
3. Définir les termes d'adhérence homophilique et d'adhérence hétérophilique.
4. Quelle est la constitution d'une intégrine ?
5. Comment définir l'adhérence due aux intégrines ?
6. Décrire les molécules associées aux cadhérines.
7. Comment définir l'adhérence due aux cadhérines ?
8. Comment définir l'adhérence due aux molécules de la superfamille des immunoglobulines ?
9. Donner une différence fondamentale dans le fonctionnement des cadhérines et des molécules de la superfamille des immunoglobulines.
10. Décrire une molécule de sélectine.

QCM

1. Parmi les caractères suivants, le(s)quel(s) s'applique(nt) aux intégrines ?

☒ **A.** Elles forment des récepteurs membranaires.
☐ **B.** Elles se lient aux molécules de la matrice extracellulaire.
☐ **C.** Elles se lient à des molécules cytoplasmiques reliées au cytosquelette.
☒ **D.** Elles sont responsables d'une adhérence homophilique.
☒ **E.** Elles sont responsables d'une adhérence homotypique.

2. Parmi les caractères suivants, le(s)quel(s) s'applique(nt) aux cadhérines ?

☒ **A.** Elles s'associent pour former un dimère transmembranaire.
☐ **B.** Elles se lient aux molécules de la matrice extracellulaire.
☒ **C.** Elles se lient à des molécules cytoplasmiques reliées au cytosquelette.
☒ **D.** Elles sont responsables d'une adhérence homophilique.
☒ **E.** Elles ne jouent leur rôle de protéines d'adhérence qu'en présence de Ca^{2+}.
☐ **A.** Elles s'associent pour former un dimère transmembranaire.
☐ **B.** Elles se lient aux molécules de la matrice extracellulaire.
☐ **C.** Elles se lient à des molécules cytoplasmiques reliées au cytosquelette.
☐ **D.** Elles sont responsables d'une adhérence homophilique.
☐ **E.** Elles ne jouent leur rôle de protéines d'adhérence qu'en présence de Ca^{2+}.

3. Parmi les caractères suivants, le(s)quel(s) s'applique(nt) aux molécules de la superfamille des immunoglobulines ?

☒ **A.** Elles s'associent pour former un dimère transmembranaire.
☐ **B.** Elles se lient aux molécules de la matrice extracellulaire.
☒ **C.** Elles peuvent agir sur les modes homo- et hétérophiliques.
☐ **D.** Leur domaine extracellulaire contient des domaines EGF.
☐ **E.** Elles ne jouent leur rôle de protéines d'adhérence qu'en présence de Ca^{2+}.

4. Deux cellules identiques adhèrent entre elles : parmi les molécules suivantes, la(les)quelle(s) peut(vent) être directement responsable(s) de ce phénomène ?

☐ **A.** Une intégrine.
☒ **B.** Une cadhérine.
☐ **C.** Un membre de la superfamille des immunoglobulines.
☐ **D.** Une actine.
☐ **E.** Une caténine.

5. Parmi les familles de molécules suivantes, la(les)quelle(s) se lie(nt) aux caténines?

☐ **A.** La superfamille des immunoglobulines.
☐ **B.** Les intégrines.
☒ **C.** Les cadhérines.
☐ **D.** Les sélectines.
☐ **E.** L'α-actinine.

6. Parmi les propositions suivantes concernant les sélectines, la(les)quelle(s) est (sont) exacte(s) ?

- ☐ **A.** Elles forment une famille de molécules d'adhérence.
- ☐ **B.** Leur domaine extracellulaire contient plusieurs domaines lectine et un domaine EGF.
- ☐ **C.** Ces molécules sont impliquées dans les interactions entre cellules sanguines et cellules endothéliales.
- ☐ **D.** On connaît quatre sélectines : la E-, la P-, la L-et la V-sélectine.
- ☐ **E.** Elles jouent un rôle majeur au cours du développement précoce.

7. Parmi les molécules d'adhérence suivantes, la(les)quelle(s) est (sont) en relation indirecte (par l'intermédiaire de protéines associées) avec les microfilaments d'actine ?

- ☐ **A.** Les sélectines.
- ☐ **B.** La superfamille des immunoglobulines.
- ☐ **C.** Les intégrines.
- ☐ **D.** Les caténines.
- ☐ **E.** Les cadhérines.

8. Parmi les molécules d'adhérence suivantes, la(les)quelle(s) agit(ssent) à l'état dimérique ?

- ☐ **A.** Les intégrines.
- ☒ **B.** Les cadhérines.
- ☐ **C.** Les caténines.
- ☐ **D.** La superfamille des immunoglobulines.
- ☐ **E.** Les sélectines.

9. Parmi les molécules suivantes, la(les)quelle(s) appartient(nent) à la superfamille des immunoglobulines ?

- ☒ **A.** N-CAM.
- ☐ **B.** L-CAM.
- ☐ **C.** Uvomoruline.
- ☐ **D.** L1.
- ☐ **E.** L-sélectine.

10. Parmi les molécules suivantes, la(les)quelle(s) est (sont) liée(s) directement à l'α-actinine ?

- ☐ **A.** Les microfilaments d'actine
- ☐ **B.** La β-caténine.
- ☐ **C.** L'α-caténine.
- ☐ **D.** Les microtubules.
- ☐ **E.** Les filaments intermédiaires.

Pour les corrections, se reporter à la page 214

Génétique et développement

4

Plusieurs modèles expérimentaux ou humains peuvent être utiles pour appréhender le contrôle génétique du développement. Nous avons choisi dans ce chapitre de ne pas traiter certains modèles très utiles pour la biologie du développement et pour l'analyse du contrôle génétique. C'est le cas de C. elegans (ver nématode), de la drosophile, voire même de certaines plantes. Nous renvoyons les étudiants intéressés aux cours de biologie du développement animal. Nous nous limiterons aux mammifères et nous présenterons les données dérivées de l'étude des mutations humaines, puis nous aborderons les mécanismes de transgenèse qui permettent d'étudier expérimentalement les conséquences de manipulations géniques chez la souris. D'une façon expérimentale, un gène peut être étudié grâce à une expérience par laquelle ses fonctions sont abolies (expérience dite de perte de fonction) ou par une expérience dans laquelle ses fonctions sont étendues à un domaine dans lequel le gène ne s'exprime pas, ou enfin par une expérience de modification du gène entraînant la génération de nouvelles fonctions qui ne sont normalement pas présentes initialement (expérience de gain de fonction). De la même façon, en ce qui concerne les mutations humaines, elles doivent être étudiées de façon analytique afin de savoir si la mutation entraîne une perte de la fonction de la protéine (perte qui peut être totale ou partielle) ou si elle entraîne une fonction nouvelle (gain de fonction).

I. Les mutations humaines

Certains syndromes humains sont responsables d'anomalies du développement. La transmission de ces syndromes obéit aux lois de la génétique et on doit distinguer des affections autosomiques dominantes, récessives, des affections gonosomiques ou mitochondriales. La très grande diversité génétique et le grand nombre d'êtres humains constituent un atout majeur pour l'étude de ces affections. Toutefois, les analyses récentes montrent que, même si un syndrome paraît homogène sur le plan clinique (c'est-à-dire caractérisé par des signes cliniques identiques), il ne l'est pas toujours sur le plan génétique. Ceci est facilement compris si on imagine que les protéines interagissent entre elles et fonctionnent comme un véritable réseau complexe (appelé syntagme), qui peut rendre compte du fait que la mutation de gènes différents entraîne un phénotype identique.

De même, les études récentes ont montré que des mutations différentes d'un même gène peuvent entraîner des phénotypes différents. Si on se souvient que le mécanisme d'une mutation peut différer selon qu'elle entraîne un gain ou une perte de fonction, cette constatation clinique n'est pas surprenante. Toutes ces constatations doivent inciter les chercheurs à la plus grande prudence face aux affections caractérisées par la seule analyse clinique. Toutefois, le travail des généticiens cliniciens reste crucial pour la classification des maladies, préalable indispensable pour une recherche biologique ultérieure.

Les maladies humaines à détermination génétique sont très nombreuses et certaines affectent des étapes du développement embryonnaire ou fœtal et sont responsables d'un phénotype malformatif congénital. Ces maladies suggèrent l'existence de gènes qui contrôlent certaines étapes du développement. Il nous paraît important d'analyser ces familles afin de déterminer les gènes impliqués dans les processus fondamentaux du développement. L'analyse génétique peut conduire à cloner un gène dont la mutation est responsable d'un syndrome malformatif. Toutefois, l'analyse phénotypique des signes cliniques présentés par ces malades renseigne peu sur les mécanismes qui conduisent à ce type de malformation. En effet, chez l'homme, l'observation des signes cliniques est différée par rapport au processus initial. Si on observe une malformation à la naissance et que le mécanisme initial est un événement précoce ayant débuté au cours du 1er mois embryonnaire, l'observation clinique a déjà plusieurs mois de retard par rapport à l'événement causal et il est impossible de distinguer ce qui résulte du phénomène initial de ce qui dépend des conséquences secondaires. Aussi invitons-nous notre lecteur à la plus grande prudence quant aux interprétations physiopathologiques proposées sur la seule observation des malades.

Quoi qu'il en soit, une des applications utiles de l'observation de syndromes humains est la découverte de mutations dans des gènes, dont la conséquence est la genèse d'un syndrome malformatif. Après cette observation, l'analyse plus fine des mécanismes repose toujours sur l'expérimentation animale.

II. Les souris transgéniques

La possibilité de modifier le génome d'un mammifère est longtemps restée du domaine du rêve. Pourtant, ces dernières années, ce type d'approche a pu être développé chez la souris. On a ainsi généré des lignées de souris dont le génome contient des constructions génétiques insérées. Ces lignées de souris sont appelées lignées transgéniques.

A. Insertion d'un ADN dans une cellule

Il existe plusieurs techniques qui permettent d'insérer un ADN (donc un gène potentiel) dans l'ADN d'une cellule.

La transfection d'ADN peut conduire à deux situations radicalement différentes.

- la séquence d'ADN peut être insérée au hasard dans le génome (souvent en plusieurs copies), réalisant la transgenèse classique. Dans ce cas, il est difficile de contrôler l'expression du gène transfecté. Parfois, l'insertion du gène se fait dans un autre gène, entraînant un défaut d'expres-

▶ On appelle transfection le transfert d'une séquence d'ADN libre. Plusieurs procédés permettent cette transfection : la précipitation de l'ADN par le phosphate de calcium permet son internalisation dans des cellules en culture, l'électroporation consiste à appliquer des impulsions électriques à haute tension qui créent des pores dans la membrane plasmique permettant l'intégration de l'ADN en solution, l'utilisation de vecteurs (par exemple un virus), enfin, il est possible de micro-injecter de l'ADN dans le pronucleus mâle d'un ovocyte fraîchement fécondé.

sion de ce dernier. Tout ceci montre les limites techniques de cette transfection ;

- la séquence d'ADN est insérée à la place du gène endogène. Il s'agit alors d'une recombinaison homologue. Ces techniques sont très puissantes et particulièrement utiles pour étudier les conséquences de l'absence de l'expression d'un seul gène. Nous verrons ce type de transgenèse plus en détail dans ce chapitre.

B. La transgenèse par recombinaison homologue

1. Les cellules ES

Chez la souris, il est possible de cultiver des cellules provenant de la masse cellulaire interne (*cf.* chapitre 12). Ces cellules sont appelées cellules ES (pour *Embryonic Stem Cells* ou cellules souches embryonnaires) et sont capables de se différencier et de générer tous les types tissulaires de l'embryon (cellules pluripotentes). On sait cultiver *in vitro* les cellules ES de souris.
Les techniques de transfection (telles l'électroporation ou l'utilisation d'un vecteur viral) peuvent être utilisées sur une culture de cellules ES (fig. 4.1) et on obtient ainsi des cellules dont le génome est modifié avec insertion d'une nouvelle séquence d'ADN dans le noyau. Toutefois, la survenue d'un événement de recombinaison homologue est rare (moins de 1 %) si bien que la culture contient assez peu de cellules intéressantes.

2. Production de souris chimères

Les cellules ES modifiées peuvent être micro-injectées dans un blastocyste (*cf.* chapitre 12) de souris (fig. 4.2). À ce stade du développement, le zygote est formé d'un tissu externe (le trophectoderme), qui donne naissance à certains composants des annexes embryonnaires, et d'un tissu interne (la masse cellulaire interne), qui forme la totalité de l'embryon. Les cellules ES modifiées vont s'associer aux cellules normales et vont participer à la formation de l'embryon. À l'issue de la gestation, on dispose d'une souris contenant deux souches cellulaires différentes : des cellules normales issues des cellules de la masse cellulaire interne et des cellules génétiquement modifiées issues des cellules ES injectées. Une telle souris est appelée souris chimérique. Le chimérisme affecte tous les tissus de cet animal, y compris le tissu des gonades. Ainsi, dans les gonades de ces chimères, il existe des cellules germinales normales (issues de la masse cellulaire interne initiale) et des cellules issues des cellules ES modifiées. Après la méiose, les cellules germinales issues des cellules ES modifiées donnent naissance à des gamètes dont certains portent le gène muté. Aussi, si on croise la souris chimère avec une souris normale, on

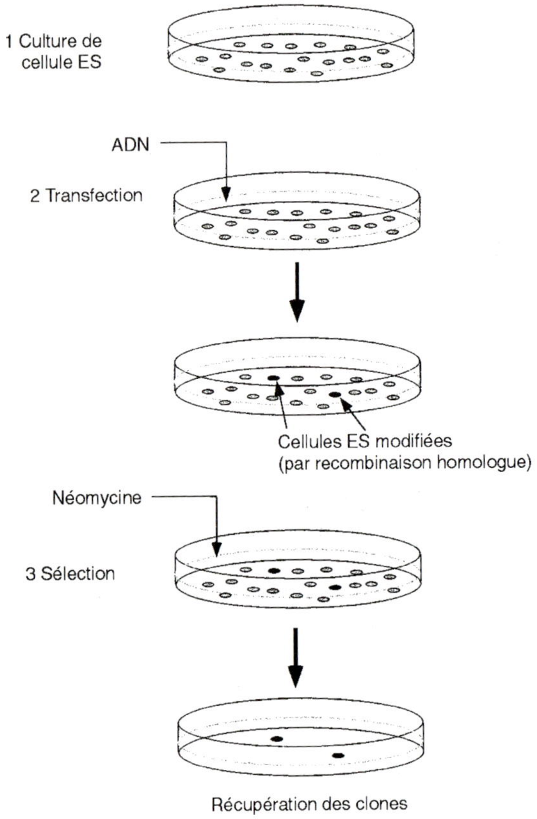

Fig. 4.1
Transfection des cellules ES avec sélection des cellules ayant subi une recombinaison homologue.

obtient, dans certains cas, des souris hétérozygotes (portant un allèle muté dans toutes leurs cellules). L'étude des souris hétérozygotes renseignent sur les conséquences phénotypiques de cette manipulation. Le croisement d'hétérozygotes permet d'obtenir des homozygotes (à condition qu'ils soient viables) et, par suite, de les étudier.

3. Les invalidations géniques par recombinaison homologue (*knock-out*)

Le but de ces expériences est de remplacer l'un des deux allèles d'un gène par un allèle non fonctionnel. Il s'agit donc de réaliser une expérience de transgenèse dans laquelle le gène s'intègre spécifiquement à la place du gène d'intérêt et non pas n'importe où dans le génome. Pour ce faire, on introduit une séquence homologue du gène que l'on veut léser. Pour préparer cette séquence, on utilise le gène d'intérêt que l'on coupe grâce à des enzymes de restriction. On supprime la région codant le domaine fonctionnel de la protéine et on insère dans le gène une cassette *néo* qui code un gène de résistance à la néomycine (qui est un antibiotique) (fig. 4.3). On transfecte alors des cellules ES avec cette construction. Si le gène s'intègre au hasard, la séquence n'est pas sous le contrôle d'un promoteur et le gène *néo* ne s'exprime pas. La cellule transfectée est alors sensible à la néomycine. Au contraire, si le gène s'intègre en lieu et place du gène d'intérêt (recombinaison homologue), le gène *néo* est alors sous la dépendance d'un promoteur et s'exprime. La cellule est ainsi résistante

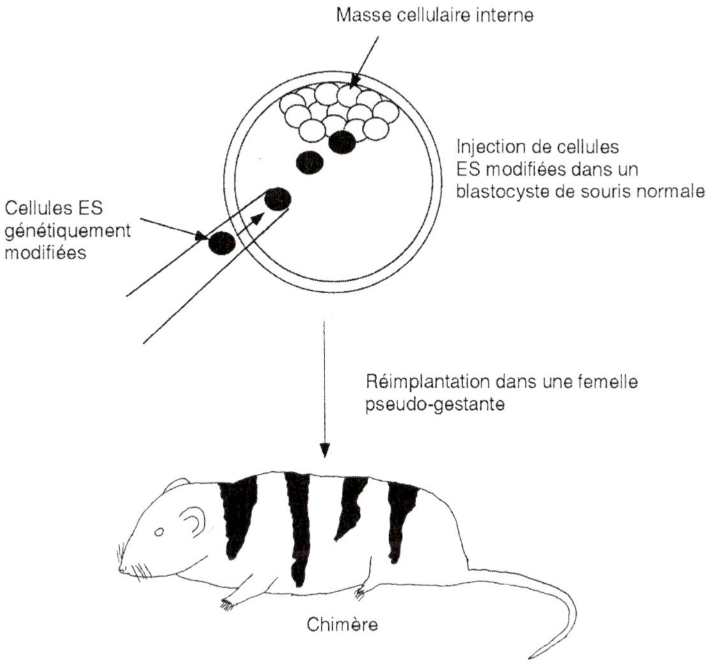

Fig. 4.2
Obtention d'une souris chimère après injection de cellules ES modifiées dans un blastocyste.

à la néomycine. Comme l'événement de recombinaison homologue est rare, on utilise la résistance à la néomycine pour sélectionner les cellules ES ayant subi une recombinaison homologue. Ces cellules seront ensuite injectées dans un blastocyste comme cela a été décrit précédemment.

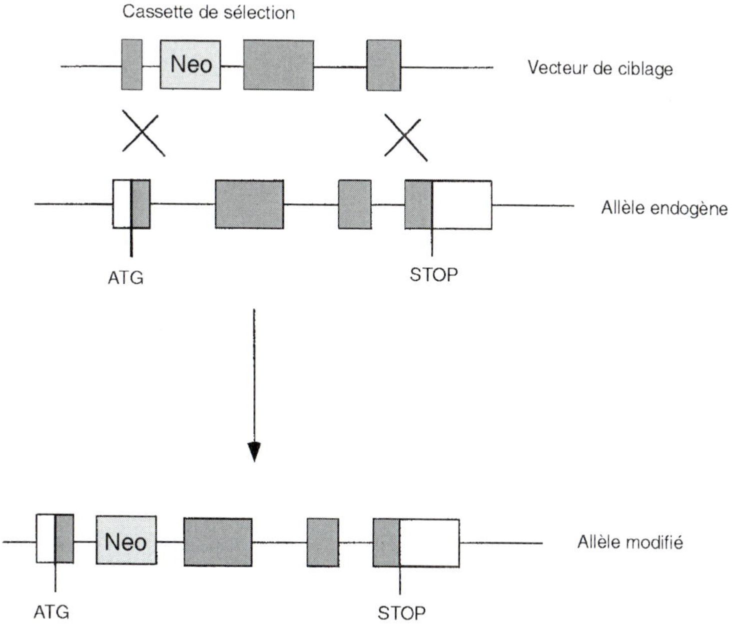

Fig. 4.3
Technique du *knock-out* (invalidation génique par recombinaison homologue).

Les expériences de *knock-out* permettent d'étudier les conséquences d'une invalidation (ou perte de fonction) d'un gène, tant à l'état hétérozygote qu'à l'état homozygote.

4. Le *knock-in*

C'est une variante de la technique précédente. Il s'agit comme précédemment de réaliser une invalidation du gène d'intérêt mais, dans ce cas, la construction est plus complexe puisqu'elle contient un ADN complémentaire qui code un autre gène et qui sera donc exprimé en lieu et place du gène muté (fig. 4.4). On peut utiliser un gène rapporteur (c'est-à-dire un gène dont l'activité est facile à mettre en évidence et qui renseigne sur le domaine d'expression du gène muté) tel lacZ, qui code la β-galactosidase d'*E. coli* ou le gène codant la GFP (*Green Fluorescent Protein*), protéine fluorescente pouvant facilement être mise en évidence. Un deuxième type de gène peut être introduit à la place du gène d'intérêt. Il s'agit d'un gène présentant une mutation responsable d'une affection humaine ou non et pour lequel on veut créer un modèle animal. Le *knock-in* est une technique qui permet cette analyse. En fait, pour ces techniques, il est nécessaire de recourir à des artifices techniques compliqués qu'il ne nous appartient pas de présenter dans ce cours.

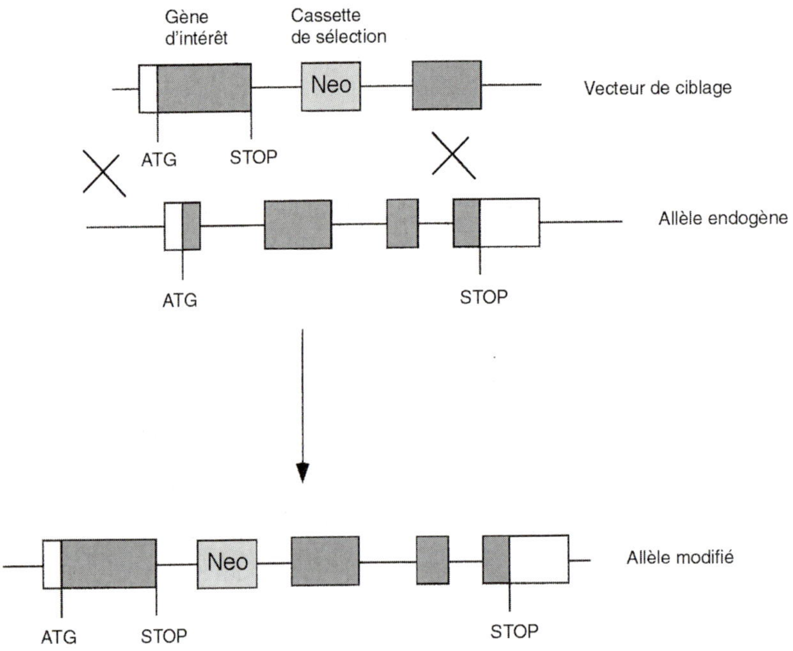

Fig. 4.4
Technique du *knock-in*
(un gène d'intérêt est inséré dans le gène cible).

5. Les mutations conditionnelles

Il peut arriver, après la réalisation d'un *knock-out*, que l'invalidation génique entraîne une mortalité embryonnaire très précoce. Ce résultat permet de montrer que le gène invalidé joue un rôle majeur au cours des 1res étapes du développement. Toutefois, cette mortalité précoce ne permet pas d'étudier l'éventuel rôle de ce gène dans des processus plus tardifs du développement. Dans ces cas, pour pouvoir analyser le rôle plus tardif de ce gène, il est nécessaire d'avoir recours à des techniques de mutation conditionnelle (fig. 4.5). Dans un premier temps, on produit une souche de souris dans laquelle le gène d'intérêt est modifié par la présence de deux sites loxP (séquence particulière d'ADN) encadrant une partie essentielle de ce gène. On parle alors d'allèle « floxé ». D'autres souches de souris sont produites, ces souches expriment la recombinase Cre (issue du bactériophage P1 et qui agit en présence de séquence loxP) dans certains tissus. Selon le type de séquence régulatrice qui gouverne l'expression de cette recombinase, on dispose de souches de souris qui expriment Cre dans différents tissus. Si on croise la souris ayant un allèle « floxé » avec une souris transgénique exprimant Cre dans un tissu d'intérêt, l'allèle « floxé » sera recombiné (c'est-à-dire invalidé) uniquement dans le tissu où Cre s'exprime. On pourra alors étudier la conséquence d'une invalidation du gène d'intérêt dans un seul tissu.

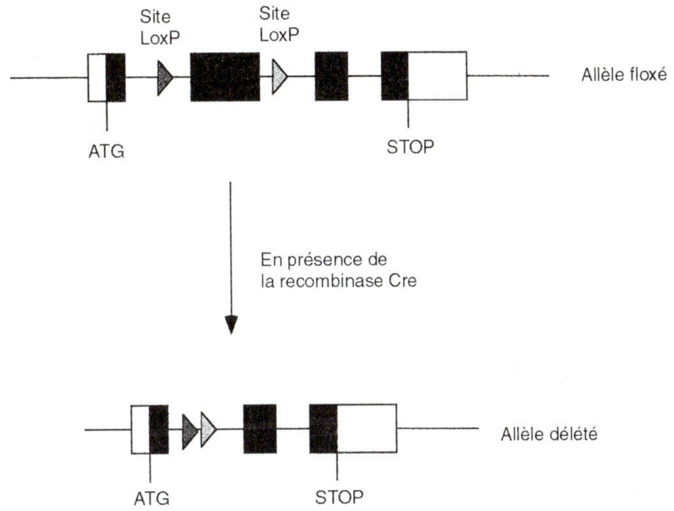

Fig. 4.5
Le système Cre/Lox permet de générer des mutations conditionnelles.

POINTS CLÉS

- Plusieurs stratégies permettent de mettre en évidence des gènes agissant au cours du développement.
- L'analyse de syndromes malformatifs humains ou dans n'importe quelle autre espèce apporte des éléments primordiaux pour isoler des gènes d'intérêt.
- La souris est devenue le modèle de référence pour l'étude de mutation ciblée (KO, KI, invalidation conditionnelle...).
- Toutefois, la lourdeur de cette approche fait que des modèles alternatifs sont de plus en plus souvent développés.

ENTRAÎNEMENT

QROC

1. Qu'est-ce qu'une souris transgénique ?
2. Définir une cellule ES.
3. Comment produit-on une souris chimérique ?
4. Qu'est-ce qu'un *knock-out ?*
5. Quelles sont les techniques de transfection d'ADN ?
6. Quelle est la fonction de la cassette *néo* dans un *knock-out* ?
7. Qu'est-ce qu'un *knock-in* ?
8. Citer deux gènes rapporteurs.
9. Comment peut-on étudier le rôle tardif d'un gène dont l'invalidation entraîne une mortalité précoce.
10. Citer un système utilisable pour réaliser une mutation conditionnelle.

QCM

1. Parmi les molécules suivantes, la(les)quelle(s) est (sont) liée(s) directement à l'α-actinine ?

- ❑ **A.** Les microfilaments d'actine
- ❑ **B.** La β-caténine.
- ❑ **C.** L'α-caténine.
- ❑ **D.** Les microtubules.
- ❑ **E.** Les filaments intermédiaires.

2. Parmi les caractères suivants, le(s)quel(s) s'applique(nt) aux cellules ES de souris ?

- ❑ **A.** Pluripotentes.
- ❑ **B.** Cellules souches.
- ❑ **C.** Cellules provenant de la masse cellulaire interne.
- ❑ **D.** Cellules ne pouvant être cultivées *in vitro*.
- ❑ **E.** Cellules ne donnant naissance qu'à des annexes embryonnaires.

3. Quel(s) est (sont) le(s) caractère(s) qui s'applique(nt) aux souris chimériques ?

- ❑ **A.** Elles présentent une anomalie chromosomique.
- ❑ **B.** Elles peuvent être produites par micro-injection de cellules ES dans un blastocyste.
- ❑ **C.** Toutes les cellules de leur lignée germinale sont identiques.
- ❑ **D.** Elles contiennent deux souches de cellules différentes.
- ❑ **E.** Elles sont obligatoirement femelles.

Pour les corrections, se reporter à la page 214

4. Quel(s) est (sont) le(s) caractère(s) qui s'applique(nt) aux expériences de *knock-out* ?

- ❑ **A.** Il s'agit de techniques de transgenèse.
- ❑ **B.** On peut les réaliser chez l'homme.
- ❑ **C.** Elles permettent de réaliser un gain de fonction d'un gène.
- ❑ **D.** Le gène transfecté s'insère au hasard.
- ❑ **E.** Elles permettent d'étudier les conséquences d'une perte de fonction d'un gène.

5. Parmi les gènes suivants, quel(s) est (sont) celui (ceux) qui peut(vent) être utilisé(s) comme gène rapporteur ?

- ❑ **A.** Lac Z.
- ❑ **B.** Gène codant l'actine cellulaire.
- ❑ **C.** Gène codant l'enzyme ARN polymérase.
- ❑ **D.** Gène codant la résistance à la néomycine.
- ❑ **E.** Gène codant la *Green Fluorescent Protein*.

6. Parmi les gènes suivants, quel(s) est (sont) celui (ceux) qui peut(vent) être utilisé(s) comme gène de sélection ?

- ❑ **A.** Gac Z.
- ❑ **B.** Gène codant l'actine cellulaire.
- ❑ **C.** Gène codant l'enzyme ARN polymérase.
- ❑ **D.** Gène codant la résistance à la néomycine.
- ❑ **E.** Gène codant la *Green Fluorescent Protein*.

7. Quel(s) est (sont) le(s) caractère(s) qui s'applique(nt) aux expériences de *knock-in* ?

- ❑ **A.** Il s'agit de techniques de transgenèse.
- ❑ **B.** On peut les réaliser chez l'homme.
- ❑ **C.** Elles font appel à la recombinaison homologue.
- ❑ **D.** Le gène transfecté s'insère au hasard.
- ❑ **E.** Elles permettent de remplacer un gène par un autre.

La notion de cellule souche, de lignage

5

I. Les cellules souches

La définition d'une cellule souche est assez difficile car elle repose sur des notions fonctionnelles et non sur des critères morphologiques. La définition communément admise de ce type cellulaire est une cellule capable de s'automaintenir au moins pendant la durée de vie normale de l'organisme. On doit donc distinguer cellules souches et cellules indifférenciées. En effet, certaines cellules souches, spécifiques de certains tissus, ne donnent naissance qu'à un nombre restreint de phénotypes cellulaires. Il faut aussi distinguer les cellules souches des cellules à fort potentiel prolifératif. Le plus souvent, une cellule souche se multiplie peu et est volontiers en quiescence mitotique (phase G0 du cycle cellulaire). D'ailleurs, une des techniques pour les mettre en évidence est le marquage de la synthèse de l'ADN par un analogue des bases puriques (le BrdU) qui ne s'intègre pas dans le noyau des cellules souches. Lorsqu'elle se divise, la cellule souche donne naissance (par mitose asymétrique) à une nouvelle cellule souche et à une cellule de transit (fig. 5.1). Les cellules de transit forment une population cellulaire intermédiaire entre les cellules souches et les cellules différenciées. Elles se distinguent des premières par leur durée de vie limitée (c'est-à-dire qu'elles ne peuvent s'automaintenir dans l'organisme). Ces cellules prolifèrent très activement, permettant l'amplification du nombre cellulaire, et elles se différencient progressivement au fur et à mesure des mitoses successives.

II. Le clone

L'ensemble des cellules filles générées par une cellule initiale s'appelle un clone. Il est important de distinguer la notion de clone de celle de lignage. Un clone est un ensemble de cellules qui dérivent toutes de la même cellule initiale (fig. 5.2) alors qu'un lignage est une connaissance plus complète qui suppose non seulement la connaissance de toutes les cellules filles générées (c'est-à-dire le clone) mais aussi celle des étapes de la filiation (c'est-à-dire la généalogie et les cellules intermédiaires).

III. Le lignage

Une cellule isolée peut donner naissance, par ses divisions cellulaires successives, à une série de cellules filles qui peuvent se différencier. Ces cellules constituent un clone. L'ensemble des différenciations que peuvent suivre ces cellules représente les potentialités de la cellule initiale. Souvent, pour des raisons pratiques d'expérimentation, ces potentialités sont étudiées *in vitro*. Dans ces cas, les différenciations réellement obtenues *in vivo* peuvent différer. En effet, un type cellulaire ne pourra être obtenu qu'en présence d'une molécule particulière ou d'un taux important d'un facteur de croissance, conditions qui ne sont jamais rencontrées par la cellule *in vivo*. Ces concepts expliquent les différences entre potentialités théoriques et potentialités réelles. On appelle lignage d'une cellule l'ensemble des modifications morphologiques et temporelles qui conduisent à la formation d'un clone. Ainsi, le lignage se représente comme un arbre généalogique rendant compte de la filiation des différentes cellules filles.

Il est regrettable que le terme de lignage engendre une confusion avec celui de lignée cellulaire. Par définition, on appelle lignée cellulaire des cellules qui peuvent être cultivées indéfiniment. Cette caractéristique n'existe pas pour les cellules normales. Seules les cellules cancéreuses ou les cellules transformées peuvent se multiplier indéfiniment. Ainsi, une lignée cellulaire est composée de cellules qui ne sont pas normales. Au contraire, des cellules normales capables de se multiplier pendant un temps défini forment une souche cellulaire.

A. Il existe trois différents modes de lignages

On peut schématiquement distinguer trois modes de lignages selon les dérivés de chacune des cellules précurseurs.

1. Le mode monoclonal déterminé

Ce type de lignage est parfaitement caractérisé, on connaît le devenir exact de chaque cellule précurseur et le nombre de divisions cellulaires nécessaires pour aboutir au phénotype différencié. C'est donc un lignage parfaitement déterminé. De plus, chaque cellule précurseur donne naissance à un clone cellulaire homogène constitué par un unique type cellulaire. Ainsi, comme nous l'avons représenté sur la figure 5.3, les cellules de phénotype X dérivent toutes de la cellule A, alors que les cellules de phénotype Y proviennent de la cellule B. D'un point de vue théorique, pour que ce mode de lignage soit réellement déterminé, il faut montrer que la potentialité de fournir des cellules d'un phénotype particulier est une caractéristique intrinsèque de la cellule mère envisagée. En particulier, il faut montrer que la modification de l'environnement, *in vitro* ou in *vivo*, de la cellule mère ne modifie en rien le phénotype de ses cellules filles. Il faut aussi noter que les divisions cellulaires sont parfaitement symétriques dans ce modèle. Ainsi, chaque mitose produit deux cellules filles strictement identiques du point de vue de leur morphologie et de leurs potentialités. Ce type de lignage est extrêmement figé, peu plastique et ne permet aucune régulation en cas de destruction d'une des cellules mères. De ce fait, si un événement pathogène survient pendant l'embryogenèse et entraîne la destruction de la cellule C, le phénotype Z ne s'observera pas et ne pourra être compensé par des cellules d'un autre lignage.

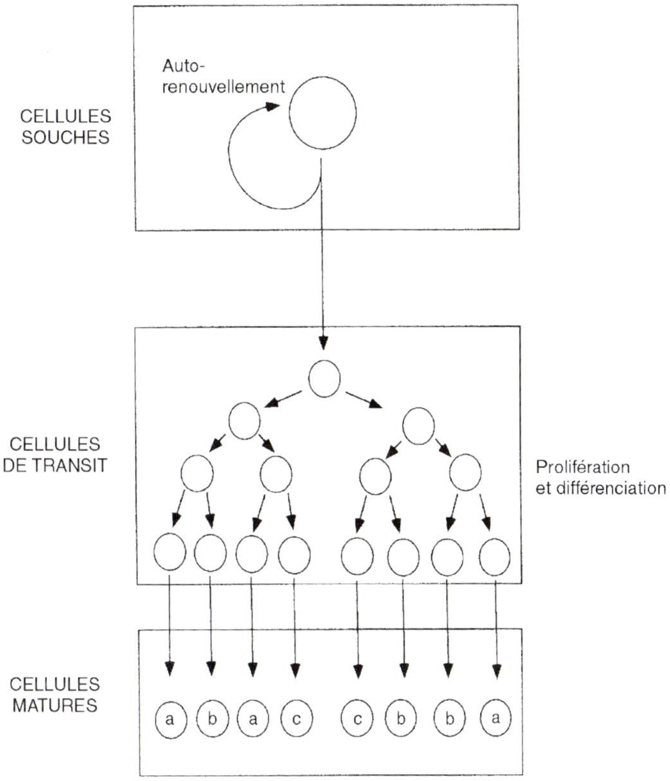

Fig. 5.1
Cellules souches et cellules de transit.

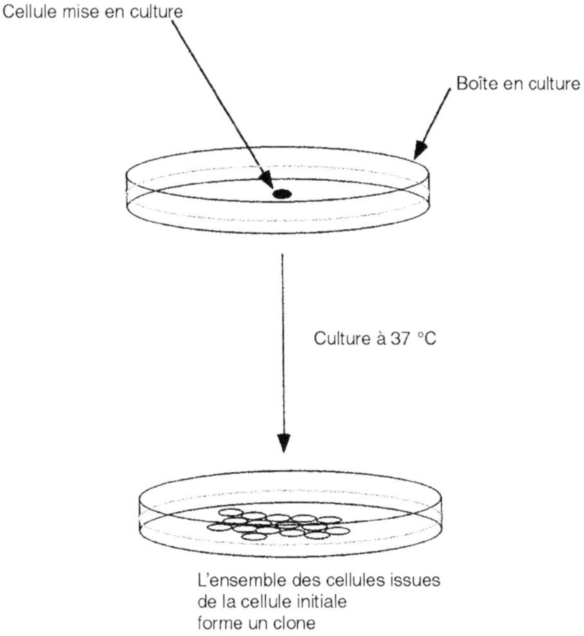

Fig. 5.2
Un clone cellulaire.

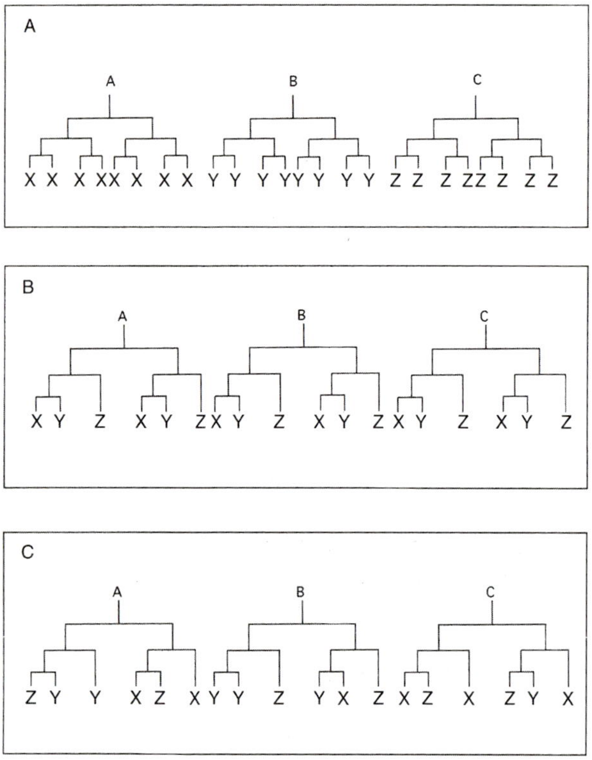

Fig. 5.3
Les différents types de lignages.
A. le lignage monoclonal déterminé.
B. le lignage polyclonal déterminé.
C. le lignage polyclonal indéterminé.

2. Le lignage polyclonal déterminé

Dans ce cas, chaque cellule précurseur se divise pour donner naissance à des dérivés de phénotypes différents. Le corollaire de cette propriété est qu'une cellule fille d'un phénotype particulier peut provenir de plusieurs cellules précurseurs ou clones différents, d'où le terme de lignage polyclonal. De plus, chaque cellule mère se divise selon un schéma parfaitement identique et reproductible, si bien que la descendance de chacune d'elles est strictement superposable. Ainsi, dans la figure 5.3, chaque clone se divise une première fois pour donner naissance à deux cellules filles identiques. Ces cellules se divisent à leur tour de façon asymétrique : elles donnent naissance à une cellule encore indifférenciée et à une cellule différenciée en phénotype Z. À son tour, la dernière cellule indifférenciée se divise de façon asymétrique et donne naissance à deux cellules filles de phénotypes différents (X et Y). À la fin des divisions cellulaires, chaque cellule mère produit trois cellules différentes dans le même ordre (Z, X et Y). Dans ce cas de lignage, il faut noter que certaines des mitoses sont asymétriques. Ce deuxième mode est beaucoup plus plastique ; en effet, si un événement pathogène détruit une des cellules mères, son absence pourra être totalement régulée par la multiplication des cellules mères restantes qui permet la restauration du stock initial de ces cellules.

3. Le lignage polyclonal indéterminé

Dans ce cas, chaque cellule mère se divise plusieurs fois en des dérivés indifférenciés. Ces cellules sont soumises à un environnement qui agit sur leur devenir, favorisant ou permettant une différenciation particulière. À la fin de leur division, chaque cellule mère a donné naissance à plusieurs phénotypes cellulaires (fig. 5.3). On retrouve alors la notion d'un lignage polyclonal comme précédemment. Par contre, il n'est pas possible d'affirmer, dans ce type de lignage, les phénotypes que prendront les cellules filles issues d'une des cellules mères. Il faut alors raisonner par probabilités, selon un principe qui rappelle l'incertitude des physiciens. Ce type de lignage est le seul qui existe chez les vertébrés pendant l'embryogenèse. Il permet une très grande plasticité et une meilleure adéquation entre les phénotypes des cellules filles et leur lieu de différenciation.

B. Un exemple de lignage : le système nerveux périphérique de la drosophile

1. Les constituants du système nerveux sensitif de la drosophile

Le système nerveux périphérique sensitif de la drosophile consiste en trois éléments différents (fig. 5.4) :

- les organes sensoriels externes (mécano- ou chémorécepteurs) qui sont organisés en petites unités de quatre cellules : une cellule gliale (thécogène), un neurone, une cellule produisant le socle (tormogène) et une produisant la soie ou *chaete* (tricogène) ;
- les organes chordotonaux en forme de tube interne et qui jouent un rôle de récepteurs mécaniques sensibles à l'élongation ;
- des neurones dendritiques qui jouent un rôle dans la sensibilité tactile. La mise en place de ce système s'opère selon une cascade d'activation génique.

2. Les gènes proneuraux

D'abord, le plan d'organisation corporel se met en place sous l'action des différents systèmes génétiques agissant en cascades. Ceci permet d'établir des segments corporels dans lesquels les cellules vont se différencier selon un patron spécifique de la grande région corporelle à laquelle elles appartiennent. Une première série de gènes s'exprime dans certaines cel-

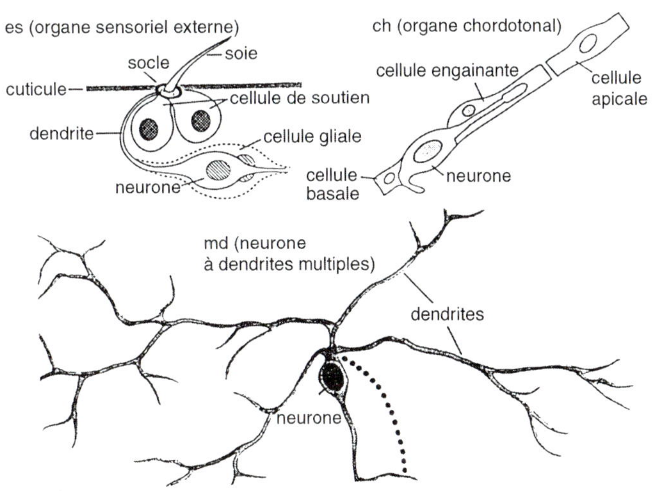

Fig. 5.4
Les différents types d'organes sensoriels du système nerveux périphérique de la drosophile.
(D'après Jan et Jan, *Trends in Neurosciences* 1990 ; 13 : 493-498, avec l'autorisation de Elsevier Science)

lules de l'ectoderme (tissu superficiel) (fig. 5.5). Ces gènes sont appelés proneuraux et permettent de définir un territoire présomptif (ou champ morphogénique) capable de donner naissance aux cellules du système nerveux périphérique. Il s'agit de créer une potentialité bien que les cellules qui expriment ces gènes ne soient pas encore déterminées dans leur devenir. Parmi ces gènes, on peut citer les gènes du complexe *achaete-scute* ou le gène *daughterless*. Tous ces gènes codent des facteurs de transcription qui contiennent un motif *helix-loop-helix.*

3. Les gènes neurogéniques

La deuxième étape de cette cascade d'événements géniques est l'expression, par une des cellules du champ morphogénique, de gènes neurogéniques (fig. 5.5). Parmi les gènes neurogéniques, on décrit *notch, delta, big brain, mastermind*... Tous ces gènes codent des protéines membranaires. La cellule qui exprime ces gènes inhibe les autres cellules du champ proneural par un phénomène d'inhibition latérale expliquée par les contacts de la cellule avec ses voisines. La cellule qui exprime les gènes neurogéniques devient alors un précurseur neuronal ou neuroblaste. L'expression préalable de gènes proneuraux est indispensable pour que la cellule puisse exprimer des gènes neurogéniques. Ainsi, le territoire défini par l'expression des gènes proneuraux est bien un territoire présomptif dans lequel se différencieront les précurseurs neuraux.

4. Les gènes de sélection des précurseurs

La 3e série de gènes à s'exprimer appartient à la famille des gènes sélectionnant le type de précurseur neuronal (fig. 5.5). Seule la cellule exprimant les gènes neurogéniques enclenche ce programme. Le gène *cut,* qui code une protéine contenant un homéodomaine, permet de spécifier l'identité du précurseur en l'engageant dans la voie de différenciation des organes sensoriels externes.

5. Les gènes contrôlant les divisions et le lignage cellulaires

Enfin, la dernière étape est l'expression des gènes qui contrôlent les divisions cellulaires et le lignage. Ainsi, le gène *numb* permet la différenciation d'un progéniteur en neurone et en cellule gliale ; le gène *oversensitive* contrôle la différenciation en cellule produisant la soie et en cellule produisant le socle.

C. **Potentialités et ségrégation de lignages**

1. Potentialités

L'étude du devenir d'une cellule *in vitro* renseigne sur les capacités de différenciation de cette cellule. En faisant varier le milieu dans lequel la cellule est cultivée, on peut étudier l'ensemble des différenciations possibles à partir de cette cellule. Cet ensemble cellulaire représente les potentialités de la cellule initiale. On distingue ainsi les potentialités, qui représentent les phénotypes possibles à partir d'une cellule initiale, des différenciations observées *in vivo*. En règle générale, les potentialités sont plus variées que les différenciations réellement observées. Au plus, une cellule

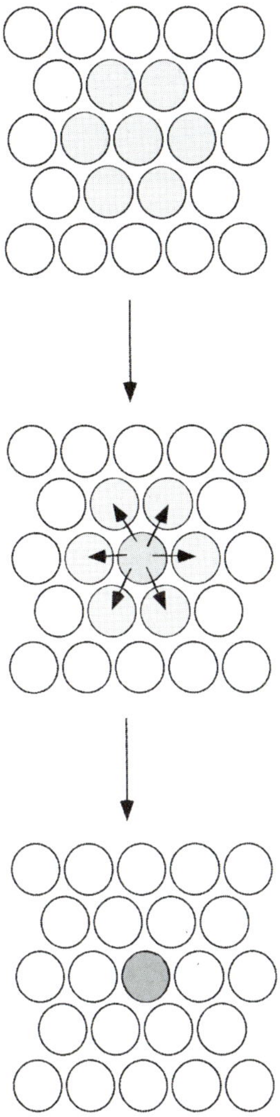

Fig. 5.5
Séquence d'activation des gènes proneuraux, neurogéniques et de spécification.

est capable de donner naissance à des cellules filles correspondant à toutes ses potentialités.

2. Ségrégation

Quand on compare les potentialités de deux cellules mises en culture, on peut décrire trois situations différentes. Dans un premier cas, les potentialités des deux cellules sont strictement identiques. Dans ce cas, tous les phénotypes cellulaires produits par la première cellule peuvent être produits par la seconde. On parle alors de potentialités identiques. Un deuxième cas correspond à des potentialités communes pour certains phénotypes cellulaires alors que les autres phénotypes sont différents. Il y a donc certains phénotypes qui peuvent provenir des deux cellules alors que les autres phénotypes sont spécifiques. On parle alors de potentialités partiellement identiques. Si chaque cellule donne naissance à des dérivés spécifiques, c'est-à-dire si les potentialités de chaque cellule sont strictement différentes (avec aucun phénotype commun), on parle de lignages ségrégés. La ségrégation de lignages est le résultat d'une différenciation irréversible entre les deux lignages.

POINTS CLÉS

- Une cellule-souche est une cellule capable de s'autorenouveler et de donner à au moins un type cellulaire différencié.
- L'ensemble des cellules issues d'une cellule initiale forme un clone.
- On appelle lignage l'ensemble des modifications morphologiques et temporelles qui conduisent à la formation d'un clone.

ENTRAÎNEMENT

QROC

1. Définir un clone.
2. Quelle est la différence entre une cellule souche et une cellule de transit ?
3. Qu'est-ce qu'un lignage polyclonal ?
4. Qu'est-ce qu'un lignage déterminé ?
5. Définir la notion de potentialités d'une cellule.
6. Quand parle-t-on de lignages ségrégés ?.
7. Quels sont les organes sensitifs du système nerveux périphérique de la drosophile ?
8. Décrire la séquence d'activation génique responsable de la mise en place des organes sensitifs du système nerveux périphérique de la drosophile.
9. Quelles sont les différences biochimiques entre gènes proneuraux et gènes neurogéniques ?
10. Définir le rôle des gènes proneuraux.

QCM

1. Parmi les propositions suivantes relatives à la notion de lignage, la(les)quelle(s) est (sont) exacte(s) ?

- ❑ **A.** Le lignage polyclonal indéterminé n'existe pas chez les vertébrés.
- ❑ **B.** Toutes les cellules issues d'un clone sont identiques dans un lignage monoclonal déterminé.
- ❑ **C.** Le lignage polyclonal indéterminé permet une très grande plasticité.
- ❑ **D.** Un lignage cellulaire est formé par des cellules qui peuvent être cultivées indéfiniment.
- ❑ **E.** Dans un lignage polyclonal déterminé, une cellule peut donner naissance à plusieurs types de cellules filles.

2. Parmi les caractéristiques suivantes, la(les)quelle(s) s'applique(nt) au lignage monoclonal déterminé ?

- ❑ **A.** Toutes les cellules filles sont identiques.
- ❑ **B.** La cellule primordiale peut générer de nombreux dérivés cellulaires différents.
- ❑ **C.** Le devenir d'une cellule souche n'est pas modifié par une modification de son environnement.
- ❑ **D.** L'environnement joue un rôle majeur dans le contrôle de la différenciation cellulaire.
- ❑ **E.** On connaît toutes les étapes de la différenciation cellulaire.

3. Parmi les caractéristiques suivantes, la(les)quelle(s) s'applique(nt) au lignage polyclonal déterminé ?

- ❑ **A.** Toutes les cellules filles sont identiques.
- ❑ **B.** La cellule primordiale peut générer de nombreux dérivés cellulaires différents.
- ❑ **C.** Le devenir d'une cellule souche n'est pas modifié par une modification de son environnement.
- ❑ **D.** L'environnement joue un rôle majeur dans le contrôle de la différenciation cellulaire.
- ❑ **E.** On connaît toutes les étapes de la différenciation cellulaire.

4. Parmi les caractéristiques suivantes, la(les)quelle(s) s'applique(nt) au lignage polyclonal indéterminé ?

- ❑ **A.** Toutes les cellules filles sont identiques.
- ❑ **B.** La cellule primordiale peut générer de nombreux dérivés cellulaires différents.
- ❑ **C.** Le devenir d'une cellule souche n'est pas modifié par une modification de son environnement.
- ❑ **D.** L'environnement joue un rôle majeur dans le contrôle de la différenciation cellulaire.
- ❑ **E.** On connaît toutes les étapes de la différenciation cellulaire.

5. Parmi les gènes suivants, quel(s) est (sont) celui (ceux) qui appartient(nent) à la famille des gènes proneuraux ?

- ❑ **A.** *numb*.
- ❑ **B.** *oversensitive*.
- ❑ **C.** *mastermind*.
- ❑ **D.** *achaete-scute*.
- ❑ **E.** *daugtherless*.

6. Parmi les gènes suivants, quel(s) est (sont) celui (ceux) qui appartient(nent) à la famille des gènes neurogéniques ?

- ❑ **A.** *notch*.
- ❑ **B.** *oversensitive*.
- ❑ **C.** *mastermind*.
- ❑ **D.** *achaete-scute*.
- ❑ **E.** *delta*.

7. Quelle(s) est (sont) la (les) caractéristique(s) qui s'applique(nt) aux cellules de transit ?

- ❑ **A.** Elles s'autorenouvellent.
- ❑ **B.** Elles se différencient.
- ❑ **C.** Elles ne peuvent se multiplier.
- ❑ **D.** Elles sont indifférenciées.
- ❑ **E.** Elles sont totipotentes.

8. Quelle(s) est (sont) la (les) caractéristique(s) qui s'applique(nt) aux cellules souches ?

- ☒ **A.** Elles s'autorenouvellent.
- ☒ **B.** Elles se différencient.
- ❑ **C.** Elles ne peuvent se multiplier.
- ☒ **D.** Elles sont indifférenciées.
- ❑ **E.** Elles sont totipotentes.

9. Parmi les dérivés cellulaires suivants, le(s)quel(s) appartient(nent) au lignage des organes sensoriels externes de la drosophile ?

- ❑ **A.** Les organes chordotonaux.
- ❑ **B.** La cellule gliale.
- ❑ **C.** Le neurone dendritique.
- ❑ **D.** La cellule produisant le socle.
- ❑ **E.** La cellule produisant la soie.

10. Parmi les gènes suivants, quel(s) est (sont) celui (ceux) qui contrôle(nt) les divisions et le lignage cellulaires ?

- ☒ **A.** *notch*.
- ❑ **B.** *oversensitive*.
- ❑ **C.** *mastermind*.
- ❑ **D.** *achaete-scute*.
- ❑ **E.** *numb*.

Pour les corrections, se reporter à la page 215

Différenciation cellulaire, mitose asymétrique et inductions

6

Un organisme unicellulaire est constitué d'une seule cellule qui doit assurer de très nombreuses fonctions. Cette cellule unique doit être capable de prendre en charge toutes les fonctions nécessaires au métabolisme cellulaire. Au contraire, chez les organismes pluricellulaires, il y a répartition des tâches, si bien que certaines cellules (en général regroupées en organe) assurent certaines fonctions pour l'ensemble de l'organisme alors que d'autres se spécialisent et assurent d'autres fonctions. Cette spécialisation et cette répartition des tâches sont permises par la constitution pluricellulaire de l'organisme et supposent que les cellules soient capables d'acquérir des caractères spécifiques (ou différenciations) qui leur permettent d'assurer ces fonctions. C'est lors du développement embryonnaire que la différenciation va se mettre en place, permettant la spécialisation progressive des cellules issues de l'œuf fécondé. Cette spécialisation fait appel aux mécanismes de la différenciation cellulaire qui permet l'acquisition de caractères nouveaux et la répartition des tâches au sein de l'organisme en croissance.

I. Les différents niveaux de différenciation

On parle de différenciation cellulaire quand un lignage acquiert des caractéristiques qui permettent de le distinguer des autres lignages. Ces caractères peuvent être observés à trois niveaux successifs d'organisation : tissulaire, cellulaire et moléculaire.

A. Différenciation au niveau tissulaire

Lors des processus de différenciation, certaines cellules forment un ensemble coopératif ou tissu. Par exemple, des cellules peuvent s'associer par des jonctions, quel que soit leur type, et former un épithélium. Cette organisation s'oppose aux tissus conjonctifs où les cellules sont isolées dans une matrice extracellulaire. Parmi les épithéliums, certains développent des fonctions particulières (par exemple, la sécrétion dans le cas des épithéliums glandulaires ou la kératinisation pour l'épiderme). Ces caractères permettent de différencier certains tissus épithéliaux d'autres tissus, épithéliaux eux aussi.

B. Différenciation au niveau cellulaire

Lors de sa différenciation, une cellule peut acquérir des caractères qui permettront de la différencier des autres types cellulaires. Ainsi, une cellule musculaire striée squelettique (rhabdomyocyte) présente des filaments contractiles cytoplasmiques réalisant une striation. Une telle caractéristique n'est présente que dans un autre lignage cellulaire, la cellule musculaire striée cardiaque (cardiomyocyte). La différence entre ces deux types cellulaires se fera sur le nombre de noyaux : alors que le cardiomyocyte est uninucléé, le rhabdomyocyte est plurinucléé.
Ces deux niveaux de différenciation sont souvent dénommés niveaux morphologiques. En effet, c'est à l'aide du microscope et de préparations classiques que s'estime le degré de différenciation. Il est évident que les cellules morphologiquement indifférenciées échappent à ce mode d'investigation. Plus récemment, il a pu être montré que des cellules dont l'aspect morphologique est indifférencié peuvent exprimer certaines protéines qui sont des marqueurs d'un certain degré de dédifférenciation.

C. Différenciation au niveau moléculaire

Lorsqu'on compare l'expression protéique de deux lignages cellulaires, de nombreux gènes sont transcrits dans les deux types. Il en est ainsi des gènes dits domestiques qui s'expriment dans toutes les cellules de l'organisme. Ces gènes codent des protéines dont les fonctions sont essentielles pour maintenir l'intégrité cellulaire. C'est le cas des gènes qui codent la β-actine, constituant du cytosquelette présent dans toutes les cellules. Par contre, certains gènes ne sont exprimés que dans certains lignages. Ces gènes sont dénommés spécifiques de tissus même si cette dénomination est trompeuse. En effet, un tel gène peut être exprimé par deux tissus différents. Ainsi, l'étude de la différenciation des cellules morphologiquement peu différenciées a bénéficié des mises en évidence de protéines de différenciation (par immunohistochimie) ou d'ARN-m spécifiques (par hybridation *in situ*). On peut alors définir des populations de cellules précurseurs qui expriment un gène. Cette expression permet de rattacher la cellule à un lignage déterminé.

II. Marqueurs spécifiques

Si une cellule appartenant à un lignage exprime un gène, le produit de ce gène peut servir de marqueur d'origine de la cellule. Pour qu'un marqueur soit utilisable en pratique, il faut que seules les cellules d'un lignage ou certaines d'entre elles expriment ce marqueur. En effet, si ce gène marqueur est exprimé par plusieurs lignages, la mise en évidence du marqueur ne permet pas de discriminer l'origine exacte de la cellule. Un marqueur exprimé par des cellules appartenant à un seul lignage est dit spécifique. Dans le cas d'un marqueur spécifique, deux situations peuvent se rencontrer. Le marqueur peut être exprimé par toutes les cellules du lignage. Dans ce cas, la présence du marqueur signe l'appartenance au lignage. Une seconde situation consiste en un marqueur spécifique exprimé par certaines cellules du lignage. Dans ce cas, la constatation de l'expression de ce marqueur permet d'affirmer l'appartenance au lignage ; mais l'absence de son expression ne permet pas d'éliminer l'appartenance au même lignage. Il est relativement rare de disposer de marqueurs strictement spécifiques. Aussi, le plus souvent, la spécificité de lignage est établie par l'analyse de plusieurs marqueurs et c'est l'expression simultanée de ces marqueurs qui permet d'affirmer la nature du lignage cellulaire. On parle d'une expression combinatoire de différents marqueurs.

Il faut aussi noter que les gènes qui codent des marqueurs spécifiques ne jouent pas forcément un rôle dans le contrôle de la différenciation cellulaire. Ainsi, les astrocytes (un des lignages gliaux du système nerveux central) sont caractérisés par l'expression du filament intermédiaire GFAP (*Glial Fibrillary Acid Protein*). Toutefois, l'invalidation du gène qui code pour la GFAP n'empêche pas la différenciation astrocytaire. Le gène codant la GFAP n'est donc pas indispensable à la différenciation cellulaire. De plus, il a été montré récemment que les cellules souches du système nerveux central expriment la GFAP.

▶ En pathologie tumorale, les marqueurs de différenciation sont souvent utilisés pour affirmer l'origine cellulaire du processus pathologique. Il faut toutefois se souvenir qu'une cellule tumorale subit une dérégulation de ses processus de contrôle et qu'elle peut exprimer des gènes qui normalement ne sont pas exprimés par les cellules du lignage dont elle est issue. Ainsi, il faut relativiser les résultats obtenus par l'analyse de l'expression de ces protéines et ne pas accorder à la présence de marqueurs même spécifiques une signification trop rigide.

III. Engagement/détermination/spécification

A. Engagement

Une cellule qui commence à se différencier acquiert des caractères moléculaires ou cellulaires. Ces premiers signes de différenciation constituent la marque que la cellule s'est engagée dans un lignage particulier. La notion d'engagement ne préjuge pas de son irréversibilité. Au début des phénomènes de différenciation, une cellule engagée, sous l'action d'influences externes, peut quitter le lignage dans lequel elle s'est engagée et se différencier en un autre lignage. On parle d'engagement réversible.

B. Détermination

Progressivement au cours de la différenciation, une telle réversibilité se perd et la cellule s'engage irréversiblement dans son lignage. Cette cellule progénitrice a alors un devenir fixé qu'il est impossible de modifier, quelles que soient les influences auxquelles on soumet cette cellule. On parle d'engagement irréversible ou de détermination.

C. Spécification

On parle de spécification pour une cellule si, quand elle est isolée et mise en culture dans un environnement neutre, elle se développe selon son devenir normal. Ainsi, une cellule spécifiée n'a besoin d'aucune interaction cellulaire ou avec l'environnement pour donner naissance à ses dérivés normaux. Il faut noter qu'une cellule spécifiée peut très bien subir l'influence d'inductions dans l'embryon et changer de phénotype. Ainsi, spécification et détermination ne sont pas synonymes.

▶ La différenciation cellulaire fait apparaître des caractères nouveaux au niveau d'une cellule initialement moins différenciée. On peut alors distinguer plusieurs étapes lors de la différenciation.

- La cellule initiale est indifférenciée et peut s'engager dans différents lignages. Seules les propriétés biochimiques de l'environnement permettent à la cellule de choisir parmi les différentes possibilités. La cellule est indifférenciée.
- La cellule initiale, bien que morphologiquement indifférenciée, est déjà engagée dans un lignage de différenciation et celle-ci se produit en absence de toute stimulation externe venant des cellules voisines. On parle alors de cellules spécifiées dans une voie de différenciation. Mais, dans certaines conditions de l'environnement, ce devenir peut changer.
- La cellule initiale est engagée de façon irréversible dans un lignage et aucune influence extérieure ne peut modifier le devenir de celle-ci. La cellule est déterminée.

IV. Mécanismes élémentaires de la différenciation

Deux mécanismes élémentaires peuvent rendre compte de l'apparition d'une hétérogénéité phénotypique au sein d'une population cellulaire issue de la même cellule initiale (l'œuf fécondé).

A. Les mitoses asymétriques

Générer une hétérogénéité phénotypique dans un œuf fécondé qui se segmente par mitoses successives peut paraître une tâche difficile. En effet, par définition, une mitose conduit à la formation de deux cellules filles qui sont strictement identiques entre elles par leur patrimoine génétique. Produire par mitoses successives des cellules filles totalement identiques ne permet en aucun cas de faire apparaître une différenciation. Le problème de la mitose est la répartition des composants cytoplasmiques et membranaires dans les cellules filles. Si les deux cellules sont en tout point semblables entre elles (tant par leur patrimoine génétique que par la constitution de leur cytoplasme et de leurs membranes), la mitose est dite symétrique. Au contraire, si les deux cellules filles diffèrent par leurs constituants cytoplasmiques ou membranaires, la mitose est dite asymétrique et elle génère deux cellules filles différentes (fig. 6.1). Ainsi, une première divergence de lignage peut être obtenue par ce mode de division cellulaire. Les mitoses asymétriques s'expliquent par une inégalité (quantitative ou qualitative) de la répartition des constituants du cytoplasme ou de la membrane lors de la phase de cytodiérèse. Par exemple, un tel mode de division peut conduire à une inégalité de répartition d'éléments régulateurs dans le cytoplasme des deux cellules filles.

Un des exemples les plus illustratifs de ce phénomène est la différenciation des neuroblastes à partir de cellules souches localisées au niveau de l'épithélium ventriculaire du tube neural (*cf.* chapitres 15 et 16). Les mitoses qui se déroulent à ce niveau sont orientées dans un plan vertical ou horizontal. De plus, les cellules qui se divisent synthétisent le récepteur membranaire Notch1 (un des homologues vertébrés de la protéine neu-

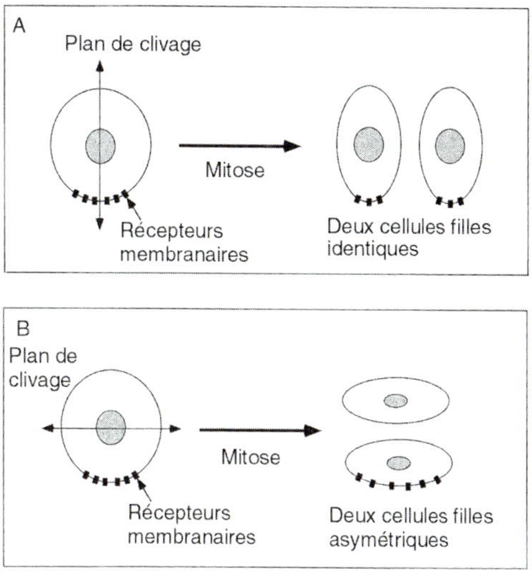

Fig. 6.1
A. La répartition des constituants membranaires est homogène entre les deux cellules filles (mitose symétrique).
B. Seule une des deux cellules fille hérite des récepteurs membranaires, générant une diversité entre les deux cellules filles (mitose asymétrique).

rogénique Notch de drosophile décrite au chapitre 5) qui s'accumule au pôle basal de la cellule avec une distribution asymétrique. Si le plan de la mitose est vertical, les cellules filles sont identiques. Par contre, en cas de mitose horizontale, une des cellules filles est dépourvue de récepteur Notch1 ; elle continue de se diviser et synthétise de nouveau ce récepteur. L'autre cellule fille est riche en Notch1 qui, en présence de cellules exprimant Delta, entraîne un signal permettant les phénomènes d'inhibition latérale et l'arrêt des divisions. La cellule devient alors un neuroblaste et peut migrer vers sa destination finale.

B. Les inductions

1. Définitions

On parle d'induction lorsque le devenir d'une population cellulaire est modifié par une autre population cellulaire (fig. 6.2). La population dont le devenir est modifié est dite induite, la population qui entraîne cette modification est dite inductrice. Pour qu'une population soit induite, elle doit pouvoir répondre aux signaux provenant de la population inductrice. Cette possibilité de répondre est appelée compétence. Souvent, la compétence est une propriété transitoire qui se perd progressivement au cours du développement. La compétence d'une cellule à répondre à une induction est expliquée par la présence à sa surface de récepteurs transmembranaires qui appartiennent en règle générale à la famille des enzymes de type tyrosine kinase. Ainsi, la compétence cellulaire s'explique par la présence du récepteur. L'induction est due à la synthèse et à l'action d'une molécule capable de se lier au récepteur (ligand). Deux mécanismes peuvent expliquer l'interaction : soit le ligand du récepteur est sécrété dans l'espace extracellulaire et peut agir sans qu'il y ait contact direct entre les deux cellules, soit le ligand est une molécule transmembranaire et l'interaction nécessite un contact entre les deux cellules.

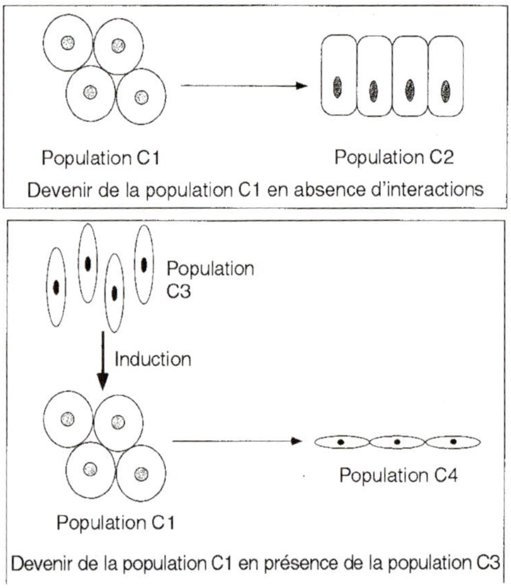

Fig. 6.2
Mise en évidence d'une induction.

2. Modes d'étude des inductions

■ *Les chimères interspécifiques (travaux de Hilde Mangold et Hans Spemann)*

Pour pouvoir mettre en évidence une interaction entre deux populations cellulaires, il faut disposer d'un marqueur qui permette de suivre le devenir d'une population en présence d'une autre population cellulaire. Chez l'embryon, il est possible de transplanter une région embryonnaire d'un animal donneur sur un animal receveur. Si on dispose d'un marqueur permettant l'étude du suivi de la population transplantée, on pourra reconnaître les structures qui dérivent du donneur (phénomène d'autodifférenciation) et celles qui ont été recrutées chez l'hôte. Ainsi, si la population transplantée entraîne une modification du devenir du tissu de l'hôte, on pourra conclure qu'il y a eu induction des tissus de l'hôte par ceux du donneur. Un tel système était utilisé par l'école allemande d'embryologie dès les années 1920. Cette école utilisait des embryons d'amphibien. En effet, il existe des espèces d'amphibiens dont les cellules ont un cytoplasme spontanément pigmenté alors que chez d'autres espèces, le cytoplasme des cellules ne l'est pas. Si on transplante des cellules d'une espèce pigmentée dans une espèce non pigmentée, les cellules transplantées gardent leur caractéristique initiale et il est possible de distinguer les cellules issues du greffon des cellules de l'hôte.

Chez les amphibiens, au cours de la gastrulation, un sillon se forme sur la face dorsale, formant une zone d'invagination permettant la mise en place des feuillets profonds. Ce sillon est appelé le blastopore. En 1924, Hilde Mangold et Hans Spemann ont transplanté la lèvre dorsale du blastopore d'un amphibien dont les cellules ont un cytoplasme non pigmenté dans la région ventrale d'un hôte dont les cellules ont un cytoplasme pigmenté (fig. 6.3). Ils ont constaté que cette transplantation entraînait une duplication de l'axe embryonnaire, le second axe se développant au niveau de la face ventrale qui forme normalement de l'épiderme. L'analyse histologique de ce deuxième axe montre que les cellules du donneur participent à la formation du mésoderme axial (notochorde), de la partie interne des somites et du plancher du tube neural. Tout le reste du tube neural étant formé par des cellules dérivant de l'hôte (fig. 6.4). Ainsi, la lèvre dorsale du blastopore est capable d'induire l'organisation d'un nouvel axe embryonnaire par recrutement des cellules de l'hôte. Hilde Mangold et Hans Spemann ont appelé induction neurale ce phénomène. La lèvre dorsale du blastopore est considérée comme l'organisateur embryonnaire (ou organisateur de Spemann).

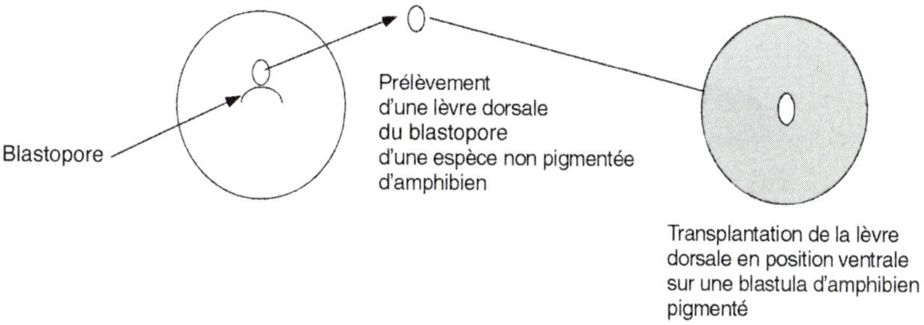

Fig. 6.3
La transplantation hétérotopique de la lèvre dorsale du blastopore selon Hilde Mangold et Hans Spemann.

■ *La coculture* in vitro *(travaux de Peter Nieuwkoop)*

L'embryon d'amphibien au stade de blastula est centré par une cavité close, le blastocèle (fig. 6.5). On distingue deux axes de polarité : l'axe dorso-ventral déterminé par le point d'entrée du spermatozoïde (qui caractérise le pôle ventral) et l'axe animal-végétatif. (Les blastomères ou cellules de la blastula sont plus volumineux au niveau du pôle végétatif qu'au niveau du pôle animal.) La zone intermédiaire entre pôles animal et végétatif est appelée zone marginale.

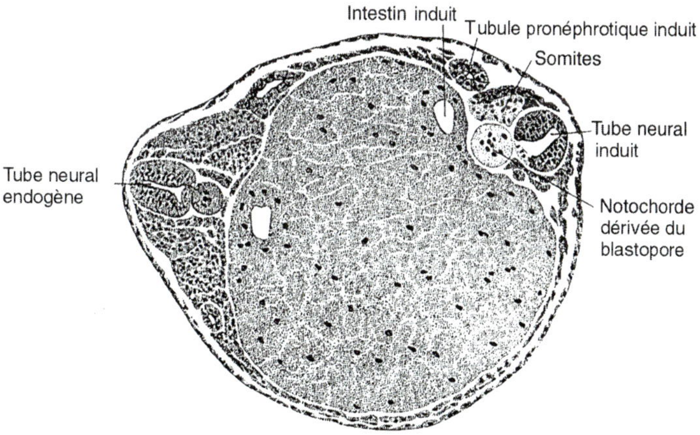

Fig. 6.4
Coupe d'un embryon d'amphibien pigmenté ayant reçu une greffe de lèvre dorsale du blastopore provenant d'un embryon non pigmenté.
Cette greffe a entraîné la formation d'un axe supplémentaire.
(D'après Spemann, *Embryonic development and induction*. Yale University Press, 1938 : 146)

Expérimentalement, il est possible d'étudier *in vitro* le devenir d'un tissu isolé des structures voisines. On apprécie ainsi les potentialités intrinsèques de différenciation. On parle aussi de différenciation par défaut (d'interactions). En réalisant des cocultures (cultures de deux ou plusieurs tissus associés), on peut analyser le devenir du tissu initial en présence

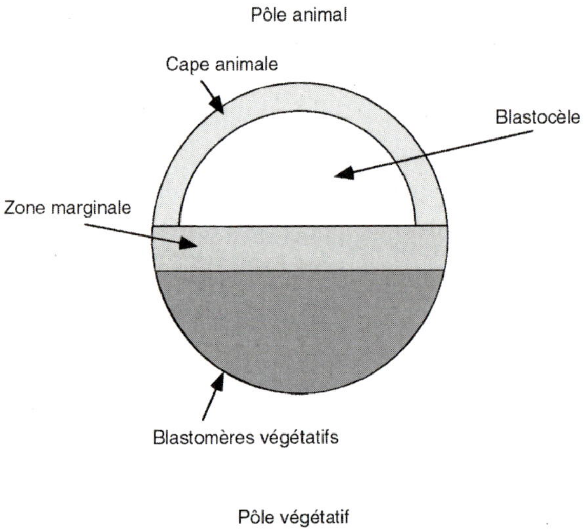

Fig. 6.5
La blastula de l'amphibien.

d'autres cellules. Si le devenir des cellules étudiées est modifié par la présence d'une nouvelle population cellulaire, on aura mis en évidence une induction qui rend compte de ce changement de phénotype. Ainsi par exemple, les cellules de la cape animale (cellules du pôle animal) de la gastrula des amphibiens se différencient spontanément en ectoderme alors qu'elles forment du mésoderme en présence des blastomères végétatifs (fig. 6.6). Nieuwkoop, en 1968, fut le premier à mettre en évidence un tel mécanisme et à parler d'induction mésodermique des cellules animales par les blastomères végétatifs. On peut montrer qu'il existe une hétérogénéité des blastomères végétatifs, les blastomères ventraux induisent du mésoderme ventral alors que les blastomères dorsaux induisent du mésoderme dorsal (qui correspond à l'organisateur de Spemann). Ces blastomères dorsaux forment le centre de Nieuwkoop. Ainsi, le centre de Nieuwkoop induit l'organisateur de Spemann chez les amphibiens (fig. 6.7).

3. Inductions permissives et inductions instructives

Howard Holtzer (1968) distingue deux variétés différentes d'induction :

- les inductions instructives (fig. 6.8) : dans ce cas, les cellules inductrices émettent un signal qui entraîne l'expression de nouveaux gènes par les cellules induites. Cette activation génique permet le changement du phénotype cellulaire et la différenciation. Pour affirmer ce type d'induction, il faut vérifier quatre caractères :
  - en présence du tissu inducteur, le tissu répondeur se développe et donne naissance à un phénotype particulier,
  - en absence de tissu inducteur, le tissu répondeur ne donne pas naissance à ce phénotype,
  - en absence de tissu inducteur mais en présence d'un autre tissu, le tissu répondeur ne donne pas naissance à ce phénotype,
  - le tissu inducteur peut agir sur d'autres tissus que le tissu répondeur et entraîne aussi une induction ;

- les inductions permissives (fig. 6.9) regroupent les interactions dans lesquelles le tissu induit contient, avant toute induction, les potentialités nécessaires pour exprimer le phénotype induit. Pourtant, il lui faut impérativement recevoir une interaction pour acquérir définitivement le phénotype induit.
- Ainsi, il faut que la cellule rencontre un environnement favorable lui permettant d'exprimer ses capacités intrinsèques de différenciation.

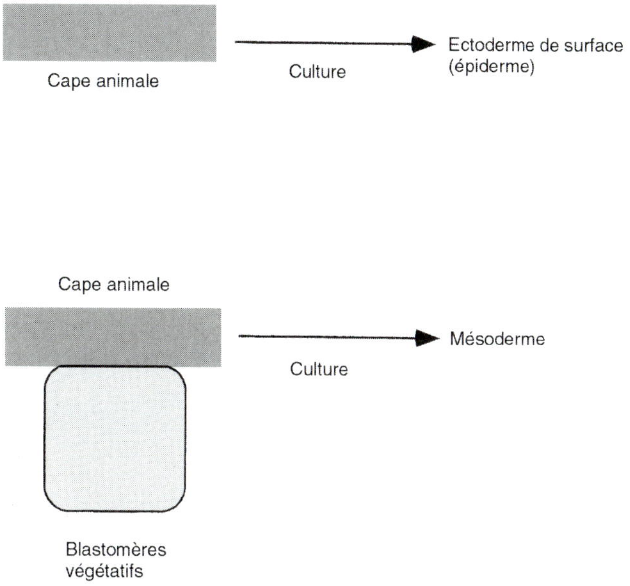

Fig. 6.6

L'induction mésodermique mise en évidence par Peter Nieuwkoop.

Si les cellules de la cape animale sont cultivées isolément, elles donnent naissance à des cellules épidermiques. En présence de blastomères végétatifs, les cellules de la cape animale forment du mésoderme.

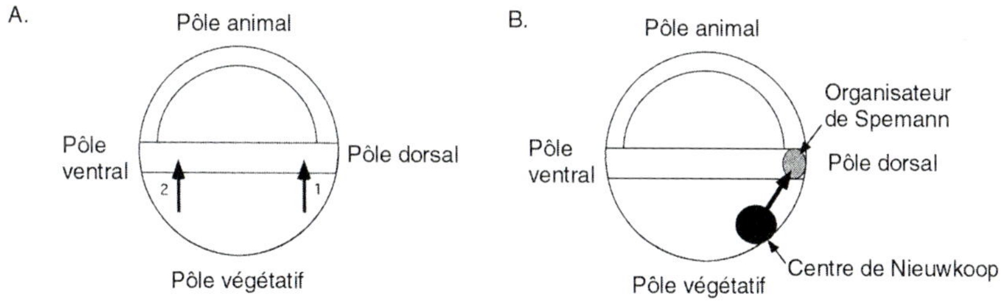

Fig. 6.7

Centre de Nieuwkoop et organisateur de Spemann.

A. Modèle à 2 signaux (1. induction mésodermique dorsale. 2. Induction mésodermique ventrale).

B. Le centre de Nieuwkoop induit l'organisateur de Spemann.

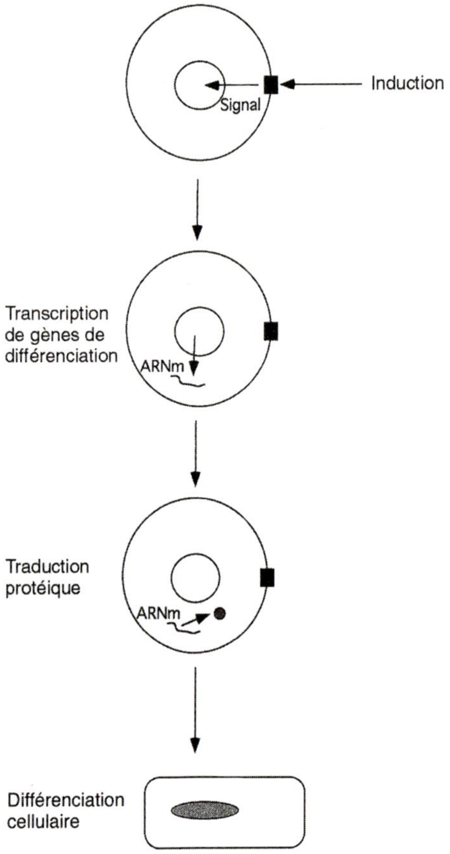

Fig. 6.8
Induction instructive.

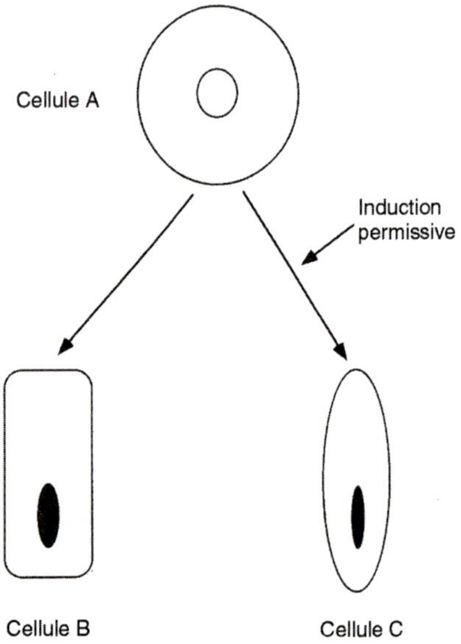

Fig. 6.9
Induction permissive.
La cellule A peut se différencier en B et C.
Pourtant, la différenciation en cellule C nécessite la présence de facteurs de survie provenant de l'environnement (induction permissive).

POINTS CLÉS

▶ Chez les organismes multicellulaires, chaque cellule prend en charge une partie des fonctions de l'organisme, grâce aux phénomènes de différenciation.

▶ Une différenciation cellulaire peut être appréhendée sur un ensemble tissulaire, sur une cellule ou au niveau moléculaire.

▶ La différenciation cellulaire peut être subdivisée en différentes étapes : engagement, spécification et détermination.

▶ La différenciation au cours de l'embryogenèse est assurée par deux processus élémentaires : les mitoses asymétriques et les inductions.

ENTRAÎNEMENT

QROC

1. Qu'est-ce qu'une cellule engagée ?
2. Quelles sont les deux étapes d'un engagement cellulaire ?
3. Quels sont les deux mécanismes élémentaires permettant la différenciation cellulaire ?
4. Qu'est-ce qu'une induction ?
5. Décrire la technique des chimères interspécifiques chez l'embryon d'amphibien.
6. Comment les chimères interspécifiques ont-elles permis à Hans Spemann et Hilde Mangold de montrer les phénomènes d'induction ?
7. Qu'est-ce que l'induction mésodermique ?
8. Définir une induction instructive.
9. Définir une induction permissive.
10. Quels sont les trois niveaux de la différenciation ?

QCM

1. Parmi les propositions suivantes relatives aux divisions asymétriques, la(les)quelle(s) est (sont) exacte(s) ?

- ❑ **A.** Elles résultent d'une erreur de répartition des chromosomes au cours de la méiose.
- ❑ **B.** Elles jouent un rôle dans la différenciation cellulaire.
- ❑ **C.** Elles n'existent pas chez l'homme.
- ❑ **D.** Elles ne peuvent pas survenir au cours des mitoses.
- ❑ **E.** Elles sont dues à une répartition inégale des composants cytoplasmiques entre les cellules filles.

2. Quel(s) mécanisme(s) permet(tent) la différenciation cellulaire de l'embryon humain ?

- ❑ **A.** Les divisions cellulaires asymétriques.
- ❑ **B.** Les inductions.
- ❑ **C.** La méiose.
- ❑ **D.** Le lignage monoclonal déterminé.
- ❑ **E.** Les hormones maternelles.

3. Parmi les propositions suivantes relatives à l'induction neurale chez l'amphibien, la(les)quelle(s) est (sont) exacte(s) ?

- ❑ **A.** La lèvre dorsale du blastopore ne se différencie pas en cellules neurales.
- ❑ **B.** La lèvre dorsale du blastopore forme la notochorde.
- ❑ **C.** Le centre de Nieuwkoop induit directement la formation du tube neural.
- ❑ **D.** La lèvre dorsale du blastopore est dénommée organisateur de Spemann.
- ❑ **E.** La transplantation d'une lèvre dorsale du blastopore entraîne la formation d'un axe nerveux supplémentaire.

4. Parmi les propositions suivantes relatives à la notion de cellule spécifiée, la(les)quelle(s) est (sont) exacte(s) ?

- ❑ **A.** C'est une cellule engagée dans la première étape de la différenciation.
- ❑ **B.** C'est une cellule dans un état d'engagement irréversible.
- ❑ **C.** C'est une cellule indifférenciée.
- ❑ **D.** C'est une cellule qui peut donner naissance à ses dérivés normaux lorsqu'elle est isolée dans un milieu neutre.
- ❑ **E.** C'est une cellule qui ne peut pas changer de phénotype.

5. Parmi les propositions suivantes relatives à la notion de cellule déterminée, la(les)quelle(s) est (sont) exacte(s) ?

- ❑ **A.** C'est une cellule engagée dans la première étape de la différenciation.
- ❑ **B.** C'est une cellule dans un état d'engagement irréversible.
- ❑ **C.** C'est une cellule indifférenciée.
- ❑ **D.** C'est une cellule qui peut donner naissance à ses dérivés normaux lorsqu'elle est isolée dans un milieu neutre.
- ❑ **E.** C'est une cellule qui ne peut pas changer de phénotype.

6. Parmi les propositions suivantes concernant les inductions, la(les)quelle(s) est (sont) exacte(s) ?

- ❑ **A.** Elles font intervenir deux populations différentes.
- ❑ **B.** Elles font appel à des interactions cellulaires.
- ❑ **C.** Elles permettent la modification du devenir cellulaire d'une population par une autre.
- ❑ **D.** Elles ne s'appliquent qu'à des populations compétentes.
- ❑ **E.** Elles ne permettent pas la différenciation cellulaire.

7. Parmi les propositions suivantes, la(les)quelle(s) s'applique(nt) aux inductions permissives ?

- ❑ **A.** Elles font intervenir deux populations différentes.
- ❑ **B.** Elles font appel à des interactions cellulaires.
- ❑ **C.** Elles sont dues à un signal qui entraîne l'expression de nouveaux gènes par les cellules induites.
- ❑ **D.** Elles ne s'appliquent qu'à des populations compétentes.
- ❑ **E.** Elles permettent aux cellules induites d'exprimer leurs capacités intrinsèques de différenciation.

8. Parmi les propositions suivantes, la(les)quelle(s) s'applique(nt) aux inductions instructives ?

- ❑ **A.** Elles font intervenir deux populations différentes.
- ❑ **B.** Elles font appel à des interactions cellulaires.
- ❑ **C.** Elles sont dues à un signal qui entraîne l'expression de nouveaux gènes par les cellules induites.
- ❑ **D.** Elles ne s'appliquent qu'à des populations compétentes.
- ❑ **E.** Elles permettent aux cellules induites d'exprimer leurs capacités intrinsèques de différenciation.

9. Parmi les caractères suivants, le(s)quel(s) s'applique(nt) au centre de Nieuwkoop ?

- ❑ **A.** Il est constitué de blastomères végétatifs.
- ❑ **B.** Il est ventral.
- ❑ **C.** Il induit l'organisateur de Spemann.
- ❑ **D.** Il rend compte en partie de l'induction mésodermique.
- ❑ **E.** Il est responsable de l'induction neurale.

10. Parmi les caractères suivants, le(s)quel(s) s'applique(nt) à l'organisateur de Spemann ?

- ❑ **A.** Il est constitué de blastomères végétatifs.
- ❑ **B.** Il est ventral.
- ❑ **C.** Il induit le centre de Nieuwkoop.
- ❑ **D.** Il rend compte en partie de l'induction mésodermique.
- ❑ **E.** Il est responsable de l'induction neurale.

Pour les corrections, se reporter à la page 216

7 L'apoptose

La mort cellulaire joue un rôle très actif pendant le développement embryonnaire. En effet, ce processus permet l'adaptation du nombre des cellules générées par des progéniteurs avec les besoins du futur organisme adulte. Une loi générale du développement embryonnaire est la formation de cellules en nombre beaucoup plus important que les besoins définitifs. Cette caractéristique permet une meilleure adaptation de l'espèce. En effet, si un événement pathologique survient pendant l'embryogenèse entraînant une mort cellulaire, le stock très élevé assure l'adéquation du nombre final aux besoins. Ainsi, il y aura adaptation et correspondance parfaites malgré la perte cellulaire pathologique. La mort cellulaire permet aussi la sélection des cellules qui doivent survivre. Seules les cellules fonctionnelles sont utiles et seront maintenues pendant la phase de mort cellulaire, les cellules non fonctionnelles étant éliminées. Ce processus est particulièrement net au niveau du système nerveux. Pendant le développement embryonnaire, les neurones vont contracter des synapses avec d'autres neurones ou avec les fibres musculaires striées squelettiques. Il y a une compétition pour les cibles, si bien que seule une petite partie des cellules nerveuses peut être fonctionnelle. Les autres cellules seront éliminées par mort cellulaire. De plus, la mort cellulaire permet la morphogenèse de certaines parties du corps. Ainsi, les mains et les pieds sont produits sous la forme de palettes dans lesquelles tous les doigts sont fusionnés. Les cellules interdigitales sont éliminées par mort cellulaire ce qui permet la morphogenèse des doigts et des orteils. En cas de défaut de mort cellulaire, il y aura fusion totale ou partielle de plusieurs doigts. Cette malformation est appelée syndactylie.

I. Nécrose et apoptose

Deux mécanismes cellulaires élémentaires peuvent entraîner la mort d'une cellule. On distingue la nécrose et l'apoptose.

A. Nécrose

Quand les conditions du milieu externe sont telles que la cellule ne peut survivre, elle meurt parce qu'elle ne peut plus maintenir ses fonctions vitales. Ce processus dépendant de l'extérieur est appelé nécrose. Diverses conditions peuvent entraîner une telle mort. Par exemple, lorsque l'apport sanguin est perturbé ou aboli, la cellule ne reçoit plus suffisamment de nutriments et d'oxygène, elle ne peut maintenir son intégrité et meurt.

B. Apoptose

Dans certaines circonstances, une cellule peut déclencher un programme génétique intrinsèque qui conduit à l'activation d'enzymes entraînant des dommages cellulaires irréversibles et, par suite, la mort de la cellule. Ici, la mort est causée par un programme de mort cellulaire (on parle de « mort cellulaire programmée » ou « apoptose ») qui est intrinsèque à toute cellule mais qui est normalement réprimé.

C. Différences entre apoptose et nécrose

1. Rôle de l'environnement

Souvent, il existe une confusion dans les esprits concernant le rôle de l'environnement. Par définition, celui-ci joue un rôle majeur dans la genèse de la nécrose. En ce qui concerne l'apoptose, ce n'est pas parce que le programme génétique est intrinsèque que l'environnement ne joue pas un rôle régulateur. Ainsi, comme nous le verrons par la suite, des signaux de l'extérieur peuvent conduire à l'activation du programme d'apoptose, montrant que ce processus peut être aussi sous la dépendance de l'environnement.

2. Nécrose = absence de survie ; apoptose = suicide

La différence principale quant au mécanisme des deux processus de mort cellulaire est que la nécrose conduit à des dommages cellulaires incompatibles avec le maintien de la vie cellulaire (c'est-à-dire la survie). Au contraire, l'apoptose est un phénomène actif de la cellule qui conduit à la mort cellulaire par production de lésions pour faire disparaître la cellule qui n'est plus nécessaire. On peut alors comparer ce mécanisme à un suicide cellulaire.

3. Morphologie (fig. 7.1)

Certaines altérations cellulaires sont très évocatrices d'un processus d'apoptose (fig. 7.1). Il faut néanmoins moduler cette affirmation ; en effet, selon les tissus considérés, les aspects morphologiques peuvent différer. Toutefois, les aspects que nous allons décrire sont classiques et doivent être connus.

D. Modifications de la membrane plasmique

La membrane plasmique présente des irrégularités et des boursouflures qui conduisent à la formation de corps apoptotiques (fragments de cytoplasme, voire de noyau, rapidement phagocytés par les cellules du voisinage).

E. Modifications du cytoplasme et des organites

Le cytoplasme se condense et les citernes du réticulum endoplasmique se dilatent. Le volume cellulaire diminue par perte d'eau.

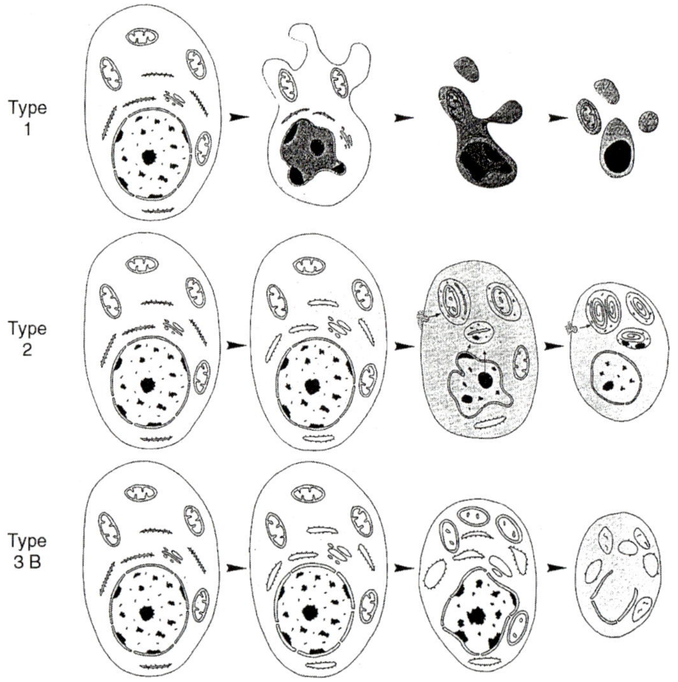

Fig. 7.1
Trois aspects morphologiques d'apoptose.
(D'après Clarke, *Anat and Embryol* 1990 ; 181 : 195-213, avec l'autorisation de Springer-Verlag)

F. Modifications du noyau

La chromatine se condense avec une fragmentation de l'ADN, formant dans un premier temps de larges fragments de 300 000 et/ou 50 000 paires de bases.

II. Régulations moléculaires de l'apoptose

L'apoptose fait intervenir trois types de molécules différents : les effecteurs de l'apoptose sont les protéines qui conduisent à la réaction apoptotique, les adaptateurs de l'apoptose sont des protéines qui se lient aux précédents et qui modulent leur activité, enfin, les régulateurs de l'apoptose interagissent directement avec les adaptateurs.

A. Les effecteurs de l'apoptose

Ils sont représentés par la famille des caspases, qui sont des protéines à activité cystéine protéase. La première caspase mise en évidence fut *l'interleukine 1βconverting enzyme* (ou ICE), enzyme impliquée dans le clivage de l'IL1 β. En fait, les caspases représentent une famille multigénique dont on connaît quatorze membres chez les mammifères, présents à l'état inactif dans le cytoplasme. Certaines de ces caspases sont impliquées dans le processus d'apoptose (caspases 2, 3, 6, 7, 8, 9 et 10). Ces caspases, une fois activées, entraînent la protéolyse d'un inhibiteur des endonucléases. Ainsi, ces dernières sont activées, agissent sur l'ADN et entraînent une fragmentation de ce dernier.

▶ Cette multiplicité des caspases a été générée au cours de l'évolution. En effet, chez *C. elegans*, on ne connaît qu'une seule caspase impliquée comme effecteur de l'apoptose (CED- 3) et trois autres caspases dont le rôle est encore inconnu.

B. Les adaptateurs de l'apoptose

Ces protéines peuvent se lier aux caspases, entraînant alors leur activation. On décrit deux modes différents d'activation des caspases : soit elles sont activées à partir de récepteurs membranaires, soit elles le sont à partir des mitochondries.

1. Activation des caspases par des récepteurs membranaires

Les récepteurs en cause appartiennent à la superfamille des récepteurs au TNF (*Tumor Necrosis Factor*) et au NGF (*Nerve Growth Factor*). Toutes ces molécules contiennent une région extracellulaire riche en résidus cystéine. On connaît cinq récepteurs différents impliqués dans ce processus (fig. 7.2). La complexité de ce système provient de la nomenclature de ces molécules ; en effet, certaines sont dénommées sous quatre noms différents. On distingue les récepteurs Fas, TNF R1, DR3, DR4 et DR5. Afin d'être complet, nous présentons les différentes nomenclatures dans le tableau 7.1.

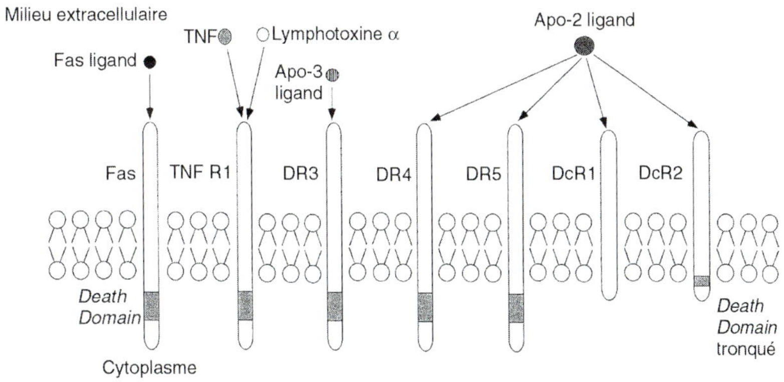

Fig. 7.2
Les récepteurs membranaires et leurs ligands impliqués dans l'apoptose.

Tableau 7.1 – **Les récepteurs membranaires impliqués dans l'activation des caspases**

Récepteur	Autres dénominations
Fas	Apo-1 ou CD95
TNF R1	
DR3	Apo-3, WSL-1 ou TRAMP
DR4	TRAIL-R1
DR5	TRAIL-R2, TRICK2 ou KILLER

La comparaison des structures de Fas et de TNF R1 a permis la mise en évidence d'une homologie de structure dans le domaine cytoplasmique (domaine de soixante-huit acides aminés ou *death domain*). Chaque récepteur est activé par un ligand particulier : Fas par le Fas ligand, TNF R1 par le TNF et la lymphotoxine α, DR3 par Apo-3 ligand, DR4 et DR5 par Apo-2 ligand (ou TRAIL) (fig. 7.2).

La liaison du ligand avec son récepteur entraîne une trimérisation du récepteur et le recrutement d'un adaptateur cytoplasmique qui contient un *death domain*. Selon le type de récepteur, l'adaptateur est différent. Par exemple, pour le récepteur Fas, l'adaptateur cytoplasmique est la protéine FADD (pour *Fas-Associating protein with Death Domain*) (fig. 7.3). Ces protéines cytoplasmiques contiennent un autre domaine (*death effector domain*) localisé à l'extrémité opposée par rapport au *death domain*. Ce domaine permet la liaison à un domaine homologue des procaspases (précurseurs inactifs des caspases). La liaison de l'adaptateur cytoplasmique à la procaspase 8 entraîne une protéolyse de cette dernière qui conduit à son activation.

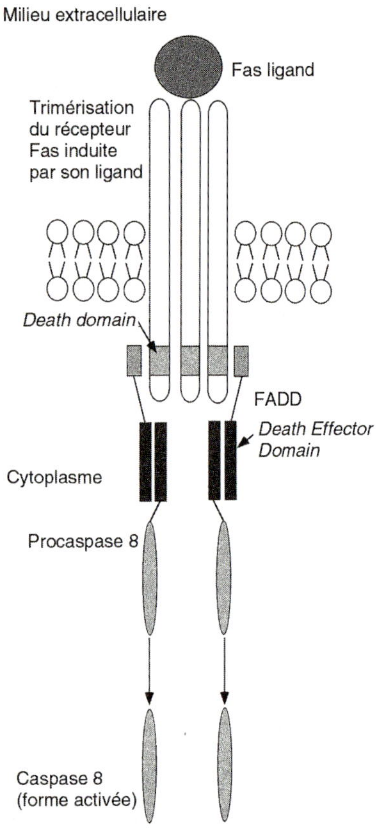

Fig. 7.3
Activation de la caspase 8 par la voie du récepteur Fas.

2. Activation des caspases par les mitochondries

Le cytochrome c est un membre de la chaîne respiratoire des mitochondries. Cette protéine peut être libérée dans le cytoplasme par les mitochondries sous l'effet de nombreux stimuli (fig. 7.4). Le complexe formé par le cytochrome c associé à la protéine Apaf 1 active la procaspase 9 qui devient la caspase 9, protéine activatrice des caspases 3, 6 et 7.

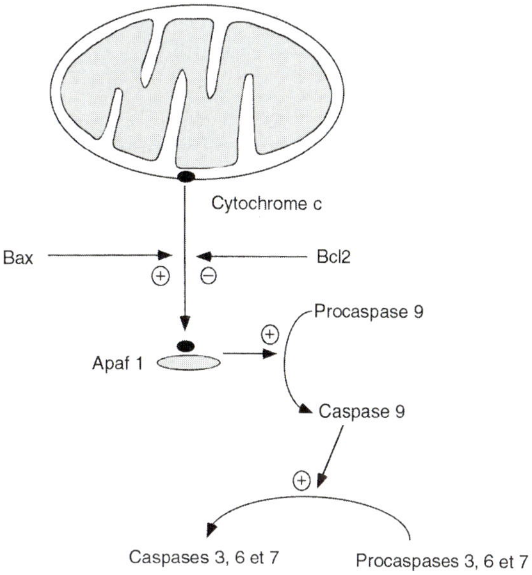

Fig. 7.4
Activation de l'apoptose par le cytochrome c.

C. Les régulateurs de l'apoptose

Ce sont les protéines qui agissent directement sur les adaptateurs. Ces régulateurs diffèrent selon la voie d'activation considérée.

1. Les régulateurs de l'activité des récepteurs membranaires

Par analogie avec des protéines virales, on a mis en évidence des inhibiteurs du complexe FADD-procaspase 8. Ces inhibiteurs possèdent une structure de type *death effector domain* qui permet la liaison protéine-protéine.
Il existe des récepteurs membranaires (*decay receptors* ou Dc R1 et 2) dépourvus de *death domain* cytoplasmique (fig. 7.2). Ils peuvent donc lier le ligand mais cette liaison n'entraîne aucune transduction de signal.

2. Les régulateurs de l'apoptose induite par les mitochondries

La famille Bcl-2 représente l'un des constituants de ce système. Cette famille est constituée de facteurs proapoptotiques (par exemple Bax) qui favorisent la libération du cytochrome c et de facteurs antiapoptotiques (par exemple Bcl-2) qui l'empêchent (fig. 7.4).

POINTS CLÉS

- Il existe deux modes de mort cellulaire : la nécrose ou l'apoptose.
- L'apoptose représente la mort cellulaire programmée et elle joue un rôle fondamental dans la morphogénèse.
- Grâce aux études chez le nématode *C. elegans*, on commence à mettre en évidence les régulateurs moléculaires de ce processus.

ENTRAÎNEMENT

QROC

1. Quelles sont les principales différences entre apoptose et nécrose ?
2. Décrire les modifications morphologiques visibles au cours d'une mort cellulaire par apoptose.
3. Quelles sont les protéines effectrices de l'apoptose ?
4. Quelles sont les deux voies d'activation des caspases ?
5. Décrire le rôle des protéines de la famille Bcl-2.
6. Définir les termes *death domain* et *death effector domain*.

QCM

1. Parmi les molécules suivantes, la(les)quelle(s) est (sont) un (des) effecteur(s) de l'apoptose ?

☒ **A.** La caspase 9.
❑ **B.** La caspase 1.
❑ **C.** CED 3.
❑ **D.** La caspase 3.
❑ **E.** La caspase 8.

2. Parmi les modifications morphologiques suivantes, la(les)quelle(s) s'observe(nt) lors des phénomènes d'apoptose ?

☒ **A.** La formation de corps apoptotiques.
❑ **B.** Une dilatation du réticulum endoplasmique.
☒ **C.** Une condensation nucléaire et une fragmentation de l'ADN.
❑ **D.** Un œdème cytoplasmique.
☒ **E.** Une boursouflure de la membrane plasmique.

3. Parmi les molécules suivantes, la(les)quelle(s) est (sont) impliquée(s) dans l'apoptose induite par le Fas ligand ?

☒ **A.** CD95.
❑ **B.** Bcl-2.
❑ **C.** FADD.
❑ **D.** Bax.
❑ **E.** La caspase 8.

4. Parmi les propositions suivantes concernant les *decay receptors*, la(les)quelle(s) est (sont) exacte(s) ?

❑ **A.** Ils peuvent lier les ligands des récepteurs induisant l'apoptose.
❑ **B.** Ils possèdent un *death domain* au niveau de leur partie cytoplasmique.
❑ **C.** Ils ont une action inhibitrice de l'apoptose.
❑ **D.** La liaison avec leur ligand entraîne une transduction de signal.
❑ **E.** Ils inhibent la libération du cytochrome c mitochondrial.

5. Parmi les molécules suivantes, la(les)quelle(s) est (sont) impliquée(s) dans l'apoptose induite par le cytochrome c ?

☒ **A.** La caspase 9.
❑ **B.** La caspase 8.
☒ **C.** Apaf 1.
❑ **D.** Bcl-2.
❑ **E.** Bax.

6. Parmi les molécules suivantes, la(les)quelle(s) a (ont) une action proapoptotique dans la voie de l'apoptose induite par le cytochrome c ?

❑ **A.** La caspase 9.
❑ **B.** Bcl-2.
❑ **C.** La caspase 8.
❑ **D.** La caspase 3.
❑ **E.** Bax.

7. Parmi les récepteurs suivants, le(s)quel(s) favorise(nt) l'apoptose ?

☒ **A.** Fas.
❑ **B.** Dc R1.
❑ **C.** EGF-R.
❑ **D.** DR3.
☒ **E.** TNF-R1.

Pour les corrections, se reporter à la page 217

Appareils génitaux et gamétogenèse

II

L'appareil génital masculin

8

L'appareil génital est formé par l'ensemble des structures anatomiques qui participent aux fonctions de la reproduction. On peut schématiquement diviser cet appareil génital en (1) la gonade, glande qui produit les gamètes, (2) les voies et glandes génitales qui assurent le transport des gamètes, leur survie et leur maturation et (3) les organes génitaux externes nécessaires à l'acte sexuel.

I. Le testicule

A. Anatomie

Le testicule est situé dans les bourses (fig. 8.1) hors de la cavité abdominale où il s'est primitivement différencié. Le testicule est en rapport étroit, par une de ses faces, avec l'épididyme, structure en cimier de casque qui constitue les premières voies génitales masculines. Le testicule a une forme ovoïde et est recouvert sur sa face antérieure par une séreuse, la vaginale du testicule.

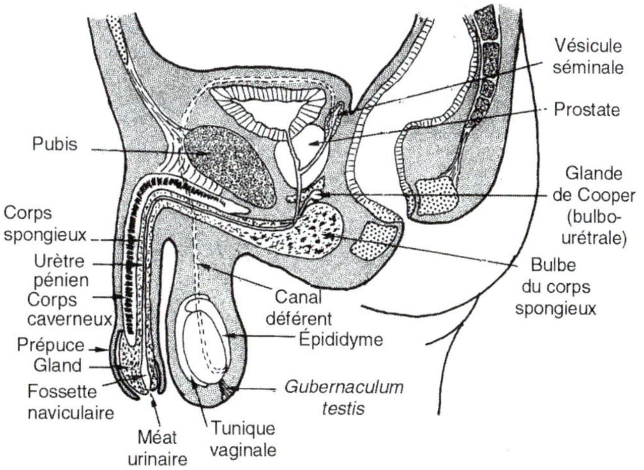

Fig. 8.1
Coupe sagittale de l'appareil génital masculin.

▶ La vaginale du testicule est constituée, comme toutes les séreuses de l'organisme, par deux feuillets. Toutefois, ces feuillets n'ont pas la même signification à ce niveau que dans le reste des cavités de l'organisme. La vaginale du testicule représente le reliquat du processus vaginal du péritoine qui accompagne la descente testiculaire lors du développement. Ce processus est en fait développé aux dépens du seul feuillet pariétal du péritoine. Ainsi, la vaginale représente une poche séreuse ne contenant qu'un feuillet pariétal

Chez l'adulte, le testicule mesure 5 cm de long, 3 cm de large et 3 cm d'épaisseur. Il est limité par l'albuginée, capsule très épaisse riche en fibres de collagène. À partir de cette capsule, s'individualisent des cloisons conjonctives qui séparent le testicule en deux cents à trois cents lobules qui contiennent chacun deux à trois tubes séminifères (fig. 8.2). Ces tubes extrêmement contournés se terminent dans les tubes droits qui se jettent dans un réseau (le *rete testis* contenu dans le corps de Highmore) qui communique avec les voies de sortie du testicule (l'épididyme). Les tubes séminifères sont le lieu de la gamétogenèse masculine.

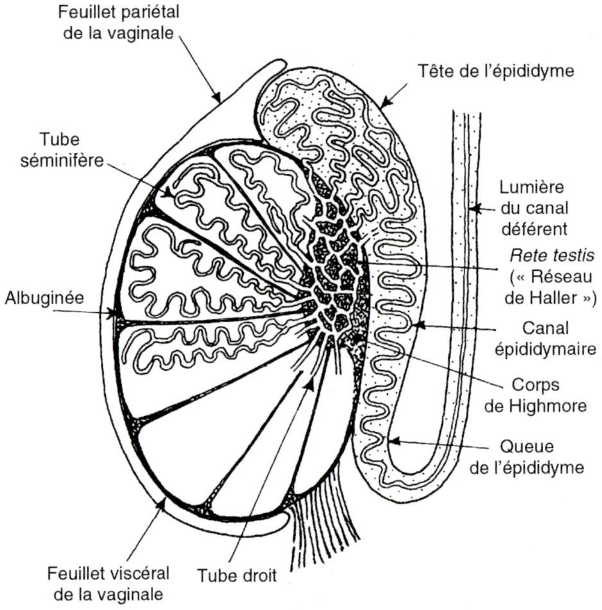

Fig. 8.2
Coupe d'un testicule humain.

B. Histologie

On peut distinguer plusieurs tissus au sein du testicule (fig. 8.3). Il est habituel de distinguer, selon leurs fonctions : un compartiment exocrine chargé de la formation des gamètes (spermatozoïdes), un compartiment interstitiel et un compartiment endocrine responsable de la synthèse et de la sécrétion des hormones stéroïdes masculines (testostérone).

1. Le testicule exocrine

Les tubes séminifères sont de composition mixte, constitués par un épithélium (cellules de Sertoli) et par les cellules de la lignée germinale. Les

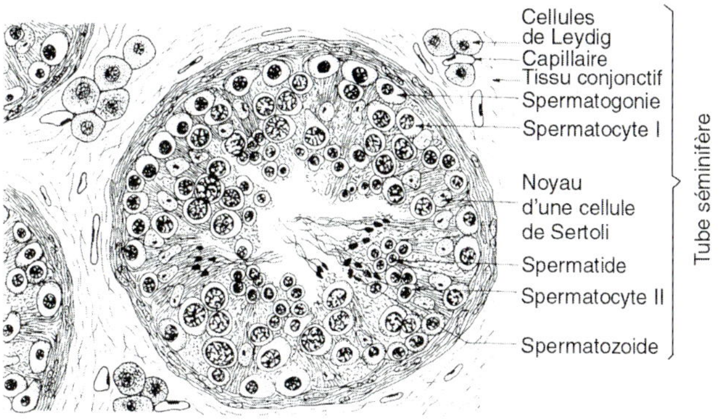

Fig. 8.3
Aspect microscopique du testicule.
(Modifié d'après Bücher, 1973)

cellules de Sertoli, prismatiques, reposent sur une lame basale et sont reliées entre elles par des jonctions serrées. La région qui sépare le tube séminifère du tissu voisin (ou tissu interstitiel) est appelée *lamina propria*. Chez l'homme adulte, elle contient deux à cinq couches de cellules myoïdes allongées, contractiles (contenant des filaments d'actine α de muscle lisse), avec un réticulum granuleux abondant et de nombreuses vésicules de pinocytose. Ces cellules myoïdes ou cellules péritubulaires sont entourées d'une lame basale discontinue. Chaque couche cellulaire de la *lamina propria* est séparée de la suivante par une zone de matrice extracellulaire riche en collagène, en fibres d'élastine et en microfibrilles. Ces cellules sont dépourvues de récepteurs à la LH et à la FSH ; pourtant, leur différenciation dépend de l'hypophyse, suggérant un effet indirect joué par cette glande sur ces cellules.

2. Le compartiment interstitiel

Les tubes séminifères déterminent par défaut le compartiment interstitiel. Ce compartiment est formé d'un tissu de soutien qui contient du tissu conjonctif, des vaisseaux sanguins et lymphatiques et des nerfs.

3. Le compartiment endocrine

Les cellules responsables de la synthèse des hormones sexuelles masculines (androgènes, avec la testostérone comme chef de file) sont les cellules de Leydig, qui forment des amas situés dans le compartiment interstitiel.

C. Contrôle des fonctions testiculaires

1. Contrôle local

■ *Mise en évidence*

Pour mettre en évidence des interactions entre les différents types cellulaires du testicule, on peut recourir aux méthodes de coculture. Celles-ci visent à comparer les fonctions de cellules isolées à celles de cellules cultivées en présence d'une autre population cellulaire. Ainsi, pour le testicule, on peut montrer que les cellules de Sertoli agissent sur les fonctions des cellules de Leydig et les stimulent. Ce résultat démontre qu'il existe des interactions cellulaires entre ces deux types.

■ *Contrôle local de l'activité des cellules de Leydig*

L'activité des cellules de Leydig est régulée sur le plan local, testiculaire (fig. 8.4).
D'abord, la cellule de Leydig sécrète des facteurs qui agissent sur le mode autocrine-paracrine :

- la cellule de Leydig sécrète de l'IGF1 qui autoactive les cellules de Leydig ;
- la cellule de Leydig sécrète des facteurs réprimant sa propre activité (TGFβ, arginine vasopressine, angiotensine II, CRF ou *Corticotropin-Releasing Factor*).

La cellule de Sertoli interagit avec la cellule de Leydig en sécrétant des facteurs activateurs et des facteurs inhibiteurs. Les cellules de Sertoli synthétisent et sécrètent un inhibiteur tissulaire de la métalloprotéinase 1 (ou TIMP1) ainsi que la procathepsine L qui stabilise la précédente et potentialise son effet. Le TIMP1 agit sur la cellule de Leydig et stimule la sécrétion d'androgènes.

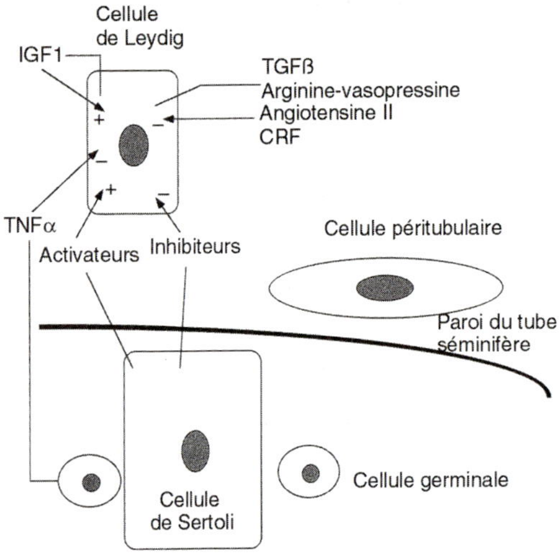

Fig. 8.4
Interactions cellulaires locales contrôlant l'activité des cellules de Leydig.

Sous l'action de la FSH hypophysaire, les cellules de Sertoli synthétisent de l'IGF1 (*Insulin-like Growth Factor 1*) qui est excrété au pôle basal de la cellule. L'IGF1 se lie à des récepteurs spécifiques exprimés par les cellules de Leydig, ce qui entraîne une augmentation de la synthèse des récepteurs de la LH et des enzymes de la stéroïdogenèse. Il faut souligner que de l'IGF1 est aussi présent dans la circulation générale en provenance du foie. Ainsi, chaque cellule de Leydig répond à deux sources d'IGF1 : une source locale testiculaire et une source générale (systémique).
La cellule de Sertoli produit l'inhibine et l'activine, qui sont deux membres de la super famille du TGF β. L'inhibine est un hétérodimère (αβ) dont il existe deux formes $\alpha\beta_A$ et $\alpha\beta_B$. L'inhibine agit sur la cellule de Leydig et potentialise l'effet activateur de la LH. L'activine est un homodimère (ββ) formé par les mêmes chaînes β que celles de l'inhibine. Ainsi, il existe donc trois formes : βAβA, βAβB et βBβB. L'activine inhibe la cellule de Leydig.

La cellule de Sertoli produit du TGFβ1 (production inhibée par la FSH). Le TGFβ1 agit sur un récepteur membranaire exprimé par les cellules de Leydig, ce qui entraîne une inhibition de ces cellules.
Beaucoup d'autres facteurs sont produits par les cellules de Sertoli, l'ensemble des facteurs interagissant avec les cellules de Leydig est présenté dans le tableau.8.I.

Tableau 8.I – **Les facteurs produits par les cellules de Sertoli et agissant sur les cellules de Leydig**

Facteurs activateurs	Facteurs inhibiteurs
Inhibine Endothéline IGF1 TIMP1	Activine Arginine vasopressine EGF/TGFα IL1 FGF TGFβ1

Enfin, les cellules de la lignée germinale peuvent inhiber les fonctions des cellules de Leydig par sécrétion de TNFα.

■ *Interactions entre cellules de Leydig et cellules de Sertoli (fig. 8.5)*

Sous l'action de la LH hypophysaire, les cellules de Leydig sécrètent de la testostérone qui agit localement en stimulant les fonctions des cellules péritubulaires et des cellules de Sertoli (sécrétion de *l'Androgen Binding Protein* ou ABP, protéine se liant aux androgènes, de la transferrine, de l'activité ARN polymérase). En fait, la testostérone peut agir sur les cellules de Sertoli par deux mécanismes élémentaires différents : 1) elle agit directement sur des récepteurs spécifiques des androgènes situés dans le noyau des cellules de Sertoli ; 2) elle agit sur les cellules péritubulaires qui sécrètent une protéine (la P-Mod-S) qui stimule la cellule de Sertoli.

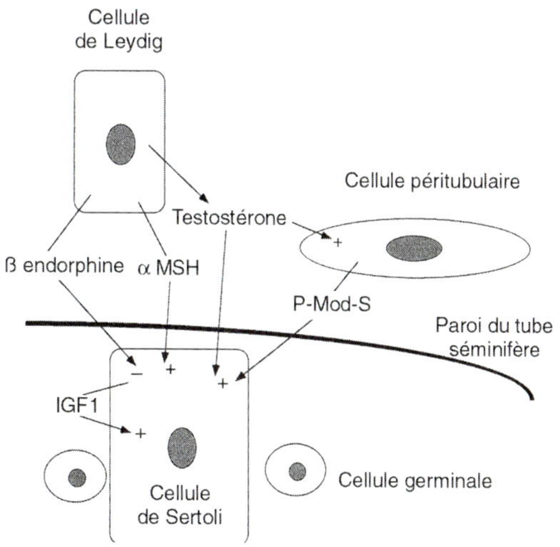

Fig. 8.5
Interactions cellulaires locales contrôlant l'activité des cellules de Sertoli.

Les cellules de Leydig sécrètent aussi la β endorphine qui inhibe la cellule de Sertoli et l'α MSH (*Melanocyte Stimulating Hormone*) qui active la cellule de Sertoli.

■ *Interactions réciproques entre cellules de Sertoli et cellules germinales*

Les cellules de Sertoli sécrètent à leur pôle apical de l'IGF1, de l'activine, des interleukines 1α (IL1α) et 6 (IL6) qui agissent sur des récepteurs exprimés par les cellules germinales. Par exemple, l'IL1α favorise la multiplication des spermatogonies alors que l'IL6 l'inhibe.
Il existe des arguments expérimentaux pour penser que les cellules germinales agissent sur les cellules de Sertoli mais les médiateurs de cet effet sont encore inconnus.

2. Contrôle hypothalamo-hypophysaire (fig. 8.6)

■ *GnRH, FSH et LH*

L'hypothalamus contrôle la sécrétion des hormones gonadostimulines hypophysaires par la GnRH ou gonadolibérine. Ce facteur induit la sécrétion de FSH (*Follicle Stimulating Hormone*) et de LH (*Luteinizing Hormone*) par l'hypophyse. La FSH et la LH sont des hormones glycoprotéiques formées de deux sous-unités (α et β) appartenant à la même famille biochimique que l'hCG (*human Chorionic Gonadotrophin*) et la TSH (*Thyreostimulating Hormone*). Dans cette famille, la sous-unité α est commune alors que la sous-unité β est spécifique de chacune des formes. La FSH et la LH se lient chacune à un récepteur spécifique qui est une molécule membranaire appartenant à la famille des récepteurs à sept domaines transmembranaires couplés à une protéine G.

■ *Récepteur de la FSH*

Le récepteur de la FSH n'est exprimé, au niveau testiculaire, que par les cellules de Sertoli. La liaison de la FSH avec son récepteur conduit à la synthèse de certaines protéines (ABP, transferrine, inhibine, facteurs de croissance, facteur antimüllérien...), agit sur le cytosquelette sertolien et sur les jonctions cellulaires entre les cellules germinales et les cellules de Sertoli. Sous l'action de la FSH, les cellules de Sertoli produisent de l'inhibine qui passe dans la circulation sanguine et inhibe la sécrétion hypophysaire de FSH sans agir ni sur la sécrétion de LH ni sur l'hypothalamus. La FSH agit donc sur la fonction germinale du testicule, pourtant, elle n'est pas indispensable chez le mâle. Ainsi, si on inactive génétiquement chez la souris le gène codant pour la sous-unité β de la FSH, on obtient une lignée de souris n'exprimant pas cette protéine. Or, les mâles homozygotes pour cette mutation restent fertiles. De même, dans l'espèce humaine, il existe des mutations spontanées inactivatrices pour le récepteur de la FSH. Les hommes homozygotes pour cette mutation, et qui de ce fait n'expriment pas de récepteur fonctionnel, restent fertiles.

■ *Récepteur de la LH*

La LH agit sur un récepteur membranaire de la cellule de Leydig et active ses fonctions, dont la sécrétion de testostérone. Cette hormone produite

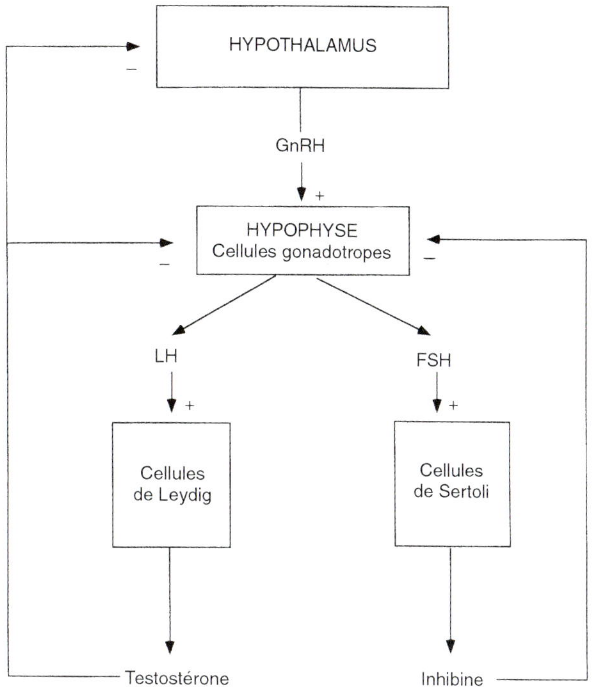

Fig. 8.6
Contrôle des fonctions testiculaires par l'axe hypothalamo-hypophysaire.

par les cellules de Leydig est véhiculée par le sang où elle gagne l'hypothalamus et l'hypophyse. Là, elle exerce une action inhibitrice sur la sécrétion hypophysaire du fait de ses actions hypophysaire et hypothalamique. Ainsi, le taux sanguin d'hormone est parfaitement régulé ;

II. Les voies génitales extratesticulaires

La voie de sortie du testicule correspond à l'épididyme, structure en cimier de casque qui coiffe le testicule (fig. 8.2). L'épididyme est divisé en trois portions : la tête, le corps et la queue. Le *rete testis* s'abouche avec les canaux efférents contenus dans la tête de l'épididyme. Ces canaux confluent pour former le canal épididymaire qui draine les spermatozoïdes de la tête vers la queue de l'épididyme. À partir de la queue de l'épididyme, les voies génitales s'écartent du testicule et forment le canal déférent (fig. 8.1 et 8.2). Ce canal suit un trajet complexe dans les bourses, le canal inguinal puis la région pelvienne. Dans cette région, les vésicules séminales (glandes associées aux voies génitales) s'ouvrent sur le canal déférent qui prend alors le nom de canal éjaculateur (fig. 8.7). Ce canal s'abouche à la face dorsale de l'urètre prostatique. À partir de ce moment, les voies génitales sont confondues avec les voies urinaires (les différentes portions de l'urètre). Ainsi, une des caractéristiques des voies génitales chez l'homme est leur communication avec les voies urinaires.

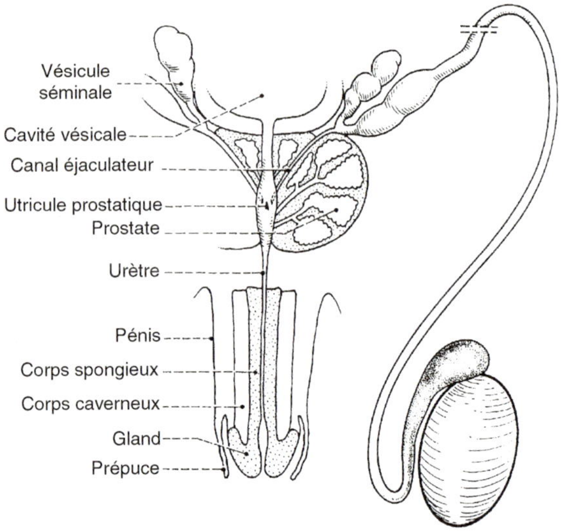

Fig. 8.7
Les voies et les glandes génitales.
(D'après Coujard, *Histologie*. Masson, 1980)

III. Les glandes associées aux voies génitales

Ces glandes déversent leur sécrétion dans les voies génitales et participent ainsi à l'élaboration du sperme (liquide de composition complexe permettant la survie des spermatozoïdes lors de leur transport).

Les vésicules séminales sont des glandes branchées sur l'extrémité des canaux déférents (fig. 8.7). Elles sécrètent des glycoprotéines, de l'acide ascorbique, des prostaglandines et surtout du fructose nécessaire à la survie des spermatozoïdes. La sécrétion est évacuée par des contractions lors de l'éjaculation.

La prostate a une position périurétrale, immédiatement sous la vessie (fig. 8.7). Elle sécrète un liquide acide, pauvre en protéines mais riche en enzymes (phosphatases acides, protéases…), en acide citrique et en ions (zinc, magnésium, calcium).

Les glandes bulbo-urétrales de Cowper déversent leur sécrétion dans la portion initiale de l'urètre spongieux.

POINTS CLÉS

- L'appareil génital masculin est formé d'une gonade (le testicule) et de voies génitales.
- Les fonctions du testicule sont régulées tant sur le plan local qu'au niveau de l'axe hypothalamo-hypophysaire.

ENTRAÎNEMENT

QROC

1. Énumérer les voies génitales extratesticulaires.
2. Quelles sont les glandes associées aux voies génitales masculines ?
3. Décrire l'axe hypothalamo-hypophyso-testiculaire chez l'homme.
4. Décrire les régulations des fonctions des cellules de Leydig.
5. Quel est le rôle principal des cellules de Leydig ?
6. Décrire les compartiments histologiques du testicule et leur composition cellulaire.
7. Citer les mécanismes d'action de la testostérone sur les cellules de Sertoli.
8. Quel est le contenu de la sécrétion des vésicules séminale ?
9. Par quelle technique peut-on mettre en évidence une interaction locale entre les cellules du testicule ?
10. Décrire biochimiquement l'inhibine et l'activine.
11. Comment définir une gonade ?
12. Décrire la vaginale du testicule.
13. Qu'appelle-t-on testicule endocrine ?

QCM

1. Parmi les propositions suivantes relatives aux cellules de Sertoli chez l'homme, la(les)quelle(s) est (sont) exacte(s) ?

- ❑ **A.** Elles produisent de la testostérone.
- ❑ **B.** Elles produisent des facteurs qui agissent sur les cellules germinales.
- ❑ **C.** L'activine, qu'elles sécrètent, active les cellules de Leydig.
- ❑ **D.** L'inhibine, qu'elles sécrètent, active les cellules de Leydig.
- ❑ **E.** Elles sécrètent de l'IGF1.

2. Parmi les propositions suivantes relatives au contrôle testiculaire par l'axe hypothalamo-hypophysaire, la(les)quelle(s) est (sont) exacte(s) ?

- ❑ **A.** L'hypothalamus stimule l'hypophyse par la GnRH.
- ❑ **B.** La LH hypophysaire agit sur les cellules de Sertoli.
- ❑ **C.** La FSH hypophysaire agit sur les cellules de Sertoli.
- ❑ **D.** La testostérone inhibe la sécrétion hypophysaire de LH et de FSH.
- ❑ **E.** L'inhibine inhibe la sécrétion hypothalamique de GnRH.

3. Parmi les cellules suivantes, quelle(s) est (sont) celle(s) qui interagit(ssent) avec la cellule de Sertoli ?

- ❑ **A.** La cellule péritubulaire.
- ❑ **B.** La cellule de Sertoli.
- ☒ **C.** Les cellules de la lignée germinale.
- ☒ **D.** La cellule de Leydig.
- ❑ **E.** Les cellules gonadotropes de l'hypophyse.

4. Parmi les propositions suivantes concernant l'inhibine, quelle(s) est (sont) celle(s) qui est (sont) exacte(s) ?

- ❑ **A.** Elle est produite par les cellules de Sertoli.
- ❑ **B.** Elle est produite par les cellules de Leydig.
- ❑ **C.** Elle est produite par les cellules de la granulosa.
- ❑ **D.** Elle bloque l'axe hypothalamo-hypophysaire au niveau de l'hypophyse.
- ❑ **E.** Elle bloque l'axe hypothalamo-hypophysaire au niveau de l'hypothalamus.

5. Parmi les structures anatomiques suivantes, quelle(s) est (sont) celle(s) qui forme(nt) la (les) voie(s) génitale(s) masculine(s) extratesticulaire(s) ?

- ❑ **A.** L'épididyme.
- ❑ **B.** Le *rete testis*.
- ❑ **C.** Le canal déférent.
- ❑ **D.** Les trompes.
- ❑ **E.** La prostate.

6. À quelle famille biochimique appartiennent les récepteurs de LH et FSH ?

- ❑ **A.** Aux récepteurs nucléaires.
- ❑ **B.** Aux récepteurs membranaires à tyrosine kinase.
- ❑ **C.** Aux récepteurs membranaires à sérine/thréonine kinase.
- ❑ **D.** Aux récepteurs à sept domaines transmembranaires couplés à une protéine G.
- ❑ **E.** Au canal calcique.

7. Parmi les molécules suivantes synthétisées par la cellule de Leydig, la(les)quelle(s) joue(nt) un rôle activateur par voie autocrine-paracrine ?

- ❑ **A.** L'angiotensine II.
- ❑ **B.** L'arginine vasopressine.
- ❑ **C.** L'IGF1.
- ❑ **D.** Le TGFβ.
- ❑ **E.** Le CRF.

8. Parmi les molécules suivantes, la(les)quelle(s) est (sont) synthétisée(s) par la prostate ?

- ❑ **A.** L'acide ascorbique.
- ❑ **B.** L'acide citrique.
- ❑ **C.** Le fructose.
- ❑ **D.** La phosphatase acide.
- ❑ **E.** Les prostaglandines.

9. Parmi les molécules suivantes synthétisées par les cellules de Sertoli, la(les)quelle(s) joue(nt) un rôle sur les cellules de la lignée germinale ?

- ❑ **A.** L'IL1 α.
- ❑ **B.** L'IL6.
- ❑ **C.** L'inhibine.
- ❑ **D.** L'activine.
- ❑ **E.** L'IGF1.

10. Parmi les hormones suivantes, la(les)quelle(s) appartient(nent) à la même famille que la LH et la FSH ?

- ❑ **A.** La GnRH.
- ❑ **B.** L'hCG.
- ❑ **C.** Le CRF.
- ❑ **D.** La TSH.
- ❑ **E.** La TRH.

11. Parmi les cellules testiculaires suivantes, la(es)quelle(s) sécrète(nt) de l'IGF1 ?

- ❑ **A.** Les cellules péritubulaires.
- ❑ **B.** Les cellules de Sertoli.
- ❑ **C.** Les cellules germinales.
- ❑ **D.** Les cellules de Leydig.
- ❑ **E.** Le spermatozoïde.

12. Parmi les cellules testiculaires suivantes, la(es)quelle(s) est (sont) sensible(s) à la LH ?

- ❑ **A.** Les cellules péritubulaires.
- ❑ **B.** Les cellules de Sertoli.
- ❑ **C.** Les cellules germinales.
- ❑ **D.** Les cellules de Leydig.
- ❑ **E.** Le spermatozoïde.

13. Parmi les cellules testiculaires suivantes, la(es)quelle(s) est (sont) sensible(s) à la FSH ?

- ❑ **A.** Les cellules péritubulaires.
- ❑ **B.** Les cellules de Sertoli.
- ❑ **C.** Les cellules germinales.
- ❑ **D.** Les cellules de Leydig.
- ❑ **E.** Le spermatozoïde.

Pour les corrections, se reporter à la page 218

L'appareil génital féminin

9

Après la puberté, l'activité génitale de la femme est caractérisée par la survenue de cycles. En effet, l'activité n'est pas continue comme chez l'homme mais se déroule selon des variations cycliques qui affectent tous les organes de l'appareil génital. Ainsi, on peut décrire un cycle hypophysaire, hormonal, ovarien (ou folliculaire) et utérin (endométrial ou menstruel). Ces cycles durent en moyenne 28 jours. Conventionnellement, le cycle féminin débute le 1er jour des règles. Le cycle féminin est divisé en deux phases : (1) la phase proliférative (pendant laquelle l'épithélium utérin se reconstitue et les follicules mûrissent) qui se termine lors de l'ovulation au 14e jour du cycle et (2) la phase sécrétoire (ou phase progestative) qui s'achève avec les règles suivantes.

Ce cycle est contrôlé par les hormones hypophysaires gonadostimulantes que sont la FSH (hormone stimulant la folliculogenèse) et la LH (hormone lutéinisante). La FSH et la LH sont libérées sous l'action de la GnRH (ou gonadolibérine), hormone hypothalamique.

I. L'ovaire

A. Anatomie

Il est largement hors du propos de cet ouvrage de présenter un aspect anatomique complet de la gonade féminine. Nous nous limiterons aux notions nécessaires pour la compréhension de l'embryologie (fig. 9.1). L'ovaire est en situation pelvienne, mesure 4 à 5 cm de diamètre et est en étroit contact avec le pavillon de la trompe qui le recouvre.

B. Histologie

La surface ovarienne est constituée par un épithélium cubique unicellulaire (l'épithélium germinatif) qui est en continuité avec l'épithélium péritonéal (fig. 9.2). Le stroma sous-jacent est formé par un tissu conjonctif dense appelé albuginée de l'ovaire. Le parenchyme ovarien est divisé en

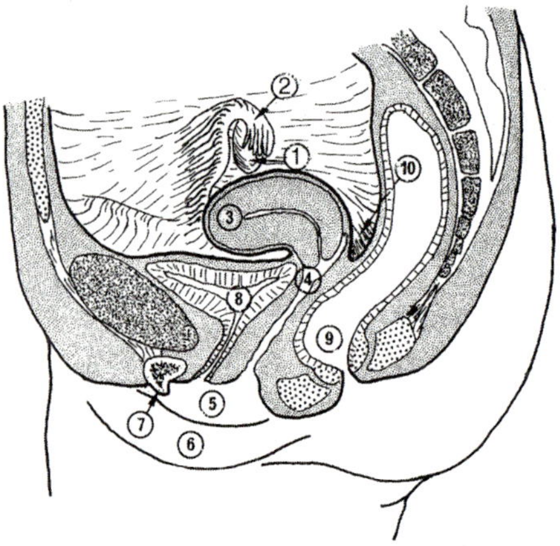

Fig. 9.1
Coupe sagittale de l'appareil génital féminin.
1. ovaire. 2. trompe de Fallope. 3. utérus. 4. vagin. 5. petite lèvre. 6. grande lèvre. 7. clitoris. 8. vessie. 9. rectum. 10. cul-de-sac de Douglas.

deux zones : une zone périphérique corticale et une zone centrale médullaire (fig. 9.2). La zone corticale contient les follicules ovariens et est le siège de la folliculogenèse. La zone médullaire est riche en tissu conjonctif lâche au sein duquel on trouve des nerfs, des vaisseaux sanguins et lymphatiques. Les nerfs et les vaisseaux ovariens pénètrent par le hile ovarien qui est en rapport avec le mésovarium. La maturation des gamètes féminins se fait dans le cortex ovarien au niveau des follicules. Cette maturation se fait de façon cyclique et représente le cycle folliculaire.

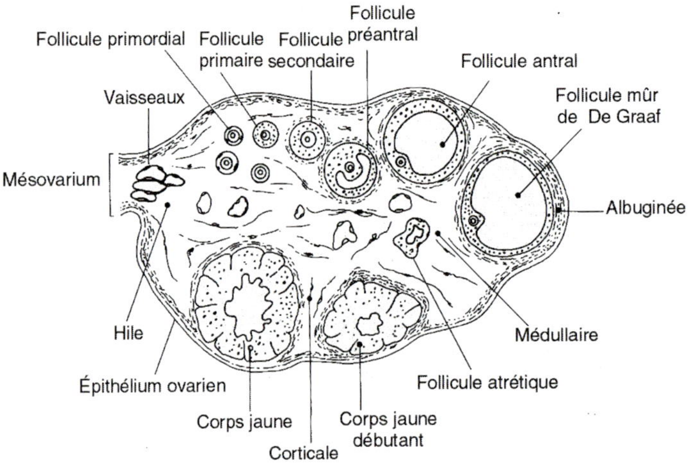

Fig. 9.2
Coupe d'un ovaire de femme adulte avant la ménopause.
(D'après Dadoune, *Histologie*. Flammarion. 1990 : 358)

II. Le cycle folliculaire

A. La maturation morphologique des follicules

La maturation des follicules dure environ six mois chez la femme

1. Les follicules primordiaux (fig. 9.3)

Ils mesurent environ 50 µm de diamètre. Ils sont composés d'un ovocyte I bloqué en prophase de la 1re division méiotique et d'une seule assise cellulaire de (trois à quatre cellules folliculaires aplaties. Leur nombre total est fixé au cours de la vie fœtale dès la fin du 7e mois de la grossesse. Il existe à ce stade environ sept millions d'ovocytes I. Entre le 7e mois intra-utérin et la fin de la grossesse, de nombreux follicules primordiaux s'atrophient si bien qu'il existe deux millions de follicules à la naissance. Cette atrésie se poursuit jusqu'à la puberté où l'on compte 300 000 follicules.

2. Les follicules primaires (fig. 9.3)

Les follicules primaires mesurent 60 à 80 µm. L'ovocyte central (toujours bloqué en prophase I) y est entouré d'une membrane hyaline, la zone pellucide, une assise de cellules folliculaires cubiques et une membrane externe (la membrane de Slavjanski). Des études récentes montrent que les molécules composant la zone pellucide sont synthétisées par l'ovocyte et les cellules folliculaires chez le porc. Au contraire, chez la souris, la zone pellucide, de petite taille, est uniquement produite par l'ovocyte.

3. Les follicules secondaires (fig. 9.3)

L'ovocyte I y est entouré par trois ou quatre couches de cellules folliculaires et par la thèque interne. Leur taille est de 80 à 180 µm. L'ovocyte I occupe une position centrale et est entouré par la zone pellucide. Les cellules folliculaires forment la granulosa, elles sont reliées entre elles par des jonctions communicantes. L'ensemble du follicule est entouré par la thèque interne qui résulte des modifications du stroma ovarien. La thèque interne est un tissu abondamment vascularisé et contenant des cellules cubiques qui produisent des stéroïdes.

4. Les follicules antraux (fig. 9.3)

Avec la croissance, les follicules se modifient, des cavités liquidiennes se forment au sein de la couche de cellules folliculaires. Les cavités produites confluent pour donner naissance à une cavité unique, l'*antrum*. Comme la cavité est asymétrique, elle refoule l'ovocyte entouré de cellules folliculaires formant la *corona radiata* vers un des pôles du follicule. Ainsi, à partir de ce stade, l'ovocyte n'occupe plus une position centrale dans le follicule. Autour de la thèque interne, se forme la thèque externe riche en tissu conjonctif et en vaisseaux sanguins. La formation du follicule antral concerne une cohorte de follicules environ soixante-cinq jours avant le cycle au sein de laquelle un de ces follicules arrivera à maturité. La taille des follicules antraux varie de 80 µm à 5 mm.

5. Les follicules sélectionnés et le follicule dominant

À la fin du cycle précédent, certains follicules mesurant deux à cinq mm sont sélectionnés dans chaque ovaire. Ces follicules, suite à l'augmentation du taux de FSH qui est concomitante de la période périmenstruelle, sont stimulés et augmentent encore de taille (multiplication des cellules de la granulosa et augmentation de la synthèse des stéroïdes). Après les règles (donc au cours du nouveau cycle menstruel), un follicule est sélec-

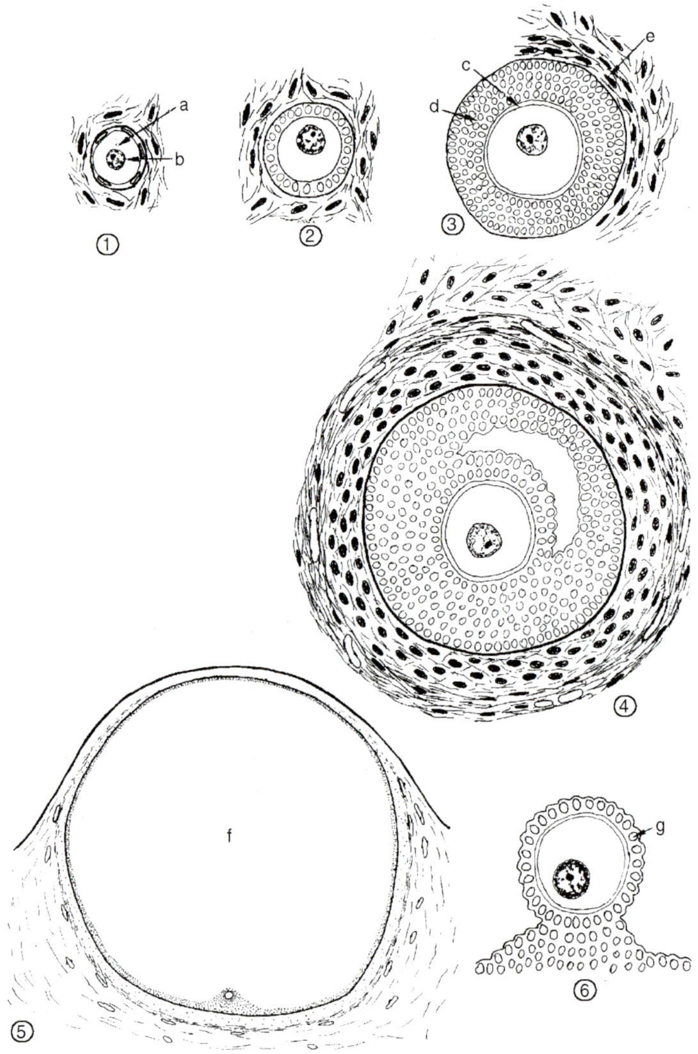

Fig. 9.3

Les différents types de follicules ovariens.

1. Follicule primordial. a. ovocyte, b. noyau de l'ovocyte. 2. Follicule primaire. 3. Follicule plein. c. zone pellucide, d. granulosa, e. thèques. 4. Follicule cavitaire. 5. Follicule de De Graaf. f. antrum. 6. Ovocyte dans son cumulus oophorus. g. corona radiata.

tionné sur sa taille (5 à 8 mm) et devient le follicule dominant. Celui-ci inhibe la croissance des autres follicules sélectionnés précédemment. Il continue de croître jusqu'à la période ovulatoire. Au 12e jour du cycle, il mesure plus de 2 cm de diamètre et produit de grandes quantités d'œstradiol. Les cellules de la granulosa qui le composent commencent à exprimer le récepteur membranaire de la LH. L'ovulation a lieu 36 heures après le pic de LH déclenché par la sécrétion pulsatile de GnRH. Deux phénomènes importants surviennent lors du pic de LH : (1) la reprise de la méiose bloquée depuis la période fœtale et qui permet la fin de la 1re division de la méiose (avec formation de l'ovocyte II et du 1er globule polaire) et le début de la seconde division bloquée en métaphase, (2) la sécrétion par les cellules de la granulosa de prostaglandines (PGF2a) qui permettent la rupture du follicule et l'issue du gamète féminin dans la cavité péritonéale et la lumière de la trompe.

Seule une fécondation ultérieure permettra la reprise de la seconde division de méiose et la formation du gamète féminin mature.

6. Le corps jaune (fig. 9.4)

Après l'ovulation, sous l'action de la LH, la granulosa est envahie par des capillaires provenant de la thèque interne. Les cellules de la granulosa sont transformées en cellules du corps jaune qui sécrètent principalement des stéroïdes (androgènes, œstrogènes, et surtout progestérone). En absence de grossesse, à la fin du cycle, le corps jaune s'atrophie et laisse place à une cicatrice fibreuse, le *corpus albicans* (fig. 9.4).

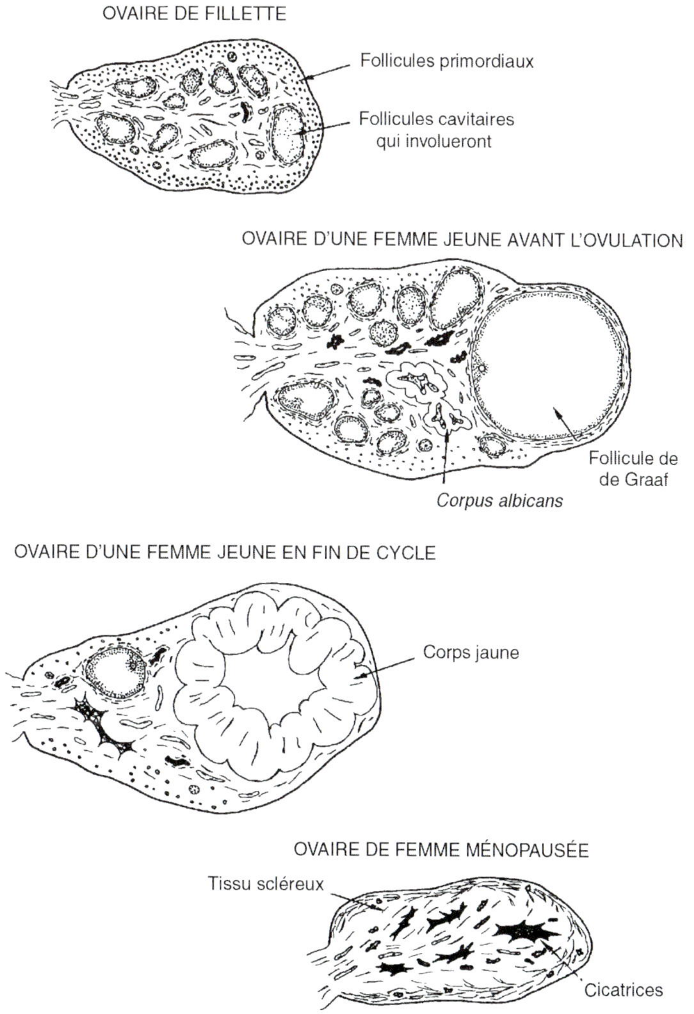

Fig. 9.4

Aspects d'une coupe d'ovaire à différents âges de la vie.

B. Les phases de la maturation des follicules

On reconnaît quatre phases dans la croissance folliculaire : initiation, croissance basale, sélection et acquisition de la dominance.

1. L'initiation ou recrutement

Cette phase correspond à la mobilisation d'un follicule primordial quiescent qui débute son développement. Les facteurs qui régulent cette mobilisation sont encore inconnus. En plusieurs mois, le follicule primordial se transforme en follicule secondaire. Cette phase est continue depuis la vie fœtale jusqu'à la ménopause (fig. 9.4).

2. La croissance folliculaire basale

Cette phase peut se subdiviser en deux : la transformation du follicule secondaire en follicule préantral (follicule de classe 1) et la croissance des follicules de classe 1 en follicules de classe 4. La croissance folliculaire basale est indépendante de la sécrétion hypophysaire et dure en moyenne soixante-dix jours. Elle ne dépend que de facteurs locaux ayant une action paracrine.

3. La sélection

Elle ne s'opère que sur des follicules en croissance basale depuis au moins soixante-dix jours (follicules mesurant entre deux et cinq mm de diamètre). Chez une femme âgée de vingt-quatre à trente-trois ans, trois à onze follicules sont sélectionnés par ovaire. À partir de cette phase, les follicules sélectionnés deviennent sensibles à la FSH. Par ailleurs, les cellules de la thèque interne deviennent sensibles à la LH qui entraîne une sécrétion d'androstènedione (androgène qui servira de substrat pour la production d'œstrogènes par les cellules de la granulosa). Ces follicules grandissent progressivement sous l'action des hormones hypophysaires.

4. La dominance

Un des follicules sélectionnés devient dominant et le développement des autres follicules est arrêté. Ces follicules s'atrophient alors que le follicule dominant augmente de taille jusqu'à la phase préovulatoire. À partir de ce moment, les cellules de la granulosa expriment le récepteur à la LH, ce qui permettra de déclencher l'ovulation après le pic de LH.

III. Le cycle hormonal

A. Deux phases

Les hormones sexuelles féminines varient au cours du temps, réalisant un cycle appelé cycle hormonal. Ce cycle dure environ vingt-huit jours et est caractérisé par deux phases de quatorze jours (fig. 9.5). La 1re phase est dite œstrogénique. Elle fait immédiatement suite aux règles. La sécrétion œstrogénique est assurée par les follicules en maturation. La 2e phase est caractérisée par la présence d'œstrogènes et de progestérone. Par abus de langage, on caractérise souvent cette phase sous le nom de phase progestative.

B. Variations du taux des œstrogènes (fig. 9.5)

Le taux d'œstrogènes augmente progressivement au cours du cycle jusqu'à atteindre un maximum au 12e jour du cycle. Après le 14e jour, on

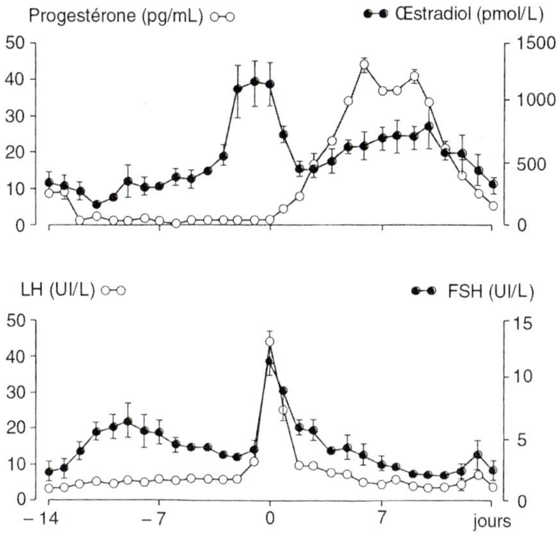

Fig. 9.5
Variation du taux des hormones ovariennes et hypophysaires au cours du cycle.
(D'après Young *et al. Médecine Sciences* 1999;15:88)

note une chute notable du taux des œstrogènes puis une remontée modérée vers la fin de la deuxième phase. Cette remontée précède une chute progressive survenant quatre jours avant les règles suivantes. Cette variation du taux de ces hormones peut être expliquée par la maturation progressive du follicule ovarien entraînant une sécrétion accrue d'œstrogènes. Au 14e jour, survient l'ovulation qui conduit à un remaniement considérable du follicule et à la formation du corps jaune. Il s'ensuit une chute de la production des hormones. Les œstrogènes de la deuxième partie du cycle sont produits par les follicules en croissance qui arriveront à maturité au cours des cycles suivants.

C. Variations du taux de la progestérone (fig. 9.5)

En première partie de cycle, il n'y a pas de corps jaune et, par conséquent, pas de sécrétion de progestérone. Après l'ovulation, le follicule mature se transforme en corps jaune et sécrète de la progestérone dont le taux augmente progressivement au cours du cycle. Le taux de progestérone chute progressivement en fin de deuxième partie du cycle parallèlement à la chute du taux des œstrogènes. Cette chute précède les règles suivantes.

IV. Le contrôle par l'axe hypothalamo-hypophysaire

A. L'axe hypothalamo-hypophysaire

1. L'hypothalamus

L'hypothalamus est une région située à la base du cerveau qui contrôle les fonctions de la vie végétative. Cette région cérébrale exerce en particulier un contrôle de la sécrétion des hormones de l'antéhypophyse. En ce qui concerne les fonctions gonadiques, l'hypothalamus sécrète de la gonadolibérine (GnRH) qui active la sécrétion hypophysaire des gonadostimulines (FSH et LH). La GnRH est produite de façon pulsatile par l'hypothalamus. Ainsi, on peut remarquer que les mêmes médiateurs agissent chez la femme comme chez l'homme. Les cellules cibles feront toute la différence.

2. L' hypophyse

■ *FSH*

La concentration de la FSH varie au cours du cycle (fig. 9.5). Elle s'élève progressivement la première semaine de la phase œstrogénique. La deuxième semaine de cette phase, le taux de FSH diminue légèrement afin de croître de façon notable en phase préovulatoire. Les taux de FSH diminuent progressivement pendant la phase progestative.

■ *LH*

La LH est libérée de façon pulsatile comme la GnRH. Les fréquences de décharge de LH et de GnRH sont identiques : une décharge toutes les quatre-vingt dix minutes en phase œstrogénique puis la fréquence diminue progressivement en phase progestative pour atteindre une décharge toutes les huit à douze heures en fin de phase progestative. Trente-six heures avant l'ovulation, le taux de LH augmente considérablement formant le pic de LH qui précède l'ovulation et qui la déclenche (fig. 9.5).

3. Les tissus cibles ovariens

En première phase du cycle, les récepteurs de la FSH sont exprimés par les cellules de la granulosa alors que les récepteurs de la LH sont exprimés par les cellules de la thèque interne. Dans la deuxième partie de la première phase du cycle, les cellules de la granulosa expriment aussi le récepteur de la LH. La LH agit sur l'ultime étape de maturation du follicule et le pic de LH agit directement sur les cellules de la granulosa permettant l'ovulation.

En deuxième phase de cycle, le récepteur de la LH est exprimé par les cellules du corps jaune. Le nombre de récepteurs de la LH par cellule diminue progressivement au cours du cycle, rendant les cellules de moins en moins sensibles à cette hormone hypophysaire.

B. **Régulations du cycle hypothalamo-hypophysaire**

Pendant la phase œstrogénique, les cellules de la granulosa produisent des œstrogènes et de l'inhibine sous l'action de la FSH. Ces hormones exercent un effet inhibiteur sur l'hypophyse (et peut-être sur l'hypothalamus en ce qui concerne les œstrogènes) (fig. 9.6).

En période préovulatoire, les cellules de la granulosa deviennent sensibles à la LH et sécrètent de grandes quantités d'œstrogènes. Cette imprégnation hormonale conduit après quarante-huit heures à une inversion des effets des œstrogènes sur l'hypophyse (rétrocontrôle positif). Il s'ensuit une stimulation hypophysaire entraînant un pic de sécrétion de la LH et de la FSH (fig. 9.7).

En phase progestative, les cellules du corps jaune sécrètent de l'inhibine et de la progestérone qui exercent un effet de frein sur l'axe hypothalamo-hypophysaire (fig. 9.8).

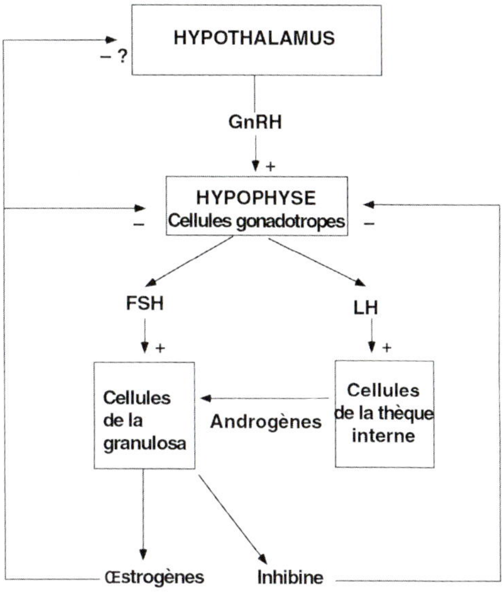

Fig. 9.6
Contrôle des fonctions ovariennes par l'axe hypothalamo-hypophysaire pendant la première partie du cycle.

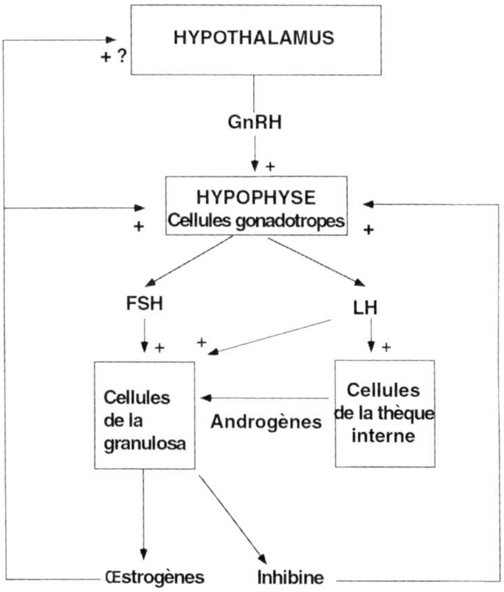

Fig. 9.7
Contrôle des fonctions ovariennes par l'axe hypothalamo-hypophysaire lors de l'ovulation.

V. Les voies génitales féminines

A. Les trompes

Les voies génitales débutent avec les trompes (de Fallope) qui comportent quatre régions anatomiques (fig. 9.1 et 9.9).

1. Le pavillon

Il correspond à la région anatomique de la trompe en contact avec la surface ovarienne. Le pavillon se termine par des franges qui recouvrent

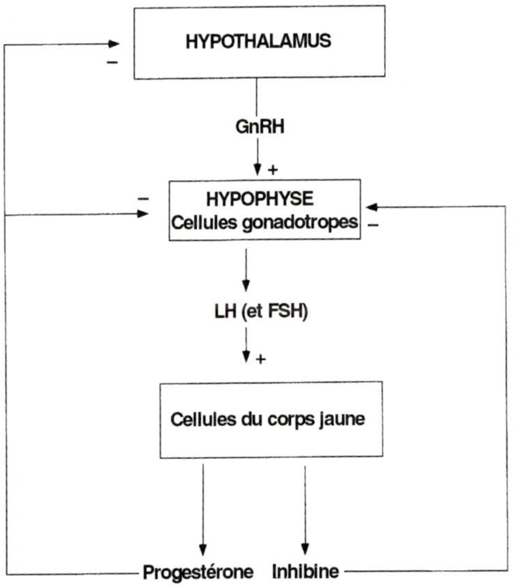

Fig. 9.8

Contrôle des fonctions ovariennes par l'axe hypothalamo-hypophysaire pendant la deuxième partie du cycle.

l'ovaire. L'orifice de la trompe s'ouvre dans la cavité abdominale et recueille l'ovocyte lors de l'ovulation.

2. L'ampoule

Elle fait immédiatement suite à la région du pavillon. C'est une zone volumineuse, aplatie, dans laquelle se fait la fécondation.

3. L'isthme

C'est le segment cylindrique qui relie l'ampoule à la paroi utérine.

4. La portion interstitielle

Cette région correspond à la zone de la trompe qui traverse la paroi utérine et s'ouvre dans la cavité de l'utérus.

5. Constitution histologique

Quelle que soit la région anatomique, la trompe est formée d'une muqueuse, d'une musculeuse et d'un tissu externe (séreuse ou adventice).

■ *La muqueuse*

Elle est formée par un épithélium prismatique simple constitué de cellules sécrétrices et de cellules ciliées. Cet épithélium repose sur un chorion.

■ *La musculeuse*

Constituée de fibres musculaires lisses, elle se contracte de façon rythmique, permettant le transport de l'embryon de l'ovaire (lieu de l'ovulation)

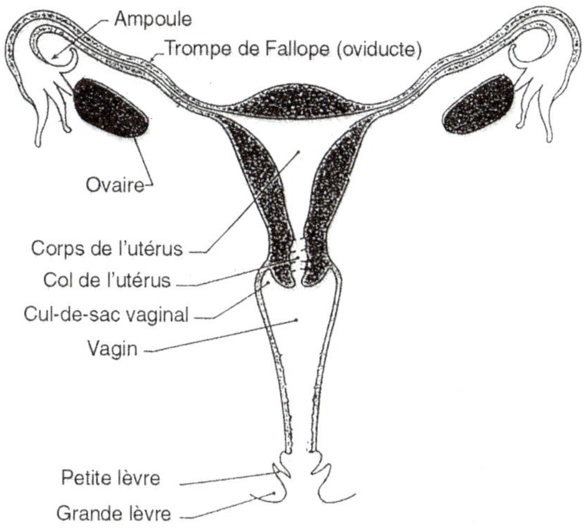

Fig. 9.9
Appareil génital féminin vu de face.

et de l'ampoule tubaire (lieu de la fécondation) vers la cavité utérine (lieu de l'implantation).

B. **L'utérus**

1. Anatomie et histologie

L'utérus est un organe pelvien situé entre la vessie (en avant) et le rectum (en arrière) (fig. 9.1 et 9.9). Sa paroi est très épaisse, limitée par une muqueuse dont les modifications suivent un cycle (le cycle menstruel). La muqueuse utérine (ou endomètre) est formée par un épithélium de surface, de nombreuses glandes et un tissu conjonctif sous-jacent, le chorion. Puis, la paroi utérine est composée par une musculeuse très épaisse (ou myomètre) faite de fibres musculaires lisses entrecroisées. L'ensemble est limité par une adventice. On décrit plusieurs portions dans l'utérus : le corps utérin et le col utérin (portion de l'utérus qui s'extériorise dans le vagin).

2. Le cycle menstruel (fig. 9.10)

Après les règles, l'endomètre régénère à partir de la couche basale qui persiste. Pendant la phase œstrogénique, l'endomètre subit une prolifération qui assure la régénération (phase proliférative). Il s'ensuit une augmentation de l'épaisseur de l'endomètre.
Après l'ovulation, sous l'action de la progestérone, les cellules des glandes endométriales sécrètent (phase sécrétoire). Les cellules du chorion se gonflent, leur cytoplasme s'emplit de glycogène. La muqueuse est alors réceptive pour la nidation.
En absence de fécondation, le taux sanguin des hormones chute, entraînant une constriction des vaisseaux du chorion. Il s'ensuit une ischémie conduisant à la desquamation de l'endomètre (les règles).

C. **Le vagin**

Le vagin fait suite à l'utérus et s'ouvre à l'extérieur par la région vulvaire.

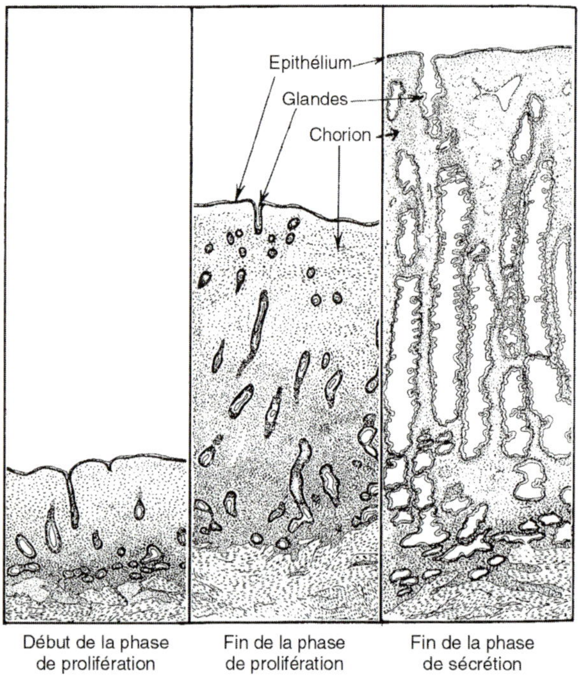

Fig. 9.10
Aspect de la muqueuse utérine au cours du cycle menstruel.
(Modifié d'après Bücher, 1972)

POINTS CLÉS

- L'appareil génital féminin est formé d'une gonade (l'ovaire) et de voies génitales.
- Les fonctions génitales féminines sont cycliques et dépendent de l'axe hypothalamo-hypophysaire.

ENTRAÎNEMENT

QROC

1. Énoncer les différentes étapes de la maturation folliculaire.
2. Décrire les quatre phases de la croissance folliculaire.
3. Quelles sont les phases de régulation de la croissance folliculaire ?
4. Décrire l'axe hypothalamo-hypophyso-gonadique chez la femme.
5. Expliquer rapidement les variations cycliques du taux de progestérone.
6. Pourquoi y a-t-il un pic de LH ?
7. Décrire l'axe hypothalamo-hypophysaire en phase œstrogénique.
8. Quelles sont les phases du cycle menstruel ?
9. Quelles sont les quatre régions anatomiques de la trompe de Fallope ?
10. Décrire le trajet de l'embryon dans la trompe.
11. Quels types de follicules peuvent être observés chez une fille avant la puberté ?
12. La croissance folliculaire se déroule en plusieurs phases. À partir de quelle phase cette croissance est dépendante des hormones hypophysaires gonadotropes ?

QCM

1. Parmi les phénomènes suivants, quel(s) est (sont) celui (ceux) qui survient(nent) lors du pic de LH ?

☒ **A.** La reprise de la méiose de l'ovocyte.
☐ **B.** La sécrétion de prostaglandines par les cellules de la granulosa.
☒ **C.** La rupture du follicule.
☒ **D.** L'ovulation.
☐ **E.** La nidation.

2. Parmi les propositions suivantes relatives aux follicules primordiaux, la(les)quelle(s) est (sont) exacte(s) ?

☐ **A.** Ils mesurent environ 100 μm de diamètre.
☒ **B.** Ils sont composés d'un ovocyte I.
☐ **C.** Ils sont composés d'une seule assise cellulaire de 3 à 4 cellules folliculaires aplaties.
☐ **D.** Ils sont limités par une membrane externe (membrane de Slavjanski).
☐ **E.** Ils possèdent une cavité centrale, l'antrum.

3. Parmi les propositions suivantes relatives au cycle menstruel, la(les)quelle(s) est (sont) exacte(s) ?

☐ **A.** Il est indépendant du cycle ovarien.
☐ **B.** Il est sous le contrôle de la sécrétion de testostérone.
☐ **C.** Il est interrompu par la gestation.
☒ **D.** Il comprend deux phases : une phase proliférative et une phase sécrétoire.
☐ **E.** Le premier jour du cycle menstruel correspond au dernier jour des règles.

4. Parmi les propositions suivantes concernant l'ovaire, quelle(s) est (sont) celle(s) qui est (sont) exacte(s) ?

☐ **A.** Il forme les voies génitales féminines.
☐ **B.** Il forme les gamètes féminins.
☐ **C.** Il est divisé en une corticale périphérique et une médullaire centrale.
☐ **D.** Il contient les follicules.
☐ **E.** Il est insensible aux hormones hypophysaires.

5. Parmi les hormones suivantes, quelle(s) est (sont) celle(s) qui est (sont) présente(s) lors des 15 premiers jours du cycle menstruel chez la femme ?

☐ **A.** Les œstrogènes.
☐ **B.** La progestérone.
☐ **C.** La testostérone.
☐ **D.** La LH.
☐ **E.** La FSH.

6. Quand est fixé le premier jour du cycle menstruel ?

- ❑ **A.** Le premier jour des règles.
- ❑ **B.** Le dernier jour des règles.
- ❑ **C.** Le premier jour de la phase œstrogénique.
- ❑ **D.** Le premier jour de la phase progestative.
- ❑ **E.** Le jour de l'ovulation.

7. Dans un ovaire de fillette avant la puberté, quel(s) type(s) de follicule(s) peut-on observer ?

- ❑ **A.** Un follicule primaire.
- ❑ **B.** Un follicule préovulatoire.
- ❑ **C.** Un follicule primordial.
- ❑ **D.** Un follicule antral.
- ❑ **E.** Un follicule mature.

8. Quels sont les caractéristiques qui s'appliquent à la première partie du cycle féminin ?

- ❑ **A.** L'absence de corps jaune.
- ❑ **B.** La sécrétion de progestérone.
- ❑ **C.** La phase de prolifération de l'endomètre.
- ❑ **D.** La croissance folliculaire.
- ❑ **E.** La sécrétion de FSH sans sécrétion de LH.

9. Parmi les explications suivantes, la(les)quelle(s) peut(vent) expliquer le pic de LH ?

- ❑ **A.** La progestérone exerce un effet inhibiteur sur l'axe hypothalamo-hypophysaire.
- ❑ **B.** L'hypothalamus sécrète de très grandes quantités de GnRH entraînant un pic de sécrétion de LH.
- ❑ **C.** Après 48 heures d'imprégnation œstrogénique forte, les œstrogènes exercent un rétrocontrôle positif sur l'hypophyse.
- ❑ **D.** L'inhibine cesse d'être produite en période préovulatoire.
- ❑ **E.** L'expression des récepteurs de la LH diminue dans la granulosa en période préovulatoire rendant le follicule moins sensible.

10. Parmi les follicules suivants, le(s)quel(s) est (sont) sensible(s) à la FSH ?

- ❑ **A.** Le follicule primordial.
- ❑ **B.** Le follicule primaire.
- ❑ **C.** Le follicule secondaire.
- ❑ **D.** Le follicule sélectionné.
- ❑ **E.** Le follicule mature.

Pour les corrections, se reporter à la page 219

Méiose et gamétogenèse 10

Chez les êtres humains comme chez tous les vertébrés, la fécondation permettant la reproduction est réalisée par la fusion d'une cellule d'origine maternelle (l'ovocyte) et d'une cellule d'origine paternelle (le spermatozoïde). Tout individu contient deux lots de chromosomes dans ses cellules, on parle de cellules diploïdes. Chaque paire de chromosomes a une origine double, un chromosome provient du père et l'autre de la mère. Pour que l'individu issu de la fécondation soit diploïde, il est nécessaire que la quantité de chromosomes des gamètes soit divisée par deux. On parle alors de cellule haploïde. Le passage d'une cellule diploïde à une cellule haploïde est réalisé par deux divisions cellulaires successives, appelées méiose.

I. La méiose

A. La première division de la méiose

La première division de la méiose est précédée par une phase de synthèse d'ADN (phase S) qui permet la duplication de l'ADN de la cellule. Comme toutes les divisions cellulaires, cette étape est subdivisée en cinq stades : prophase, métaphase, anaphase et télophase (fig. 10.1). Comme il s'agit de la première division de la méiose, on ajoute le suffixe I pour caractériser ces stades.

1. La prophase I

C'est la phase la plus longue et la plus complexe de la méiose. Elle est elle-même subdivisée en cinq stades : leptotène, zygotène, pachytène, diplotène et diacinèse.

- *Le stade leptotène*

La chromatine se condense pour former des filaments fins qui sont attachés à leurs extrémités à l'enveloppe nucléaire par la plaque d'attachement. Les chromatides sœurs sont tellement jointives qu'elles apparaissent sous la forme d'un seul et unique filament. Le centromère est déjà visible à ce stade.

■ *Le stade zygotène*

Il débute avec l'appariement des chromosomes homologues. Cet appariement commence au niveau de la zone liée à l'enveloppe nucléaire et se propage ensuite de façon centripète. Les deux chromosomes homologues sont reliés par une structure protéique centrale appelée complexe synaptonémal.

■ *Le stade pachytène*

Quand l'appariement entre chromosomes est total, la cellule entre dans le stade pachytène. Au centre du complexe synaptonémal, on voit de grands nodules de recombinaison. Il s'agit de structures sphériques de 90 nm dans lesquels se font les échanges entre chromatides homologues non-sœurs lors du *crossing-over*. Ces échanges génèrent des structures d'appariement appelées chiasmas.

■ *Le stade diplotène*

Avec la disparition du complexe synaptonémal, les bivalents peuvent se séparer. Les bivalents restent joints au niveau des chiasmas qui résultent du *crossing-over*. Ces chiasmas jouent un rôle majeur dans le contrôle de la ségrégation des chromosomes. D'ailleurs, en absence d'échanges entre les chromosomes, il y a un défaut de formation des chiasmas et un trouble de la ségrégation des chromosomes, ce qui entraîne des anomalies de nombre (trisomie, monosomie).

■ *Le stade diacinèse*

La première division de méiose se poursuit par les stades habituels des divisions cellulaires, la métaphase I permet la formation de la plaque équatoriale, l'anaphase I assure la séparation des deux chromatides non-sœurs avec les échanges génétiques, la télophase I permet la formation de deux noyaux. Enfin, la cytodiérèse assure la partition entre deux cellules filles.

2. La fin de la première division de méiose

La première division de méiose se poursuit par les stades habituels des divisions cellulaires, la métaphase I permet la formation de la plaque équatoriale, l'anaphase I assure la séparation des deux chromatides non-sœurs avec les échanges génétiques, la télophase I permet la formation de deux noyaux. Enfin, la cytodiérèse assure la partition entre deux cellules filles.

B. **La deuxième division de méiose**

Elle fait suite à la première division sans phase de synthèse d'ADN. Les stades de cette phase sont définis par le suffixe II. On décrit une prophase II, une métaphase II, une anaphase II (avec séparation des chromatides sœurs), une télophase II et une cytodiérèse qui permet la formation de deux cellules filles.
Ainsi, comme ces deux divisions s'accompagnent d'une seule phase de synthèse d'ADN, les cellules issues de la deuxième division de la méiose sont haploïdes.

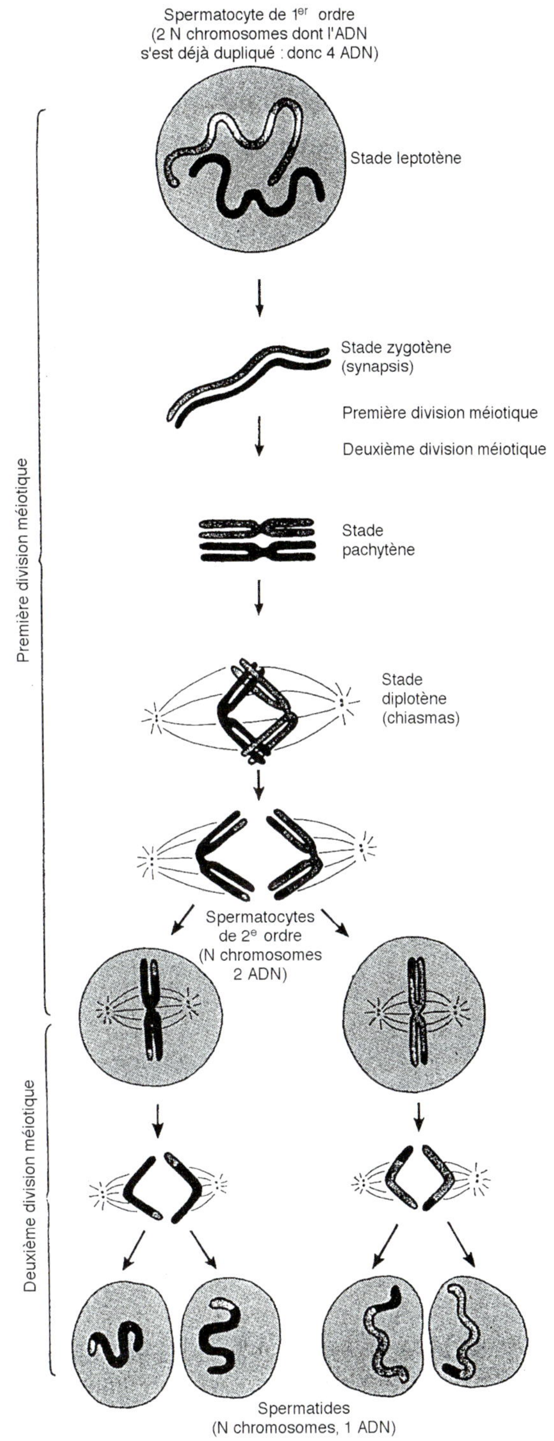

Fig. 10.1

Représentation schématique des principales étapes de la méiose. (Il n'a été représenté qu'une paire de chromosomes homologues.) On voit qu'il y a une seule duplication initiale d'ADN pour deux divisions cellulaires successives, ce qui fait qu'une cellule à deux N chromosomes (2 ADN) donne finalement 4 cellules à N chromosomes (1 ADN). (D'après Poirier, *Histologie moléculaire*. Masson, 1999 : 27)

▶ Dans l'espèce humaine, il y a vingt-trois paires de chromosomes. La ségrégation méiotique peut donc faire apparaître 2^{23} soit 8,4 millions de gamètes différents. En fait, cette diversité génétique est encore plus importante du fait des échanges génétiques entre chromosomes homologues pendant la prophase I (phénomène du *crossing-over*). Ces échanges ne sont pas présents dans toutes les espèces ; chez certains insectes, le crossing-over n'existe pas. Par ailleurs, le *crossing-over* permet la formation de chiasmas, ce qui favorise une meilleure ségrégation chromosomique lors de la méiose et par la suite, permet d'éviter des anomalies de nombre de chromosomes.

II. La gamétogenèse

La formation des gamètes résulte de la méiose dans les deux sexes. Mais, les régulations des gamétogenèses diffèrent sensiblement chez l'homme et la femme. Il ne s'agit pas pour nous de présenter un aspect complet de ces processus qui sont très complexes mais d'illustrer quelques étapes importantes de la formation des gamètes qui permettent de mieux comprendre les mécanismes de la fécondation. De plus, nous souhaitons montrer les différences existant entre les gamétogenèses masculine et féminine.

A. Spermatogenèse

La spermatogenèse permet la formation des gamètes masculins. Dans l'espèce humaine, la spermatogenèse dure environ soixante-quatorze jours.

1. Les spermatogonies

Les cellules de la lignée germinale présentes dans les tubes séminifères sont des cellules souches, c'est-à-dire capables de donner naissance à une cellule fille engagée dans la spermatogenèse et une cellule souche (autorenouvellement). Ces cellules sont appelées spermatogonies et on distingue morphologiquement des spermatogonies à chromatine condensée et des spermatogonies à chromatine plus diffuse. En fait, les spermatogonies à chromatine condensée sont les véritables cellules souches alors que les spermatogonies à chromatine plus diffuse sont des cellules de transit.

2. Les spermatocytes I

Après leur dernière division mitotique, les spermatogonies à chromatine diffuse entrent en prophase de la première division de méiose et deviennent des spermatocytes I. Lors de leur prophase, elles quittent le compartiment basal (externe) des tubes séminifères grâce à l'ouverture des jonctions serrées des cellules de Sertoli. Ces jonctions se referment une fois que le spermatocyte I a pénétré dans le compartiment apical (interne). La première division de méiose se poursuit et donne naissance à deux cellules filles, les spermatocytes II.

3. Les spermatocytes II

Les spermatocytes II subissent la deuxième division de méiose et donnent naissance à quatre cellules identiques, les spermatides. Ainsi, chaque cellule de la lignée germinale masculine donne naissance, par méiose, à quatre spermatides haploïdes identiques.

4. Les spermatides et la spermiogenèse

Les spermatides restent en contact étroit avec les cellules de Sertoli, ils sont enchâssés dans un repli de la membrane apicale et subissent des phénomènes de maturation qui leur permettront d'acquérir la morphologie des spermatozoïdes. Ce processus de maturation représente la spermiogenèse (fig. 10.2) qui se déroule en plusieurs étapes de changements morphologiques. Le spermatide issu de la deuxième division de méiose est encore une cellule ronde. Une vésicule se développe à un des pôles cellulaires, elle représente le précurseur de la vésicule acrosomique. Par ailleurs, un centriole avec une amorce de flagelle commence à se développer. Le stade suivant est constitué par la croissance de l'acrosome, enrichi par des vésicules provenant de l'appareil de Golgi et sa migration du côté opposé au flagelle en cours de développement. Le troisième stade de maturation correspond à la condensation du noyau dont la chromatine se compacte considérablement. Le cytoplasme se place en arrière du noyau, formant un lobe qui sera éliminé secondairement. Le spermatozoïde perd alors son contact avec la cellule de Sertoli et se retrouve donc libre dans la lumière du tube séminifère.

5. Le spermatozoïde

Le gamète masculin est une cellule dont la structure est très complexe, correspondant à une cellule très différenciée (fig. 10.3). On distingue quatre régions :

- la tête correspond au noyau très condensé coiffé par l'acrosome ;
- la pièce intermédiaire contient deux centrioles dont un est associé au complexe du flagelle, l'axonème, qui occupe une position centrale. Dans cette région, se trouvent les mitochondries qui assurent les apports énergétiques du spermatozoïde, cellule mobile. La pièce intermédiaire se termine au niveau de l'anneau ;
- la pièce principale est centrée par l'axonème entouré par une gaine fibrillaire ;
- la pièce terminale ne contient plus que le complexe de l'axonème.

▶ Chez l'homme, les deux testicules assurent la formation d'environ deux cents millions de spermatozoïdes par jour. Le volume éjaculé est variable, compris entre deux et 6 mL La concentration de spermatozoïdes dans le sperme varie entre trente à cent millions de spermatozoïdes par mL Ainsi, on peut estimer la quantité totale de spermatozoïdes éjaculés entre soixante et six cents millions.

6. Maturation du spermatozoïde dans l'épididyme

Au cours de son séjour dans l'épididyme, le spermatozoïde acquiert une maturité qui lui est indispensable pour pouvoir être fécondant. Cette maturation entraîne l'acquisition de mouvements directionnels et non plus au hasard. De plus, des protéines membranaires, indispensables pour la fécondation, se mettent en place au cours de cette phase de

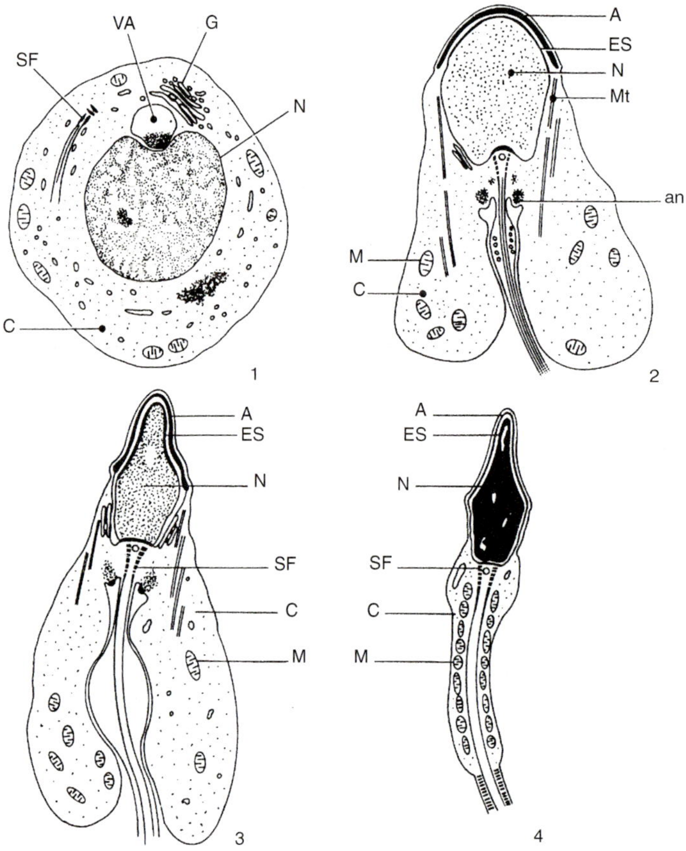

Fig. 10.2
Schéma illustrant différentes étapes de la spermiogenèse chez l'homme (microscopie électronique).
1. spermatide jeune (stade 1a). 2. spermatide avec capuchon acrosomal (stade 3). 3. spermatide avec noyau en début de condensation (stade 5). 4. spermatide mature (stade 8). A. acrosome. an. annulus. C. cytoplasme. ES. espace sous-acrosomal. G. appareil de Golgi. M. mitochondrie. Mt. manchette. N. noyau. SF. structure flagellaire. VA. vésicule acrosomale.
(D'après Holstein et Roosen-Runge)

maturation. Toutefois, ces protéines sont encore masquées, non accessibles à l'extérieur.

7. La capacitation

C'est la dernière étape de maturation du spermatozoïde. Elle permet l'acquisition du pouvoir fécondant. Elle se déroule dans les voies génitales féminines. La capacitation démasque les protéines membranaires permettant la liaison avec la zone pellucide, préalable à la fécondation.
C'est un processus transitoire qui dure entre cinquante et deux cent quarante minutes, puis en absence de fécondation, le spermatozoïde perd sa capacitation.

B. Ovogenèse

Nous ne souhaitons pas reprendre l'ovogenèse dans son intégralité car elle a été décrite dans le chapitre 9. Aussi, nous nous centrerons sur les différences existant entre la formation des ovocytes et celle des spermatozoïdes. Contrairement à la spermatogenèse qui est continue à partir de la puberté, l'ovogenèse est discontinue et débute pendant la vie fœtale. Ainsi, une différence notable entre les deux gamétogenèses est l'absence d'ovogonies (ou cellules souches) chez la femme après la naissance. La deuxième différence majeure est le blocage de la méiose, rendant

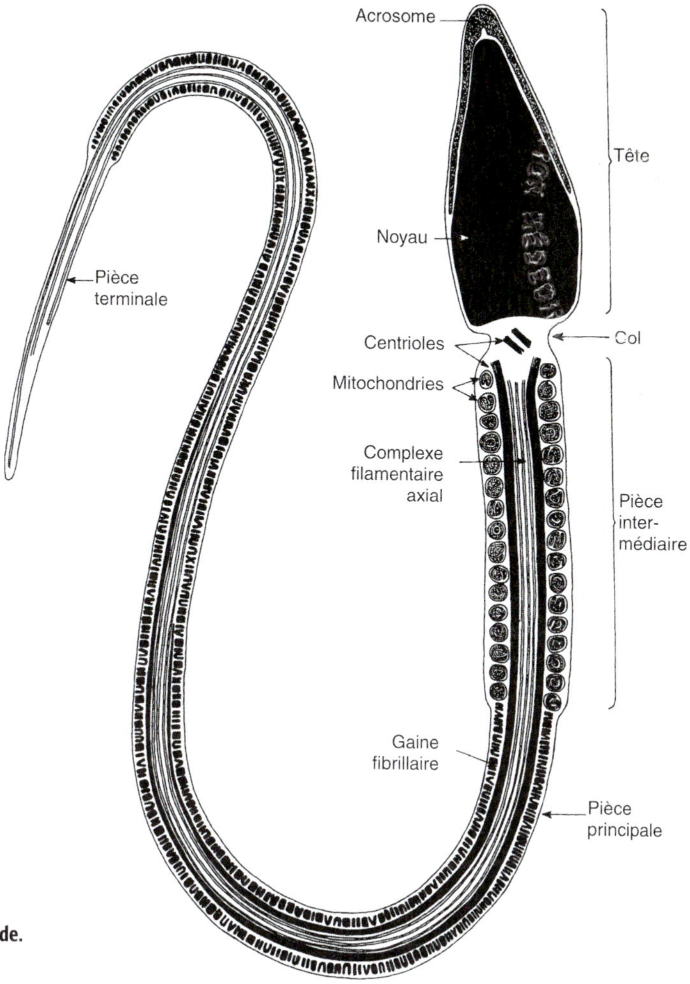

10.3
Schéma de l'ultrastructure d'un spermatozoïde.
(D'après Lentz, modifié)

compte du caractère discontinu de l'ovogenèse. Ainsi, toutes les cellules de la lignée germinale féminine sont bloquées au stade de prophase de la première division de méiose vers la fin du 7e mois fœtal. La reprise de la gamétogenèse féminine se fait lors de l'ovulation ; l'ovocyte I qui est libéré lors de cette phase, reprend le processus de méiose sous l'action des hormones hypophysaires. La première division de méiose se poursuit et permet de donner naissance à deux cellules filles. Contrairement aux spermatocytes II, les cellules féminines issues de la première division de méiose sont très asymétriques : l'ovocyte II et le premier globule polaire. Ce dernier possède un cytoplasme très réduit et ne peut s'engager dans la deuxième division de méiose. Ainsi, seul l'ovocyte II subit la deuxième division méiotique. L'ovocyte II se bloque secondairement en métaphase de la deuxième division de méiose. La reprise ultime de la méiose ovocytaire n'a lieu qu'en cas de fécondation. Cette deuxième division conduit à la formation de deux cellules asymétriques : le gamète féminin mature (qui est déjà un œuf fécondé) et le deuxième globule polaire dont le cytoplasme est très réduit et qui ne se développe plus.

Pendant toutes les phases de maturation de l'ovocyte, les gènes sont transcrits activement, permettant l'accumulation d'ARN-m dans le cytoplasme de l'ovocyte. Ces ARN-m forment les transcrits maternels. Ces transcrits jouent un rôle fondamental dans certaines espèces comme les insectes, les poissons, les amphibiens. En effet, ils permettront le développement précoce avant la transcription du génome du zygote. De plus, leur distribution cytoplasmique réalise des gradients de concentration qui entraînent une polarisation très précoce de l'ovocyte. Chez les mammifères, leur rôle dans le développement ultérieur est moins important car l'activation de la transcription du génome du zygote est précoce après la fécondation.

Ainsi, la méiose masculine produit quatre gamètes qui sont potentiellement fécondants alors que la méiose féminine ne donne naissance qu'à un seul gamète fonctionnel.

POINTS CLÉS

- ▶ La méiose consiste en une suite de deux divisions cellulaires associées à une seule phase S.
- ▶ La méiose permet ainsi la formation de cellules haploïdes, les gamètes.
- ▶ La méiose féminine débute lors de la vie fœtale et subit deux interruptions.
- ▶ La méiose masculine débute à la puberté et elle est continue.
- ▶ La méiose féminine conduit à l'ovulation (ovocyte II bloqué) alors que la méiose masculine donne naissance aux spermatozoïdes.

ENTRAÎNEMENT

QROC

1. Quels sont les stades de la prophase I ?
2. Quelles sont les étapes de la méiose ?
3. Quels sont les chromatides qui se séparent pendant l'anaphase II ?
4. Combien de gamètes sont produits par la méiose masculine et la méiose féminine ?
5. Quand se termine la méiose féminine ?
6. Quand se termine la première division de méiose chez la femme ?
7. Où a lieu la capacitation du spermatozoïde ?
8. Quels sont et quand ont lieu les deux blocages de la méiose féminine ?
9. Qu'est-ce que le complexe synaptonémal ?
10. Décrire un spermatozoïde.
11. Qu'est-ce qu'un transcrit maternel ?
12. Quand observe-t-on le premier globule polaire ?

QCM

1. Parmi les propositions suivantes relatives à la spermatogenèse chez l'homme, la(les)quelle(s) est (sont) exacte(s) ?

☐ **A.** Elle est terminée à la naissance.
☐ **B.** Elle n'est pas directement dépendante de la sécrétion des gonadotrophines hypophysaires.
☐ **C.** Elle s'effectue au contact des cellules de Sertoli.
☐ **D.** Elle s'effectue dans l'épididyme.
☐ **E.** Elle aboutit à la formation de cellules diploïdes.

2. Parmi les phases de la méiose suivantes, la(les)quelle(s) peut(vent) se voir pendant la vie intra-utérine chez la femme ?

☐ **A.** La métaphase II.
☐ **B.** L'anaphase I.
☐ **C.** La télophase I.
☒ **D.** La prophase I.
☐ **E.** L'anaphase II.

3. Parmi les cellules suivantes, quelles sont celles qui sont engagées dans la méiose ?

☐ **A.** Les spermatogonies.
☐ **B.** Les spermatozoïdes.
☒ **C.** Les ovocytes I.
☐ **D.** Les spermatides.
☒ **E.** Les spermatocytes II.

4. Parmi les phases de la méiose suivantes, pendant quelle(s) phase(s) un blocage de la méiose peut-il être observé chez la femme ?

☒ **A.** La prophase I.
☐ **B.** L'anaphase I.
☐ **C.** La métaphase I.
☒ **D.** La métaphase II.
☐ **E.** La prophase II.

5. Parmi les phases de la méiose suivantes, la(les)quelle(s) peut(vent) se voir pendant la vie intra-utérine chez l'homme ?

☐ **A.** La métaphase II.
☐ **B.** L'anaphase I.
☐ **C.** La télophase I.
☐ **D.** La prophase I.
☒ **E.** La méiose n'a pas débuté chez l'homme pendant la vie intra-utérine.

6. Parmi les caractères suivants, quel(s) est (sont) celui (ceux) qui s'applique(nt) à la méiose masculine ?

☒ **A.** Elle est continue à partir de la puberté.
☐ **B.** Une cellule souche donne naissance à un gamète.
☐ **C.** Elle subit plusieurs blocages.
☐ **D.** Elle permet la formation de spermatozoïdes matures.
☐ **E.** Elle débute pendant la vie fœtale.

7. Parmi les propositions suivantes relatives à la méiose, la(les)quelle(s) est (sont) exacte(s) ?

- ☒ **A.** Les chromatides sœurs se séparent en anaphase I.
- ❑ **B.** Elle est réalisée par deux divisions successives avec une seule phase S.
- ☒ **C.** Elle génère des cellules haploïdes.
- ❑ **D.** Le *crossing-over* se déroule durant la prophase II.
- ☒ **E.** Elle permet la formation des gamètes.

8. Parmi les structures suivantes, la(les)quelle(s) est (sont) présente(s) au niveau de la pièce principale du spermatozoïde ?

- ☒ **A.** Le noyau.
- ❑ **B.** L'axonème.
- ❑ **C.** Une gaine fibrillaire.
- ❑ **D.** Un manchon de mitochondries.
- ❑ **E.** La membrane plasmique.

9. Dans quelle(s) région(s) anatomique(s) se déroule la capacitation des spermatozoïdes ?

- ❑ **A.** Dans les tubes séminifères.
- ❑ **B.** Dans l'épididyme.
- ☒ **C.** Dans les voies génitales féminines.
- ❑ **D.** Dans le canal déférent.
- ❑ **E.** Dans l'urètre.

Pour les corrections, se reporter à la page 220

11

La fécondation

« Not surprisingly, much of the molecular basis of fertilization learned in mice and other mammalian apparently organisms apply to human being as wells. »
Wassarman *et al.*, 2005

La première étape du développement est la formation d'un nouvel individu (ou reproduction) issu de la fusion entre un gamète mâle et un gamète femelle. On oppose souvent reproduction (qui est volontiers associée aux espèces animales) et procréation (terme plus spécifiquement réservé à l'espèce humaine). Cette distinction témoigne plus d'un anthropocentrisme voire même d'une connotation religieuse que d'une véritable réalité biologique. L'analyse des mécanismes contrôlant la fécondation montre que l'homme n'est qu'un animal comme les autres… La fusion des deux gamètes produits par les organismes mâles et femelles, étape essentielle dans la création d'un nouvel organisme, est appelée la fécondation. Ce mécanisme est une nécessité imposée par la méiose qui assure la formation de cellules haploïdes. Lors de la fécondation, les deux gamètes haploïdes fusionnent pour restaurer la diploïdie. Ainsi, est assurée la pérennité de l'espèce avec des descendants différents de leurs parents mais porteurs de la même quantité de matériel génétique.
La fécondation est un processus très important sur le plan biologique. Il est évident qu'une meilleure connaissance des mécanismes contrô-

lant cette fécondation est un préalable indispensable pour l'analyse des causes d'infertilité humaine. Les progrès actuels de la Biologie de la Reproduction humaine, qui permet la génération d'enfants chez des couples infertiles, sont largement expliqués par les progrès généraux de la compréhension de ces mécanismes. Il faut aussi mentionner que le contrôle de la fécondation des espèces animales domestiques est un enjeu économique majeur. Ainsi, il est désormais possible de sélectionner un géniteur et de féconder de très nombreuses femelles avec son sperme. Cette approche permet une amélioration (ou plutôt une transformation) des rendements de l'industrie agro-alimentaire. Elle permet aussi d'obtenir des individus porteurs de certains caractères intéressants sur le plan économique. Ainsi, il est possible de sélectionner des vaches à lait et des vaches à viande. Ce champ de recherche concernant la fécondation est très actif dans les instituts de recherche agronomique.

Toutefois, tous les progrès peuvent s'accompagner de problèmes dont il convient d'être conscients. L'amélioration des techniques de manipulations des gamètes (et en particulier du gamète féminin) a permis très récemment la pratique du clonage reproductif chez les mammifères. Il est désormais possible de prélever un noyau sur une cellule différenciée et de l'injecter dans un ovocyte dépourvu de son noyau (ovocyte énucléé). Chez l'animal d'expérimentation, il est alors possible d'obtenir, avec un rendement assez faible, un individu qui possède le patrimoine génétique nucléaire de la cellule dont est issu le noyau injecté. Cette technique ouvre bien sûr la perspective des techniques de clonage reproductif (pour créer un nouvel individu) et de clonage thérapeutique (pour créer un embryon servant de source de cellules pour réparer l'individu qui a donné la cellule dont est issu le noyau). Ces techniques ont déclenché des polémiques quant à leur éventuelle utilisation chez l'homme. En effet, pour certains, le fantasme de l'immortalité pouvait éventuellement devenir réalité. Même si la question de savoir si un clone est totalement semblable à son « géniteur » est résolue par l'expérimentation animale qui a montré que certains caractères ne sont pas génétiquement déterminés, il n'en reste pas moins que de nombreux problèmes éthiques se posent, en particulier concernant le clonage thérapeutique. De nombreux états ont déjà répondu par leur législation en interdisant la pratique du clonage chez l'homme.

D'un point de vue schématique, la fécondation fait intervenir 9 étapes :

- la capacitation des spermatozoïdes dans les voies génitales féminines ;
- l'attraction des gamètes masculins par le gamète féminin ;
- la pénétration du spermatozoïde à travers les cellules du cumulus ;
- la reconnaissance de la zone pellucide par le spermatozoïde ;
- la réaction acrosomique ;
- la traversée de la zone pellucide ;
- la fusion membranaire entre les gamètes ;
- la prévention de la polyspermis ;
- l'activation de l'œuf.

I. La capacitation des spermatozoïdes dans les voies génitales féminines

Le spermatozoïde éjaculé est mobile et n'est pas fécondant. Afin d'acquérir cette propriété, il lui faut subir la capacitation qui entraîne une hypermobilité, la possibilité d'interagir avec la zone pellucide, de subir la réaction acrosomique et enfin d'initier la fusion membranaire. Cette capacitation a lieu dans les voies génitales féminines ; toutefois, elle peut être reproduite *in vitro*. Il ne nous appartient pas d'entrer dans le détail des modifications moléculaires qui affectent le spermatozoïde durant cette phase. Toutefois, il faut préciser que ces réactions consistent en des modifications post-traductionnelles dont la majorité est représentée par des phosphorylations, quelle que soit leur type, et des démasquages de sites actifs.

II. L'attraction des spermatozoïdes par l'ovocyte

A. En cas de fécondation externe

Pour les espèces dont la fécondation a lieu dans le milieu extérieur (par exemple, les mollusques, les poissons…), les spermatozoïdes doivent pouvoir s'orienter vers l'ovocyte, sinon ils se perdent irrémédiablement. Pour ce faire, ils sont attirés par l'ovocyte, ce qui permet la fécondation. Cette attraction cellulaire est assurée par des molécules chimiques capables d'attirer le spermatozoïde selon un gradient de concentration (chimiotactisme, chémo-attraction). Ainsi, le gamète mâle se dirige vers la source du facteur diffusible, c'est-à-dire l'ovocyte.

B. Dans l'espèce humaine

Dans l'espèce humaine, la fécondation est interne et se déroule dans l'ampoule de la trompe. L'un des problèmes de la fécondation humaine est le petit nombre de gamètes qui sont présents sur les lieux d'une possible fécondation. En effet, seul un ovocyte est produit par cycle. Au contraire, les spermatozoïdes déposés dans les voies génitales féminines sont très nombreux (entre soixante et six cents millions par éjaculat). Toutefois, les gamètes mâles ont une longue distance à parcourir pour parvenir au niveau de l'ampoule de la trompe. On estime que seuls cent à cent cinquante spermatozoïdes parviendront à destination. Certains arguments expérimentaux (lors de la pratique des fécondations in vitro) suggèrent qu'il existe des facteurs chémo-attractifs produits par l'ovocyte ou les cellules folliculaires. Ces facteurs sont encore totalement inconnus. Toutefois, ces facteurs n'agissent pas sur tous les spermatozoïdes mais seulement sur ceux qui ont été capacités. Ainsi pourra être réalisée une sélection des gamètes les plus performants pour assurer la fécondation.

III. La pénétration du spermatozoïde à travers les cellules du cumulus oophorus

Lors de l'ovulation, l'ovocyte reste entouré par les cellules du cumulus oophorus. Le spermatozoïde doit traverser cette couche cellulaire pour atteindre la zone pellucide puis la membrane ovocytaire. Deux mécanismes élémentaires rendent compte de cette traversée. D'abord, les spermatozoïdes ont une mobilité accrue. Un deuxième mécanisme facilite la traversée du cumulus : il existe une protéine ancrée à la membrane du spermatozoïde, la PH-20, qui possède une activité hyaluronidase. Cette activité enzymatique permet la dissociation cellulaire et le passage du spermatozoïde vers la zone pellucide.

IV. Interactions entre zone pellucide et spermatozoïdes

A. La zone pellucide

▶ Pour les mammifères, la fécondation entre espèces différentes (ou fécondation interspécifique) est en règle générale impossible si l'ovocyte est intact. Par contre, après dissection de la zone pellucide, une telle fécondation peut avoir lieu. Ceci démontre que les phénomènes de reconnaissance entre les gamètes prennent place au niveau de la zone pellucide (fig. 11.1). Dans un premier temps, les spermatozoïdes s'attachent à la zone pellucide (il s'agit alors d'une interaction faible et non spécifique d'espèce). Puis, la reconnaissance gamétique permet la liaison spécifique entre le spermatozoïde et la zone pellucide.

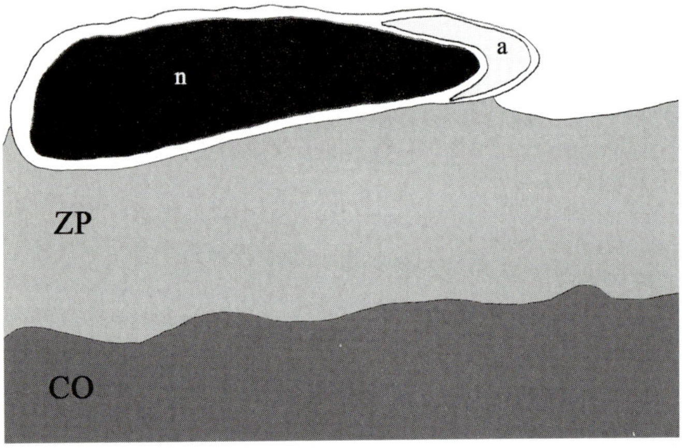

Fig. 11.1
Dessin réalisé d'après une photographie de Paul Wassarman *et al.* (*Mol Cell Endoc* 2005 ; 234 : 96) montrant l'interaction entre le spermatozoïde et la zone pellucide (ZP : zone pellucide, n : noyau du spermatozoïde, a : acrosome, CO : cytoplasme de l'ovocyte).

L'analyse biochimique et moléculaire de la zone pellucide des mammifères a montré qu'elle est formée de trois glycoprotéines : ZP1, ZP2 et ZP3 (fig. 11.2). En microscopie électronique, la zone pellucide est composée par des filaments de sept nm de large connectés entre eux. Ces filaments sont formés de polymères de ZP2-ZP3. La glycoprotéine ZP1 relie les filaments entre eux. Les liaisons entre les différentes ZP sont non covalentes.

B. La glycoprotéine ZP3

Si des spermatozoïdes sont mis en présence de glycoprotéines ZP solubles dans une solution, ils ne sont plus capables de se lier à la zone pellucide. Ainsi, les glycoprotéines ZP sont responsables de la liaison du spermatozoïde à la zone pellucide. En étudiant séparément chacune des glycoprotéines, on a pu montrer que seule ZP3 est responsable de ce phénomène (fig. 11.3).

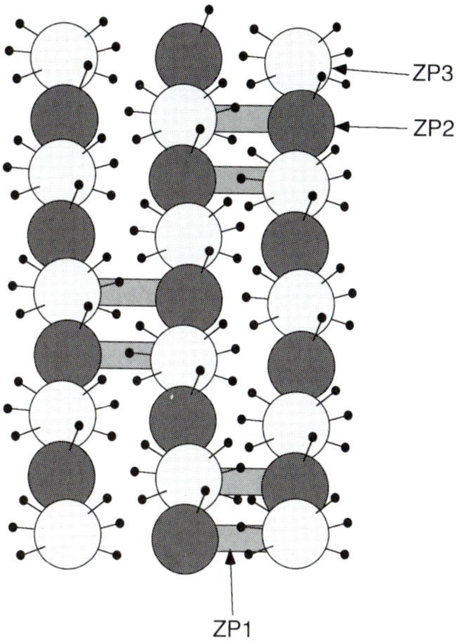

Fig. 11.2
Structure moléculaire de la zone pellucide.

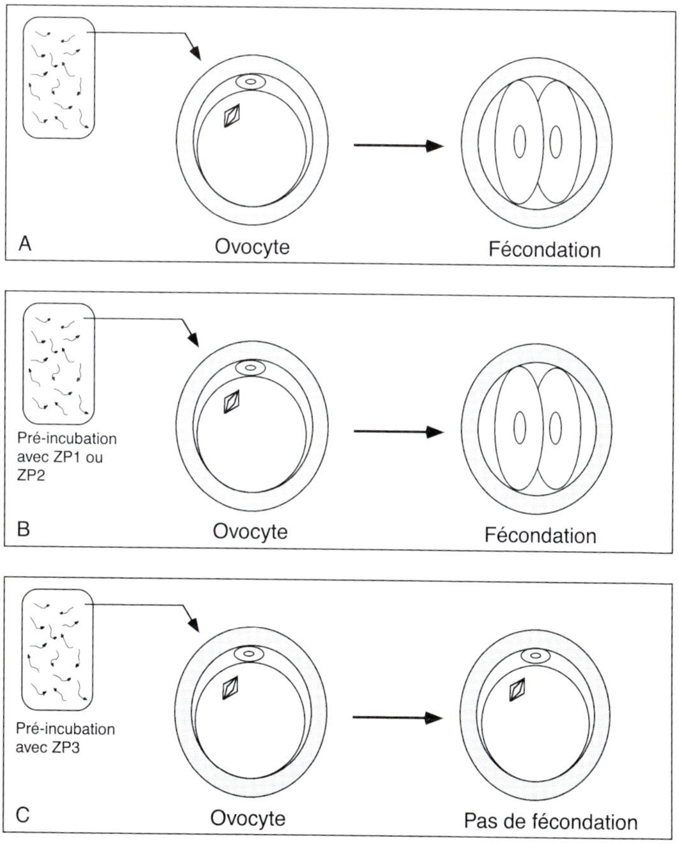

Fig. 11.3
Mise en évidence du rôle de ZP3.

▶ ZP3 est une glycoprotéine de quatre-vingt trois kilodaltons (kd) de poids moléculaire. Elle est formée par une chaîne polypeptidique de quarante-quatre kd sur laquelle sont branchés trois à quatre oligosaccharides liés à un résidu asparagine et un à cinq oligosaccharides liés à un résidu sérine ou thréonine. L'analyse de la séquence polypeptidique de ZP3 n'a pas révélé d'homologie avec d'autres protéines connues. Si on « déglycosyle » ZP3, celle-ci perd sa fonction de récepteur pour la membrane spermatique. Ce sont les oligosaccharides liés aux résidus sérine ou thréonine qui sont impliqués dans cette fonction. Ces oligosaccharides sont liés à des acides aminés situés dans la région de la molécule codée par l'exon 7 (plus exactement les résidus sérine 332 et 334). Or, cette région est caractérisée par une grande variabilité interspécifique. Cette variabilité de la séquence codante de l'exon 7 rend compte du répertoire très varié des formes possibles de ce récepteur, chaque forme caractérisant une espèce. Ceci rend probablement compte des mécanismes de reconnaissance spécifique d'espèce.

La protéine ZP3 joue un rôle considérable dans la fécondation. Plusieurs groupes de chercheurs ont construit des souris dont le gène codant pour la ZP3 a été invalidé. Les souris hétérozygotes et homozygotes se développent normalement. Toutefois, les femelles homozygotes sont stériles. L'étude histologique de leurs ovaires montre que les ovocytes sont dépourvus de zone pellucide. Bien que les deux autres protéines de la zone pellucide, ZP1 et ZP2, soient synthétisées normalement, elles ne peuvent s'assembler pour former une zone pellucide en absence de ZP3.

▶ La situation est en fait très complexe. Les souris femelles *zp3 -/-* produisent des ovocytes dépourvus de zone pellucide. On a réalisé alors une transgenèse dans cette lignée de souris en introduisant dans le génome murin le gène humain codant la protéine ZP3. Dans ce cas, cette nouvelle lignée de souris produit les trois glycoprotéines de la zone pellucide. Et on constate effectivement qu'une zone pellucide se met en place autour des ovocytes chez la femelle. Les protéines constituant cette zone pellucide ont deux origines différentes : ZP1 et ZP2 sont produites par des gènes murins alors que ZP3 est produite par un gène humain. Si ZP3 est effectivement la protéine responsable de la spécificité de la reconnaissance des gamètes, l'ovocyte de cette lignée de souris ne devrait pas être fécondable par un spermatozoïde de souris mais par un spermatozoïde humain ! Il n'en est rien. Seuls les spermatozoïdes de souris peuvent féconder les ovocytes de cette lignée. Ceci montre que la protéine ZP3 n'est pas seule responsable du contrôle de la spécificité de la reconnaissance. Les modifications post-traductionnelles peuvent aussi avoir un rôle dans ce processus.

C. Les récepteurs de ZP3

La membrane plasmique du spermatozoïde des mammifères est divisée en deux domaines : un domaine antérieur qui recouvre l'acrosome et un domaine postérieur. Ces deux domaines diffèrent par leur composition biochimique. La liaison entre spermatozoïde et zone pellucide fait intervenir le domaine antérieur de la membrane plasmique. C'est donc dans ce domaine que doit se trouver le (ou les) récepteur(s) membranaire(s) de ZP3.

Le problème de la mise en évidence de ce(s) récepteur(s) est devenu très complexe du fait de l'accumulation des données. Depuis le début des années quatre-vingt, deux douzaines de protéines ont été identifiées comme des récepteurs potentiels localisés dans la membrane du spermatozoïde. Il est bien entendu hors de propos de les citer toutes dans cet ouvrage, d'autant que leur fonction n'est pas toujours affirmée.

▶ Comment expliquer une telle richesse de molécules ? Un des chercheurs spécialistes de la fécondation, Paul Wassarman, propose au moins quatre explications possibles :

- chaque espèce de mammifères pourrait posséder un récepteur spécifique ;
- le ligand de ZP3 pourrait être formé de plusieurs protéines agissant chacune isolément ou au contraire sous la forme d'un complexe multiprotéique ;
- plusieurs protéines pourraient agir comme des récepteurs dont l'action serait séquentielle au cours de la fécondation ;
- certaines molécules isolées *in vitro* n'auraient pas cette action *in vivo*.

Quelle que soit l'hypothèse, nous avons choisi de ne présenter qu'un des candidats au rôle de récepteur, la β 1,4-galactosyltransférase (GalTase) qui est une enzyme de l'appareil de Golgi qui catalyse des réactions de glycosylation. La GalTase est présente au niveau de la membrane plasmique de nombreuses cellules dont le spermatozoïde. À ce niveau, elle joue le rôle d'une molécule d'adhérence qui reconnaît des résidus N-acétylglycosamine. La GalTase est localisée dans le domaine antérieur de la membrane plasmique du spermatozoïde (là où se fait l'interaction avec la zone pellucide). Le blocage de la GalTase empêche la liaison du spermatozoïde à la zone pellucide. Ces données montrent que la GalTase est une protéine membranaire interagissant avec la ZP3 et suggèrent fortement son rôle dans les processus de fécondation.

La GalTase existe sous deux formes : une forme courte présente dans l'appareil de Golgi (où elle agit sur les processus de glycoconjugaison) et une forme longue qui est liée aux membranes. Pour le spermatozoïde, seule la forme longue est exprimée. La GalTase est présente au niveau du domaine antérieur (celui qui se lie à la zone pellucide). De plus, en présence de ZP3, les résidus GalTase s'agglutinent à ce niveau.

Une souche des souris invalidée pour le gène codant la GalTase a été générée. Il faut noter que 85 % de ces souris meurent pendant la période néonatale. Sur les 15 % restantes, les souris grandissent et atteignent la maturité sexuelle. Leur fertilité est intacte mais réduite :

- leurs spermatozoïdes s'agrègent mal dans l'épididyme ;
- leurs spermatozoïdes ont une affinité plus forte vis-à-vis de la zone pellucide ;
- leurs spermatozoïdes ne subissent pas de réaction acrosomique en réponse à ZP3 ou à des anticorps anti GalTase ;
- par contre, en présence d'un ionophore calcique (qui shunte les étapes précédentes) la réaction acrosomique a lieu ;
- leurs spermatozoïdes pénètrent mal la zone pellucide *in vivo*.

En conclusion, la GalTase, n'est pas indispensable à la fécondation mais confère un avantage sélectif indéniable.

De plus, ces résultats suggèrent qu'il existe d'autres récepteurs assurant l'interaction entre la membrane plasmique du spermatozoïde et la zone pellucide. Récemment, la molécule SED1, protéine extramembranaire liée aux membranes qui contient quatre domaines (un domaine de type Notch, un domaine de type EGF et deux domaines discoïdine) a été incriminée dans la régulation de l'interaction spermatozoïde et zone pellucide. Cette protéine a une double origine : elle est synthétisée par le spermatozoïde lui-même et elle est sécrétée par l'épididyme et s'accroche à la

membrane du spermatozoïde pendant sa traversée de cette structure. Les souris mâles, dont le gène codant cette protéine a été invalidée, présentent un phénotype variable allant de l'infertilité complète jusqu'à l'hypofertilité. Ceci pourrait s'expliquer par le fond génétique des souris utilisées pour cette expérience.
SED1 forme un homodimère qui se lie à la membrane plasmique du spermatozoïde ainsi qu'à un déterminant de la zone pellucide qui est encore inconnu (fig. 11.4).

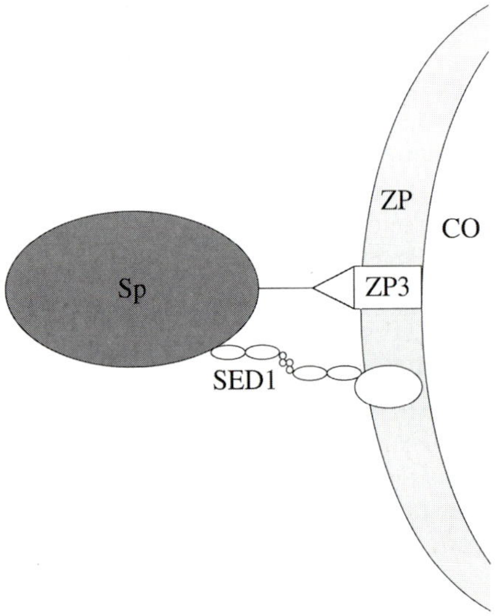

Fig. 11.4
Interactions entre le spermatozoïde et la zone pellucide.
La protéine ZP3 se lie à la GalTase. La molécule SED1 se lie à un déterminant encore inconnu.

V. La réaction acrosomique

Une fois les deux gamètes liés, le spermatozoïde subit la réaction acrosomique qui est constituée par une exocytose de l'acrosome par fusion de la membrane plasmique spermatique avec la membrane externe de l'acrosome (fig. 11.5).

▶ La réaction acrosomique est une réaction d'exocytose calcium dépendante qui fait intervenir une phospholipase dépendante du calcium, des protéines G, un flux entrant de Na^+ et de Ca^{2+} et un flux sortant de H^+. Il s'ensuit une dépolarisation cellulaire dont le potentiel passe de – 60 mV à – 30 mV.

Des spermatozoïdes mis en présence de protéines de la zone pellucide présentent une réaction acrosomique, montrant que ces protéines sont non seulement responsables de l'adhérence du gamète mâle avec la zone pellucide mais sont aussi capables d'induire la réaction acrosomique. Dans ce phénomène aussi, c'est la glycoprotéine ZP3 qui joue un rôle. Toutefois, contrairement à la liaison au spermatozoïde, la réaction acrosomique fait intervenir non seulement les oligosaccharides liés aux résidus sérine ou thréonine mais aussi la chaîne polypeptidique elle-même. L'interaction de spermatozoïdes avec des anticorps spécifiques dirigés contre la GalTase induit aussi la réaction acrosomique suggérant l'implication de cette pro-

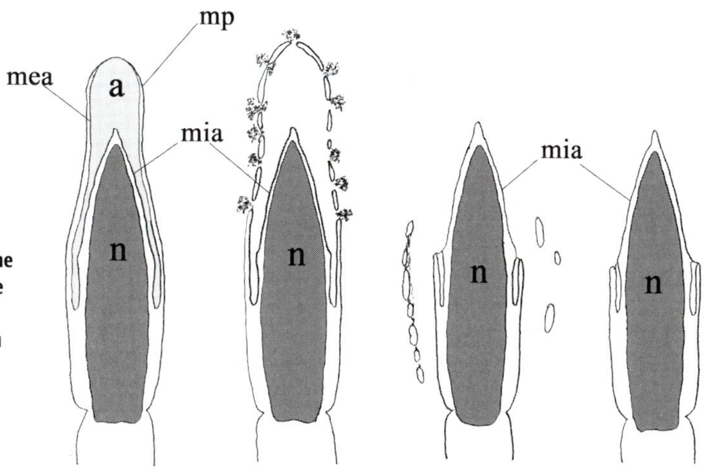

Fig. 11.5
La réaction acrosomique est une exocytose entre la membrane externe de l'acrosome (mea) et la membrane plamisque du spermatozoïde (mp). Ceci permet la libération du contenu de l'acrosome. À la fin, le spermatozoïde est limité par la membrane interne de l'acrosome (mia).

téine membranaire dans le contrôle de l'initiation de cette exocytose. Les spermatozoïdes des souris mâles, dont le gène codant la GalTase a été invalidée, ne subissent plus la réaction acrosomique induite par ZP3. Toutefois, ils peuvent traverser la zone pellucide et féconder l'ovocyte. On explique ce phénomène par la possibilité de réaction acrosomique spontanée chez la souris. Après la réaction acrosomique, la membrane du spermatozoïde perd son affinité pour la ZP3. La liaison entre les deux gamètes est alors assurée par la ZP2. Le récepteur membranaire du spermatozoïde pour cette glycoprotéine est encore inconnu.

VI. La traversée de la zone pellucide

La réaction acrosomique entraîne la libération d'enzymes dont certaines ont une activité protéasique (c'est le cas de l'acrosine), permettant la digestion partielle de la zone pellucide et le franchissement de celle-ci par le spermatozoïde. De plus, l'acrosome est riche en β N-acétylglycosaminidase qui clive les résidus N-acétylglycosamine de la ZP3. Ainsi, l'interaction entre ZP3 et la GalTase n'est plus possible. De l'ensemble de ces réactions biochimiques, il s'ensuit que le gamète mâle pénètre dans l'espace périvitellin et entre au contact de la membrane plasmique de l'ovocyte. Ce contact permet la fusion membranaire des deux gamètes et le passage des éléments de la tête, de la pièce intermédiaire et de la plus grande partie de la queue dans le cytoplasme ovocytaire chez la souris. Pourtant, la présence de l'acrosine n'est pas indispensable. En effet, chez des souris homozygotes, dont le gène codant cette enzyme a été invalidé, le gamète mâle pénètre, certes avec retard, à travers la zone pellucide.

VII. Fusion membranaire des gamètes

A. Contact et fusion membranaires

Après la traversée de la zone pellucide et de l'espace périvitellin, la membrane plasmique du spermatozoïde entre en contact avec celle de l'ovocyte. Puis, les deux membranes fusionnent, permettant ainsi la pénétration du noyau du spermatozoïde dans le cytoplasme de l'ovocyte. Comme il est possible de bloquer sélectivement la fusion membranaire mais que le contact des deux membranes est un préalable indispensable à la fusion, on peut déduire que ces deux mécanismes ne font pas intervenir les mêmes voies.

B. Fertiline et intégrines

Le spermatozoïde présente à sa surface une molécule de fertiline (hétérodimère composée de deux sous-unités alpha et bêta). Chacune de ces sous-unités appartient à la famille ADAM (pour *contains a disintegrin and metalloproteinase domain*, c'est-à-dire protéines qui contiennent un domaine disintégrine et métalloprotéinase). La fertiline est capable de se lier à une intégrine dont certaines sont exprimées par la membrane plasmique de l'ovocyte. Toutefois, le rôle de ces différents facteurs moléculaires reste à préciser. En effet, le KO de la fertiline ou des différentes intégrines n'entraîne pas de stérilité. Il faudra encore de nombreuses recherches afin de mettre en évidence le rôle de ces protéines dans le processus de fusion.

▶ En fait, la situation est loin d'être aussi simple. Chez la souris, on dénombre huit ou neuf intégrines présentes à la surface de l'ovocyte ($\alpha_2\beta_1$, $\alpha_3\beta_1$, $\alpha_5\beta_1$, $\alpha_6\beta_1$, $\alpha_v\beta_1$, $\alpha_v\beta_3$, $\alpha_v\beta_5$ et possiblement $\alpha_9\beta_1$). Les souris dont les gènes codant α_3, α_6, α_7, β_1, β_3 ou β_5 sont fertiles et n'ont pas d'anomalies des phénomènes de liaison–fusion entre spermatozoïde et ovocyte. Ces résultats, chez la souris, indiquent que les intégrines ovocytaires ne sont pas indispensables à la fécondation. Toutefois, la fonction physiologique de ces intégrines reste encore à déterminer. Nul doute que dans l'avenir, les rôles respectifs de ces différentes molécules devraient s'éclaircir.

On commence à mettre en évidence des molécules membranaires qui pourraient jouer un rôle de cofacteurs responsables du contrôle des processus de fusion membranaire. Ainsi, il existe à la surface de l'ovocyte une molécule de la famille des tétraspanines (molécules à quatre domaines transmembranaires présentant deux boucles extra-cellulaires et deux petits domaines cytoplasmiques) dénommée CD9 (fig. 11.6). Les souris CD9 -/- ne sont pas fertiles, leurs ovocytes ne permettant pas la fusion membranaire (fig. 11.7). La molécule CD9 pourrait servir dans un complexe multiprotéique avec l'intégrine. Ce complexe pourrait réagir avec la fertiline du spermatozoïde.

C. CD9 et Izumo

Le récepteur de CD9 sur le spermatozoïde a été récemment identifié. Il s'agit d'une molécule de la super-famille des immunoglobulines baptisée Izumo (du nom d'un tempe de la fertilité au Japon). Les mâles dont le gène codant Izumo ont été invalidés ont des spermatozoïdes qui ne peuvent fusionner avec l'ovocyte.

La situation semble plus complexe. En effet, d'autres tétraspanines ont été découvertes sur la membrane de l'ovocyte et elles pourraient jouer un rôle vicariant pour CD9 expliquant que l'absence d'une telle molécule ne génère pas une infertilité totale.

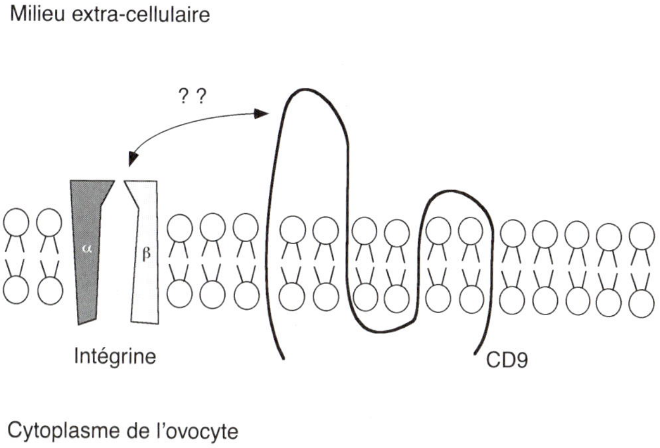

Fig. 11.6

La membrane plasmique de l'ovocyte avec présence d'intégrines et de CD9.

Les relations exactes entre ces deux molécules restent encore à déterminer.

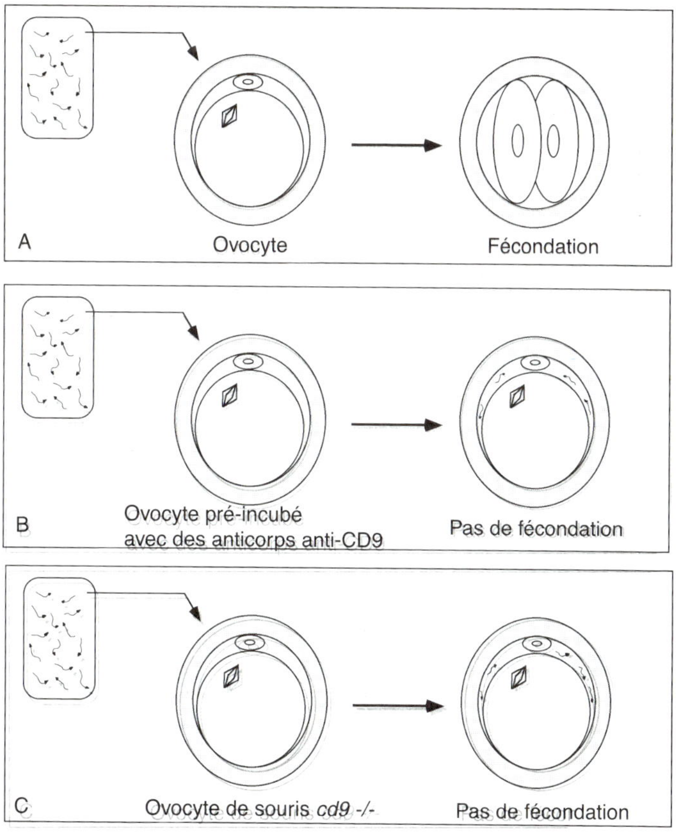

Fig. 11.7

Mise en évidence du rôle de CD9.

Si on traite les ovocytes avec des anticorps dirigés contre le CD9 ou si ces ovocytes proviennent de femelles *cd9* -/-, il n'y a pas de fécondation et les spermatozoïdes s'accumulent entre la zone pellucide et la membrane plasmique de l'ovocyte.

VIII. La prévention de la polyspermie

Une fois qu'un spermatozoïde a pénétré dans le cytoplasme de l'ovocyte, il est indispensable d'empêcher la pénétration d'un autre gamète mâle. En effet, si un tel processus se produit, l'œuf formé sera anormal du point de vue de son matériel génétique (polyploïdie), conduisant à sa mort ou à la formation d'un embryon anormal. Plusieurs mécanismes différents et successifs dans le temps assurent la prévention de la polyspermie.

A. Blocage rapide

Le blocage rapide de la polyspermie fait intervenir des modifications du potentiel de repos de l'œuf. Le potentiel de repos de l'ovocyte est de l'ordre de – 70 mV du fait des différences de concentrations ioniques de part et d'autre de la membrane plasmique (la concentration cytoplasmique en ions Na^+ est particulièrement faible). Quelques secondes après la fusion membranaire entre les deux gamètes, le potentiel de membrane se modifie et devient positif à + 20 mV. Cette modification est permise par l'ouverture de canaux sodiques et l'entrée de Na^+ dans la cellule. La membrane d'un spermatozoïde ne peut pas fusionner avec un œuf dont le potentiel est positif. Cette variation du potentiel intracellulaire est un processus transitoire qui ne persiste qu'une minute. Ce mécanisme de blocage de la polyspermie est démontré chez l'oursin. Toutefois, il ne semble pas être mis en jeu chez les mammifères.

B. Blocage lent

Le blocage lent de la polyspermie permet de prendre le relais du mécanisme précédent et assure la pérennité de ce blocage. Pour les mammifères, il semble représenter la seule stratégie possible. Dans le cytoplasme sous-membranaire de l'ovocyte, de nombreuses vésicules, appelées granules corticaux, sont présentes. Ces granules contiennent de nombreuses enzymes. Lors de la fécondation, il existe une augmentation de la concentration intracellulaire de Ca^{2+} dans le cytoplasme, ce qui entraîne une exocytose des granules corticaux (ou dégranulation corticale). Le contenu des granules se déverse dans le milieu externe où les enzymes des granules réagissent avec la zone pellucide. Des protéases clivent la molécule ZP2 et des N-acétylglycosaminidases inactivent ZP3. Ainsi, la zone pellucide est transformée sur le plan biochimique, ce qui la rend inapte à la liaison avec d'autres spermatozoïdes.

C. L'activation de l'œuf

La liaison du spermatozoïde à la membrane cellulaire de l'ovocyte entraîne une activation de protéines G (protéines se liant au GTP). Ces protéines activent à leur tour une enzyme membranaire, la phospholipase C, qui clive le phosphatidylinositol (PiP_2) en inositol 1,4,5 triphosphate (ou IP3) et en diacylglycérol (DAG) (fig. 11.8). L'IP3 se lie à un récepteur membranaire situé au niveau du réticulum endoplasmique. Il s'ensuit une libération des ions Ca^{2+} stockés dans le réticulum endoplasmique et par suite une augmentation de la concentration cytoplasmique en Ca^{2+}. Le diacylglycérol active la protéine kinase C qui stimule la pompe Na^+/H^+. Cette activation entraîne un flux entrant d'ions Na^+ et un flux sortant d'ions H^+, d'où une augmentation du pH intracellulaire. Ces mouvements ioniques ont pour conséquence l'activation du zygote. Ainsi, l'augmentation de la concentration intracellulaire d'ions Ca^{2+} active la NAD^+ kinase permettant la conversion du NAD^+ en $NADP^+$ (qui est un coenzyme essentiel pour les synthèses lipidiques), l'augmentation du pH intracellulaire conduit à l'activation de la synthèse protéique.

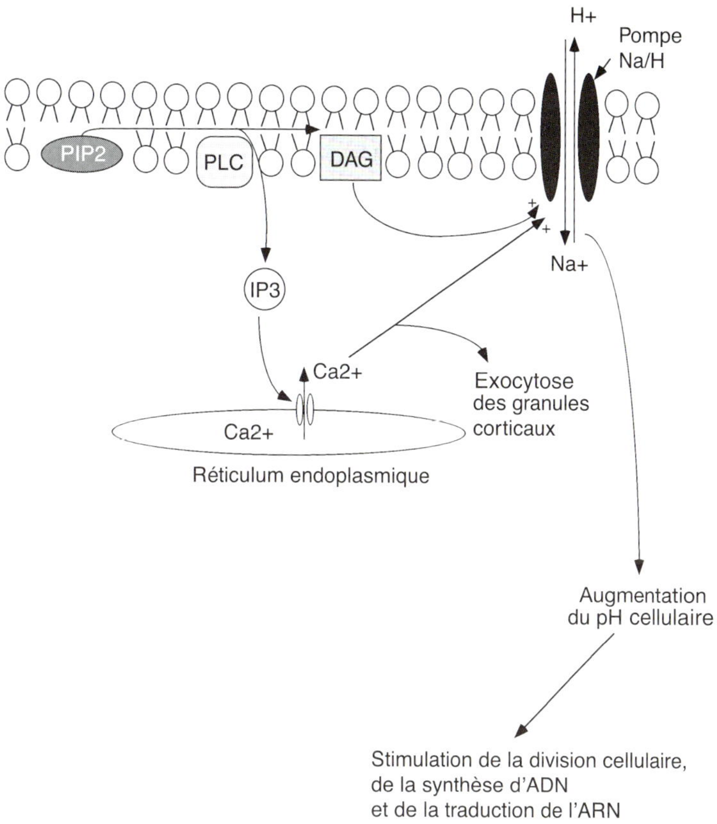

Fig. 11.8
Les mécanismes de l'activation zygotique.

Cette activation du zygote entraîne la reprise de la deuxième division de la méiose (bloquée depuis l'ovulation) par le pronucleus féminin et la décondensation du noyau du spermatozoïde qui forme le pronucleus masculin. À partir du centriole (qui provient du spermatozoïde chez tous les mammifères sauf la souris), se forme un fuseau sur lequel se disposent les deux pronuclei. Chez les mammifères, il n'y a pas de mélange des deux pronuclei mais condensation rapide de l'ADN en chromosomes qui se disposent sur le fuseau et subissent la 1re mitose de segmentation.

POINTS CLÉS

- La fécondation se produit en sept étapes distinctes :
  - la pénétration du spermatozoïde à travers le cumulus est assurée par la hyaluronidase ;
  - le spermatozoïde reconnaît la zone pellucide grâce au complexe ZP 3 – GalTase ;
  - la ZP3 induit la réaction acrosomique ;
  - la traversée de la zone pellucide est assurée par la libération des enzymes de l'acrosome ;
  - la fusion membranaire des gamètes fait intervenir des protéines telles CD9 et Izumo ;
  - la réaction corticale empêche la polyspermie ;
  - l'activation de l'ovocyte résulte des modifications induites par l'entrée du spermatozoïde dans l'ovocyte.

ENTRAÎNEMENT

QROC

1. Décrire sommairement les neuf phases qui se déroulent lors de la fécondation.
2. Quels sont les mécanismes élémentaires qui permettent de prévenir la polyspermie ?
3. Quels sont les mécanismes de l'activation de l'œuf après fécondation ?
4. Quelle est la composition de la zone pellucide des mammifères ?
5. Quelles sont les conséquences de la réaction acrosomique ?
6. Quelles sont les conséquences de la réaction corticale ?
7. Décrire biochimiquement la fertiline.
8. Quelles sont les deux molécules membranaires dont le KO entraîne un défaut de fusion des membranes entre ovocyte et spermatozoïde ?

QCM

1. Parmi les protéines de la zone pellucide, quelle(s) est (sont) celle(s) qui assure(nt) la liaison du spermatozoïde à la zone pellucide ?

- ❑ **A.** La ZP1.
- ❑ **B.** La ZP2.
- ❑ **C.** La ZP3.
- ❑ **D.** La GalTase.
- ❑ **E.** La fertiline.

2. Parmi les propositions suivantes, quelle(s) est (sont) celle(s) qui est (sont) exacte(s) ?

- ❑ **A.** Chez l'homme, les deux pronuclei fusionnent avant la 1re mitose de segmentation.
- ❑ **B.** L'activation de l'œuf est assurée par un flux de Ca^{2+} allant du cytoplasme vers le milieu extérieur.
- ❑ **C.** L'acrosine est une enzyme acrosomique protéolytique.
- ❑ **D.** Des anticorps spécifiques dirigés contre la GalTase peuvent déclencher l'activation de l'œuf.
- ❑ **E.** L'exocytose de l'acrosome est permise par une dépolarisation intracellulaire du spermatozoïde.

3. Parmi les événements suivants, quel(s) est (sont) celui (ceux) assuré(s) par une augmentation de la concentration intracellulaire d'ions Ca^{2+} ?

- ❑ **A.** La réaction acrosomique.
- ❑ **B.** La dépolarisation de l'œuf.
- ❑ **C.** La dégranulation corticale.
- ❑ **D.** L'activation de la NAD+ kinase.
- ❑ **E.** La fusion membranaire des deux gamètes.

4. Parmi les propositions suivantes, quelle(s) est (sont) celle(s) qui est (sont) exacte(s) ?

- ❑ **A.** Chez l'homme, il existe une chémo-attraction de tous les spermatozoïdes par l'ovocyte.
- ❑ **B.** La zone pellucide permet la reconnaissance intergamétique spécifique de l'espèce.
- ❑ **C.** Après ablation de la zone pellucide, un ovocyte n'est plus fécondable.
- ❑ **D.** L'enzyme GalTase est indispensable pour la fécondation.
- ❑ **E.** L'enzyme GalTase est impliquée dans la reconnaissance de la zone pellucide par le spermatozoïde.

5. Parmi les propositions suivantes concernant la réaction acrosomique, la(les)quelle(s) est (sont) exacte(s) ?

- ❑ **A.** C'est une réaction d'exocytose nécessitant la présence d'ions Ca^{2+}.
- ❑ **B.** Elle libère de l'acrosine qui permet une digestion partielle de la zone pellucide.
- ❑ **C.** Elle est induite par la protéine ZP2.
- ❑ **D.** Elle peut être déclenchée par l'adjonction d'anticorps dirigés contre l'enzyme GalTase.
- ❑ **E.** Elle est indispensable pour permettre la traversée de la zone pellucide par le spermatozoïde.

6. Parmi les propositions suivantes, la(les)quelle(s) s'applique(nt) à la capacitation des spermatozoïdes ?

- ❑ **A.** Elle a lieu dans les voies génitales masculines.
- ❑ **B.** Elle entraîne une hypermobilité des spermatozoïdes.
- ❑ **C.** Elle rend le spermatozoïde incapable de subir la réaction acrosomique.
- ❑ **D.** Elle est essentiellement expliquée par des modifications post-traductionnelles.
- ❑ **E.** Elle rend le spermatozoïde capable d'interagir avec la zone pellucide.

7. On a produit une souche de souris dont le gène codant la GalTase a été invalidé. Parmi les conséquences suivantes, la(les)quelle(s) peut(vent) être observées ?

- ❑ **A.** Il n'y a pas de mortalité pendant la période néonatale.
- ❑ **B.** Leurs spermatozoïdes s'agrègent mal dans l'épididyme.
- ❑ **C.** Leurs spermatozoïdes ne subissent pas de réaction acrosomique en présence de ZP3.
- ❑ **D.** Leurs spermatozoïdes pénètrent très bien dans la zone pellucide *in vivo*.
- ❑ **E.** Les mâles homozygotes sont stériles.

8. Parmi les molécules suivantes, la(les)quelle(s) est (sont) impliquées dans l'interaction zone pellucide – membrane du spermatozoïde ?

- ❑ **A.** CD9.
- ❑ **B.** SED1.
- ❑ **C.** Izumo.
- ❑ **D.** Acrosine.
- ❑ **E.** GalTase.

Pour les corrections, se reporter à la page 221

Développement embryonnaire précoce

III

Première semaine du développement

12

L'œuf dans l'espèce humaine, comme dans toutes les autres espèces où la reproduction est sexuée, résulte de la fusion de l'ovocyte et du spermatozoïde. Cette fusion de deux cellules ayant subi une méiose (donc de deux cellules haploïdes) permet de reproduire une cellule diploïde. Ainsi, chaque œuf possède une moitié de génome d'origine maternelle et une moitié de génome d'origine paternelle. Du point de vue quantitatif pour le génome nucléaire, il résulte d'un tel mécanisme que les deux parents participent également à la formation des gènes de l'embryon. Il en va tout autrement pour les composants cytoplasmiques. Du fait de l'anisogamie sexuelle, la quasi-totalité du cytoplasme provient de l'ovocyte. Toutefois, certains composants cytoplasmiques dont les fonctions peuvent être importantes proviennent soit de la mère (ovocyte) soit du père (spermatozoïde). Ainsi, le centrosome (région cellulaire organisatrice des microtubules) est exclusivement d'origine paternelle dans l'espèce humaine comme chez tous les mammifères sauf chez la souris. Les mitochondries du spermatozoïde pénètrent dans le cytoplasme de l'ovocyte, pourtant, seules les mitochondries maternelles se retrouvent chez l'embryon. Les mécanismes de l'exclusion des mitochondries paternelles demeurent mystérieux.

I. Mitoses de segmentation ou clivage

La première semaine du développement correspond à la phase pré-implantatoire, c'est-à-dire à la phase de migration de l'embryon dans la trompe puis dans la cavité utérine avant la phase de nidation (fig. 12.1). L'embryon est libre dans les liquides de sécrétion tubaire et utérin. Il ne grandit pas mais se divise activement par des mitoses successives (appelées mitoses de segmentation). Chez les anamniotes (animaux dont le développement embryonnaire ne s'accompagne pas de la formation d'annexes extra-embryonnaires), ces divisions cellulaires sont très particulières : en effet, comme les cellules ne grandissent pas, leurs cellules filles

▶ Avec le développement d'organismes de plus en plus complexes, il a été nécessaire d'assurer un développement embryonnaire de plus en plus long. Une première stratégie adaptative a consisté à produire des gamètes de plus en plus riches en réserves, permettant une autarcie de l'embryon qui se développe grâce à ces seules réserves. L'exemple évolutif le plus parfait de ce type de stratégie est assurément celui des oiseaux dont l'ovocyte est de très grande taille, très riche en réserves permettant un développement embryonnaire totalement autonome. Toutefois, cet œuf est tellement riche en réserves qu'il est une source appréciable de nourriture pour les autres espèces. Ainsi, un avantage évolutif pour une espèce peut se retourner contre cette même espèce parce qu'il sert à d'autres prédateurs. Dans d'autres cas (amphibiens ou poissons), l'œuf est moins riche en réserves mais le développement conduit à la mise en place d'une larve capable de se déplacer et de se nourrir. Ainsi, l'embryon assure lui-même sa croissance du fait d'une différenciation précoce. Une seconde stratégie adaptative a été mise en place par les mammifères et les marsupiaux. Dans ces cas, le développement embryonnaire est prolongé alors que l'œuf est pauvre en réserves. L'embryon peut se nourrir grâce à la mise en place des annexes embryonnaires qui permettent une connexion entre les circulations maternelle et fœtale.

deviennent de plus en plus petites. Le cycle cellulaire des premières cellules embryonnaires dans ces espèces est différent de celui des cellules plus matures. Normalement une cellule qui entre en division suit un cycle de phases (dénommé cycle cellulaire) dans lequel alternent une phase G1, une phase S de synthèse d'ADN, une phase G2 et une phase M de mitose. Pour les premières cellules embryonnaires, le cycle cellulaire n'est composé que de deux phases : la phase S de synthèse d'ADN précède immédiatement la phase M qui se poursuit alors par une nouvelle phase S. Il existe encore des discussions de spécialistes pour savoir si les phases G sont absentes ou très courtes lors de ces mitoses. Il s'ensuit que la durée du cycle cellulaire des premières divisions chez les anamniotes est très courte (par exemple trente minutes chez la grenouille). Chez les amniotes (animaux qui ne se développent qu'en présence d'annexes extra-embryonnaires), les premières mitoses sont plus lentes (vingt-quatre heures voire plus chez les mammifères). Le cycle cellulaire de ces divisions est classique avec la succession des quatre phases G1 – S – G2 – M.

Les cellules filles issues de la segmentation de l'œuf sont appelées les blastomères. Chez les mammifères (dont les humains), la segmentation de l'œuf est totale (on parle de segmentation holoblastique). Cette caractéristique est commune à toutes les espèces dont les œufs sont pauvres en réserves. Elle s'oppose à la segmentation méroblastique des espèces dont les œufs sont riches en réserves. Dans ce cas, seule une partie de l'œuf se segmente. C'est le cas pour les oiseaux par exemple.

La première mitose de segmentation est orientée selon le plan d'un des méridiens de l'œuf fécondé. Puis, les deux blastomères ne se divisent pas en même temps ni selon le même plan. Le blastomère le plus petit est celui dans lequel a pénétré le spermatozoïde et il est le premier à se diviser. Ceci explique qu'il est possible d'observer des stades de trois cellules de façon parfaitement physiologique lors de suivi de fécondations *in vitro*. L'orientation de la deuxième mitose de segmentation se fait selon le plan de l'équateur de l'œuf pour un des blastomères et selon le plan d'un des méridiens pour l'autre. Ce type de segmentation, appelé clivage rotationnel, est une constante pour tous les mammifères et n'existe que pour cette classe.

Au quatrième jour, l'œuf humain est composé d'environ seize à trente cellules, il entre dans la cavité utérine et prend un aspect sphérique (il ressemble à une petite mûre d'où le nom de morula qu'on lui donne). À ce moment, il absorbe du liquide qui se collecte entre les cellules et forme une cavité (ou blastocèle). L'embryon prend alors le nom de blastula ou blastocyste (5e jour). La formation du blastocèle s'accompagne d'une croissance du diamètre de l'embryon, croissance concomitante de la perforation de la zone pellucide (ou éclosion). Après l'éclosion, l'embryon est libre d'interagir avec l'épithélium de la cavité utérine. Ces interactions seront primordiales pour la phase de nidation qui se déroule lors de la deuxième semaine.

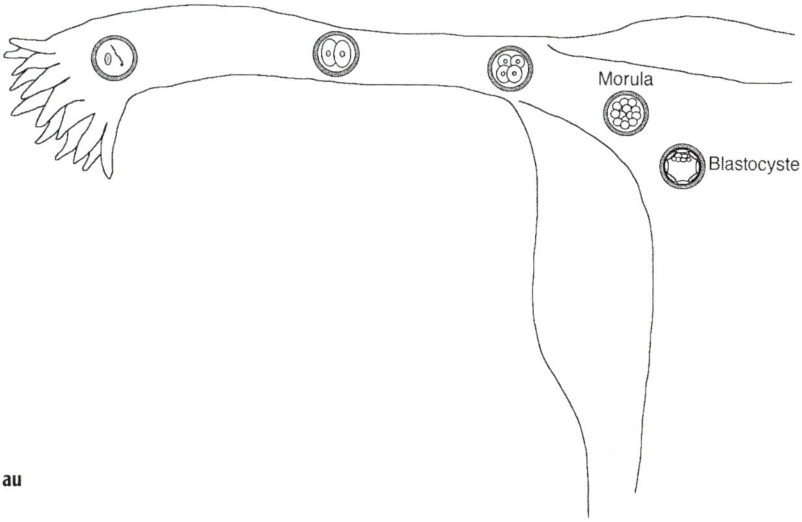

Fig. 12.1
Évolution de l'embryon humain au cours de son trajet tubaire.

II. L'empreinte génomique

A. Complémentarité des génomes maternel et paternel

Nous avons vu, lors de la fécondation, que le zygote résulte de la fusion de deux noyaux et que la diploïdie est restaurée par cette étape du développement. On peut se demander si la fusion de deux noyaux ayant subi une méiose est suffisante pour assurer le développement ultérieur de l'œuf. Cette question revient à se demander si la fusion de deux noyaux issus chacun d'un ovocyte ou de deux noyaux issus chacun d'un spermatozoïde peut permettre le développement ultérieur ; autrement dit, un mammifère peut-il avoir deux pères sans mère ou deux mères sans père ? Il est évident que la réponse à une telle question nécessite le recours à l'expérimentation et donc à l'étude chez l'animal.
Il est possible, chez la souris, de réaliser des transplantations de pronucleus dans un œuf fécondé après ablation de son noyau. Ainsi, on peut réaliser des œufs formés par deux noyaux de deux spermatozoïdes ou des œufs formés par deux noyaux de deux ovocytes. Le développement embryonnaire ne se produit pas normalement dans ces cas (fig. 12.2). Si les deux noyaux proviennent de spermatozoïdes, l'œuf ainsi formé donne naissance à des cellules qui forment un trophoblaste (une des annexes

embryonnaires). Parfois, un embryon se forme mais il ne se développe pas au-delà de la gastrulation. Au contraire, si les deux noyaux proviennent d'ovocytes, l'œuf ainsi formé produit des cellules de type embryonnaire avec un défaut de formation des annexes. Le développement ne peut se poursuivre du fait du défaut des annexes. On peut donc conclure que les deux génomes, maternel et paternel, ne sont pas fonctionnellement équivalents et qu'ils sont tous les deux nécessaires pour un développement harmonieux de l'œuf.

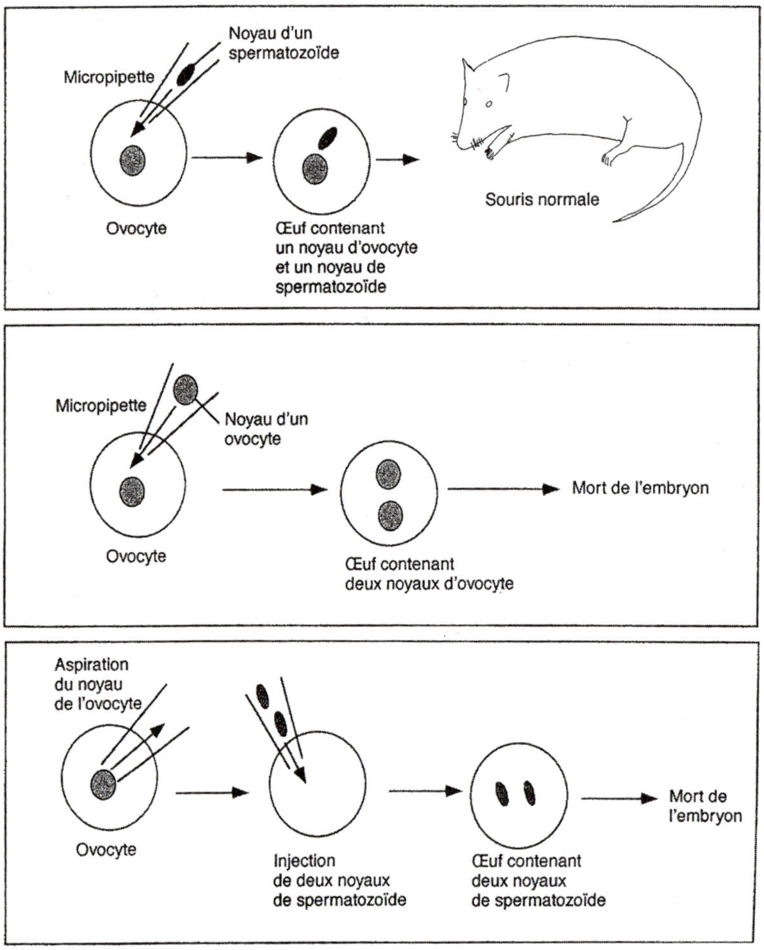

Fig. 12.2
Démonstration de la complémentarité des génomes maternel et paternel au cours du développement embryonnaire.

B. La notion d'empreinte génomique

Comment peut-on expliquer la complémentarité des génomes ? Il faut admettre que certains gènes se comportent différemment en fonction de leur origine, paternelle ou maternelle. C'est-à-dire que chaque cellule contient une mémoire de l'origine de certains gènes. On a pu montrer, à l'appui de cette hypothèse, que, pour certains gènes, seul un des deux allèles s'exprime (fig. 12.3).

D'une manière générale, pour les gènes portés par les autosomes (chromosomes non sexuels), il existe deux copies de chaque gène (deux allèles) :

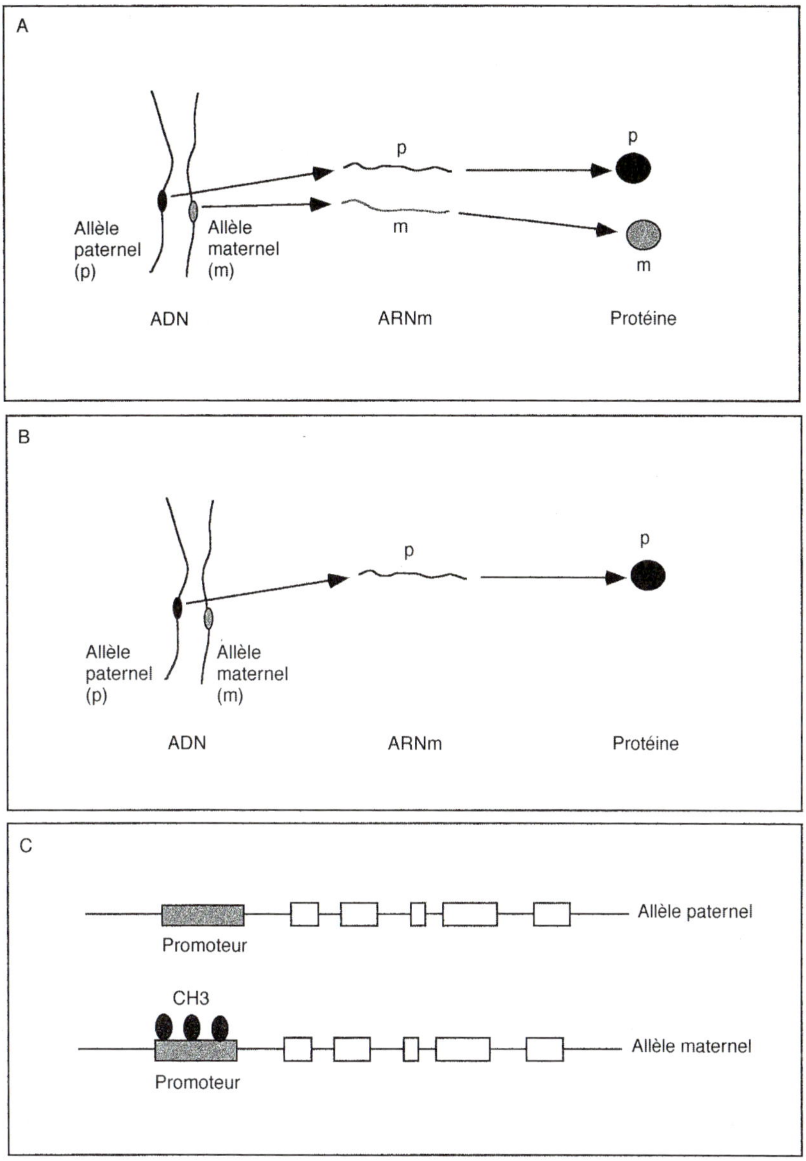

Fig. 12.3
A. Gènes autosomiques ne subissant pas d'empreinte génomique.
En règle générale, les deux allèles sont transcrits, donnant naissance à des ARN-m et à des protéines.
B. Gènes autosomiques subissant une empreinte génomique.
En cas d'empreinte génomique, seul un des deux allèles est transcrit (ici l'allèle paternel). Dans ce cas, il n'existe ni transcrits de l'allèle maternel ni protéine traduite à partir de ces transcrits.
C. Comparaison des deux allèles en cas d'empreinte génomique.
En cas d'empreinte génomique, la région promotrice de l'allèle non transcrit est fortement méthylée.

une copie héritée de la mère et une copie héritée du père. Normalement, les deux allèles s'expriment si bien que les ARN-m transcrits puis les protéines traduites sont codés par des gènes provenant des deux parents. Pour un très petit nombre de gènes connus, seul un des deux allèles s'exprime et, dans ce cas, c'est toujours le même pour toutes les cellules. Ainsi, il existe une marque (une empreinte ou un sceau) caractérisant l'origine de chacun de ces allèles. On parle dans ce cas d'empreinte génomique. Ainsi, seul l'allèle paternel du gène codant l'*Insulin-like Growth Factor* 2 (IGF2) est exprimé. Ce facteur de croissance joue un rôle primordial dans la multiplication des cellules embryonnaires et, de ce fait, un œuf produit par deux noyaux d'ovocyte donnera naissance à des cellules qui ne transcrivent pas ce facteur. Pour le récepteur de l'IGF2, la situation est inverse chez la souris : seul l'allèle maternel est exprimé. Chez l'être humain, le récepteur de l'IGF2 ne subit pas d'empreinte génomique.

C. La méthylation des gènes

Comment expliquer ces phénomènes d'empreinte génomique ? Le contenu de l'ADN en guanine (G) et cytosine (C) est d'environ 40 %, sauf dans de petites régions (les îlots CpG) où le taux de G et C atteint 60 à 70 %. De plus, les îlots CpG sont très peu méthylés, contrairement aux autres groupements GC. La méthylation de l'ADN est le résultat d'une réaction chimique qui greffe une fonction méthyle au niveau d'un résidu cytosine de l'ADN dans une région contenant le motif CG. Cette réaction est catalysée par une enzyme : l'ADN-méthyltransférase.

▶ L'activité ADN-méthyltransférase est en fait assurée par différentes enzymes. Ainsi, la méthylation qui se reproduit après chaque phase S de synthèse d'ADN est assurée par l'ADN-méthyltransférase 1. Ce sont les ADN-méthyltransférases 3 qui sont responsables de la méthylation différentielle des allèles selon leur origine paternelle ou maternelle.

Les îlots CpG sont situés à l'extrémité 5'de tous les gènes domestiques (gènes exprimés par toutes les cellules de l'organisme) et de la majorité des gènes spécifiques de tissus (gènes exprimés par certaines cellules seulement). On a pu montrer que pour les gènes subissant une empreinte génomique l'allèle non exprimé contient un îlot CpG méthylé alors que l'îlot de l'allèle exprimé ne l'est pas (il s'agit d'une règle générale qui peut souffrir quelques exceptions). De plus, si on provoque une invalidation d'un ADN-méthyltransférase 3 par recombinaison homologue chez la souris, on perturbe les phénomènes d'empreinte génomique. Les résultats ne sont pas simples à interpréter ; en effet, pour certains gènes, on active un allèle normalement silencieux et pour d'autres, on inhibe un allèle normalement actif. Ainsi, la méthylation des îlots CpG rend compte (peut-être en partie seulement) des phénomènes d'empreinte génomique.

La dynamique de la mise en place de l'empreinte génomique commence à être élucidée. Les cellules germinales primordiales (cellules précurseurs des gamètes) effacent leur empreinte génomique lorsqu'elles entrent dans la gonade embryonnaire. Elles acquièrent une nouvelle empreinte au cours de leur maturation. Cette empreinte dépend bien sûr du sexe de l'individu et non plus de l'origine parentale des gènes de ces cellules. Ainsi, un gène hérité du père chez une fille deviendra un gène à empreinte féminine. Cette empreinte génomique est alors stable et se transmet après la fécondation, même si la situation est plus complexe pour certains gènes.

III. La transcription du génome de l'embryon

A. L'activation zygotique chez les invertébrés et les vertébrés inférieurs

Chez les invertébrés et les vertébrés inférieurs, il n'y a pas de synthèse d'ARN par le génome de l'embryon lors des premières étapes du développement. Néanmoins, l'ADN du noyau est dupliqué afin de permettre les mitoses successives. Or, les blastomères ont besoin pour se diviser de protéines et d'enzymes assurant les étapes essentielles de la mitose. Les seuls ARN et les seules protéines présents ont été synthétisés par l'ovocyte à partir du seul génome maternel. On les appelle ARN à effet maternel ou transcrits maternels (*maternal effect genes*). Pendant ces premiers stades, l'embryon vit sur ces seuls ARN qui permettent les synthèses protéiques et les régulations précoces. Le début de production d'ARN propres à l'embryon (c'est-à-dire le début de la transcription du génome) s'accompagne d'un arrêt transitoire du développement caractérisé par une suspension temporaire des mitoses. La phase de début de la transcription est appelée activation génique du zygote ou activation zygotique. Elle survient chez toutes les espèces à différents temps et différents stades après la fécondation. Chez les vertébrés inférieurs, elle correspond à la transition blastuléenne. Néanmoins, cette activation survient à un moment précis dans une espèce donnée. Ainsi, on a postulé l'existence d'une horloge interne qui permet le déclenchement de l'activation zygotique.

B. **L'activation zygotique chez les mammifères**

1. Culture de l'embryon dans un milieu qui inhibe la transcription

Une série d'expériences tendait à soutenir la thèse d'une activation zygotique différée chez l'homme. En effet, si on cultive des embryons humains dans un milieu contenant de l'α-amanitine (drogue qui inhibe la transcription), le développement embryonnaire s'arrête aux stades quatre à huit cellules. La conclusion de ces expériences est que, jusqu'aux stades quatre à huit cellules, les cellules sont capables de se diviser du fait de la présence des ARN-m maternels. Au-delà de ce stade, les ARN-m maternels ne sont plus suffisants pour permettre la poursuite du développement. Toutefois, ces expériences ne permettent pas de démontrer l'absence de transcription pendant les phases précoces de l'embryogenèse.

2. Mise en évidence de transcrits très précoces

La mise en évidence d'une transcription pendant les phases précoces du développement est techniquement difficile. Il faut utiliser des procédés d'amplification tels que la RT-PCR (*Reverse Transcriptase-Polymerase Chain Reaction*). Cette méthode utilise une enzyme, la Reverse Transcriptase (enzyme d'origine rétrovirale) qui permet de synthétiser de l'ADN à partir de l'ARN. Puis, la quantité de cet ADN est amplifiée par l'utilisation de la polymerase chain reaction. Ainsi, la succession de ces deux techniques permet de détecter un taux initialement faible d'ARN-m. Cette méthode a permis de montrer que l'embryon humain pouvait synthétiser des ARN-m dès le stade d'œuf fécondé. Actuellement, on connaît plus 9 000 gènes différents transcrits pendant la phase préimplantatoire !

IV. **La compaction**

A. **Description morphologique**

Jusqu'aux stades huit à seize cellules (chez la souris) et seize à trente-deux cellules (chez l'être humain), les blastomères sont sphériques, tous visibles au microscope et peuvent être séparés facilement les uns des autres (mécaniquement). À partir de ces stades, les blastomères s'aplatissent, augmentent leur surface de contact avec les cellules voisines, réduisent la taille de l'espace intercellulaire. Ce phénomène est appelé compaction. D'un point de vue cellulaire, il se caractérise par une polarisation des blastomères (avec une distribution asymétrique des composants cytoplasmiques et de surface permettant de distinguer un pôle baso-latéral et un pôle apical) et par l'apparition de jonctions intercellulaires.

B. La E-cadhérine, initiateur de la compaction

L'uvomoruline (ou L-CAM ou E-cadhérine) est une molécule de la famille des cadhérines, permettant l'adhérence intercellulaire en présence de Ca^{2+} (molécule d'adhérence calcium dépendante) (*cf.* chapitre 3). Avant la compaction, cette molécule, synthétisée chez la souris dès le stade 2 blastomères, est distribuée de façon harmonieuse au niveau de la membrane cellulaire des blastomères. Au cours de la compaction, il existe une redistribution progressive avec disparition de l'uvomoruline de la région apicale de la membrane cellulaire et concentration au niveau des zones de contact intercellulaires. On ne connaît pas les signaux permettant le contrôle de cette redistribution et par suite l'initiation du processus de la compaction. Toutefois, il a été démontré que cette molécule joue un rôle majeur dans la compaction, en effet, cette dernière peut être inhibée par l'adjonction d'anticorps dirigés contre l'uvomoruline. De même, la compaction ne se produit pas chez des embryons dans lesquels le gène codant la E-cadhérine a été invalidé.

C. Développement des jonctions intercellulaires

Les cellules externes, dans les heures qui suivent la compaction, développent des complexes de jonction intercellulaire composés par des jonctions serrées apico-latérales, des zonula adhaerens en position intermédiaire et des desmosomes et des jonctions communicantes en position latérale. Ces complexes jonctionnels conduisent à la formation d'un épithélium externe, le trophectoderme. La présence de jonctions serrées assure la séparation avec le milieu externe dans lequel se développe l'embryon.

1. Les jonctions communicantes

Les jonctions communicantes permettent le passage de petites molécules entre les cellules. Ces dispositifs jonctionnels sont formés par des molécules membranaires, les connexines, qui s'associent pour former un connexon. Celui-ci est formé par un hexamère constitué de six molécules identiques de connexines. Il existe plusieurs sortes de connexine chez l'homme, qui sont reconnues par leur poids moléculaire (26, 32, 43 et 46). Les gènes des connexines 26, 32 et 46 ne sont pas exprimés à ces stades du développement. Le gène de la connexine 43 commence à être transcrit à partir du stade de quatre cellules. Des jonctions communicantes se mettent en place chez la souris entre les cellules du trophectoderme à partir du stade de huit cellules. Le rôle de la connexine 43 au cours de la compaction est majeur. En effet, si on empêche l'expression du gène codant pour cette connexine (par invalidation génique), l'embryon débute sa compaction mais celle-ci ne peut se maintenir. Ainsi, la E-cadhérine est le facteur indispensable à l'initiation de la compaction alors que la connexine 43 joue un rôle ultérieur dans le maintien de ce phénomène.

2. Les *zonula adhaerens*

La mise en place de ces jonctions intercellulaires est très mal connue et très peu étudiée. Chez la souris, de telles jonctions commencent à se développer à partir du stade de huit cellules.

3. Les jonctions serrées

Ces jonctions sont formées d'une molécule membranaire (l'occludine) liée à des molécules cytoplasmiques (ZO1, ZO2, cinguline...). La formation des jonctions serrées débute quelques heures après la compaction chez la souris. C'est un phénomène progressif : il se forme d'abord des contacts focaux entre cellules qui s'étendent progressivement jusqu'à former une ceinture qui scelle l'espace intercellulaire. La formation des jonctions serrées est dépendante de la présence de E-cadhérine, du taux de Ca^{2+} intracellulaire et des microfilaments.

4. Les desmosomes

Les desmosomes ne se mettent en place qu'après la cavitation chez la souris, soit aux stades 32 à 64 cellules.
La compaction, première ségrégation de lignage
Le résultat le plus spectaculaire de la compaction est la formation de deux types cellulaires distincts au sein de l'embryon : les cellules externes, polarisées, jointes par des jonctions serrées et communicantes forment le trophectoderme qui donne naissance à une partie des annexes embryonnaires. Les cellules internes forment la masse cellulaire interne qui contribue à la formation du reste des annexes et de l'ensemble de l'embryon et du fœtus (fig. 12.4). Ce processus fait intervenir deux mécanismes : une différenciation cellulaire et une ségrégation de lignage. La compaction et la formation de la masse cellulaire interne représentent la première manifestation d'une divergence et ségrégation de lignage au sein de cellules initialement totipotentes. Jusqu'alors, chaque blastomère peut se différencier et donner naissance à tous les tissus embryonnaires et extra-embryonnaires (on parle alors de cellules totipotentes). Aux stades précoces, le type de différenciation des cellules embryonnaires n'est pas déterminé (ou fixé). C'est leur position au sein de l'embryon qui entraîne la différenciation vers le lignage du trophectoderme ou vers celui de la masse cellulaire interne. À partir du stade de seize cellules, et progressivement jusqu'au stade de soixante-quatre cellules, les cellules externes ne pourront plus donner naissance qu'aux annexes embryonnaires. Ces cellules perdent leur caractère totipotent par un phénomène de différenciation. Ce phénomène est un processus général qui survient au cours du développement. Au fur et à mesure du développement, les cellules embryonnaires se différencient de façon irréversible (souvent après une phase transitoire où des capacités de différenciation sont maintenues à un moindre degré). Seules les futures cellules germinales gardent leur totipotence (qui est essentielle pour la reproduction de l'espèce).
À l'issue de la compaction, on distingue le trophectoderme polaire qui correspond au pôle embryonnaire (zone du trophectoderme en contact

avec la masse cellulaire interne) et le trophectoderme mural (qui lui est opposé) (fig. 12.4).

Chez la souris, les gènes impliqués dans le contrôle de la mise en place des lignages issus de la compaction commencent à être connus grâce à la pratique des invalidations géniques. Chez la souris, les deux gènes-clés de la ségrégation de ces lignages sont *Cdc2* et *Oct4*. Les cellules du trophectoderme expriment *Cdc2* alors que celles de la masse cellulaire interne expriment *Oct4*. De plus, l'expression de ces gènes est mutuellement exclusive. Ainsi une cellule qui exprime l'un des deux gènes ne peut transcrire le second. Il s'ensuit une parfaite ségrégation de ces deux lignages.

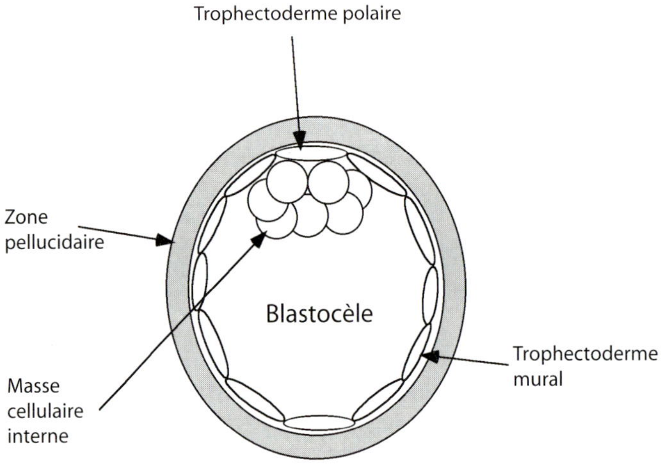

Fig. 12.4
Stade blastula de l'embryon humain.

V. La cavitation et l'éclosion

A. La Na^+/K^+ ATPase

Un autre processus morphogénétique remarquable de cette période de la 1re semaine du développement embryonnaire est la mise en place d'une cavité au sein de la morula permettant la formation du blastocyste. L'afflux de liquide permettant la genèse de la cavité est un phénomène actif expliqué, en partie, par l'activité d'une enzyme : la Na^+/K^+ ATPase. Cette enzyme est composée de trois sous-unités α, β et γ. On connaît quatre isoformes de chaîne α (α1, α2, α3 et α4) et trois isoformes de chaîne β (β1, β2 et β3) codées par des gènes différents. La sous-unité α est responsable de l'activité catalytique. On ne connaît pas le rôle exact de la sous-unité β et on pense qu'elle pourrait permettre la localisation membranaire de l'enzyme. Le rôle de la sous-unité γ reste encore à définir. Chez la souris, au cours de la phase préimplantatoire, les gènes codant pour les chaînes α1 et β1 sont transcrits (dès le stade de quatre cellules pour la chaîne α1 et à partir du stade morula tardif pour la chaîne β1). L'enzyme est d'abord présente dans le cytoplasme des blastomères. Puis, lors de la cavitation, elle se localise précisément au niveau du domaine latéro-basal de la membrane cellulaire du trophectoderme (fig. 12.5). Cette redistribution de l'enzyme est induite par la E-cadhérine et la distribution asymétrique est maintenue par la présence des jonctions serrées. L'activité enzymatique est responsable d'un mouvement d'ions Na^+ vers le blastocèle. Ce courant sodique entraîne par action osmotique un flux liquidien qui permet l'inflation de la cavité du blastocyste. L'accumulation liquidienne entraîne une augmentation de la pression intracavitaire. Le flux sodique entrant dans la cellule est assuré par un échangeur Na^+/H^+ et un canal sodique localisés au pôle apical de la cellule (fig. 12.5).

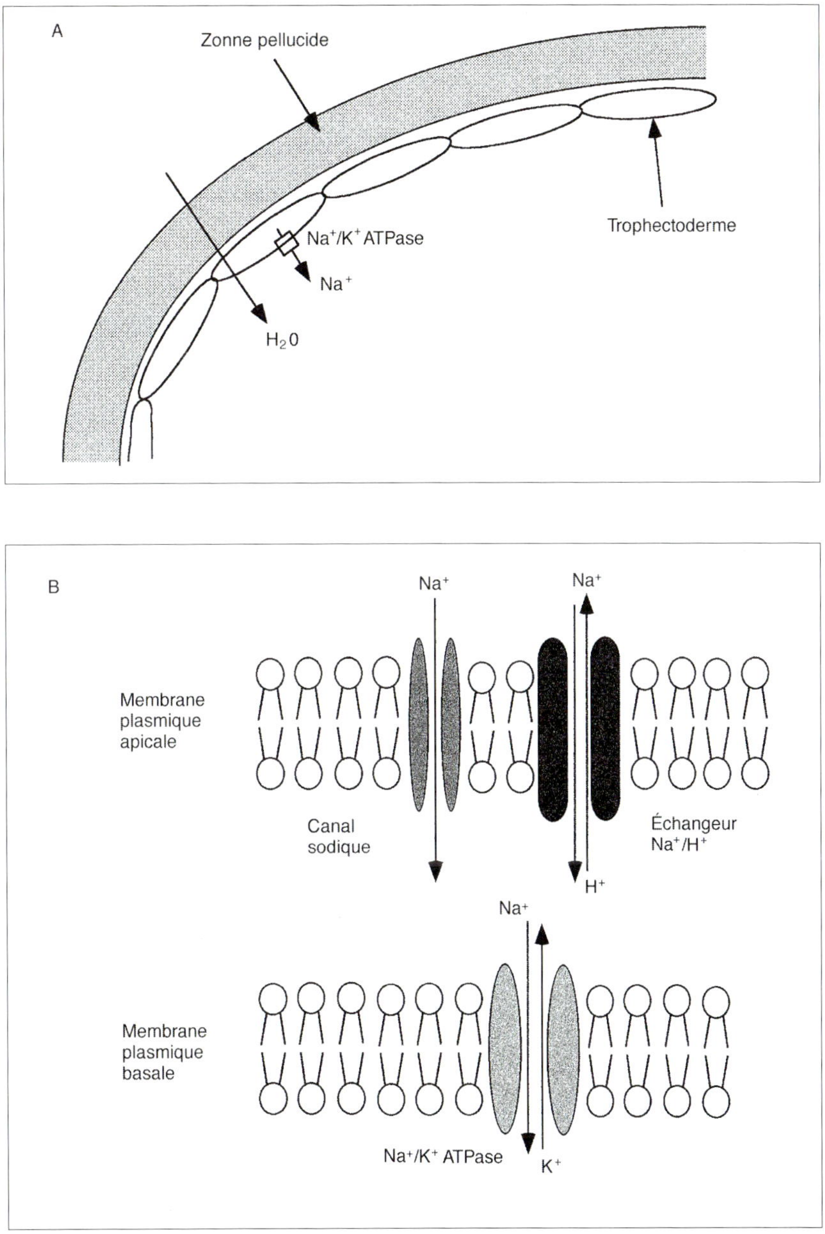

Fig. 12.5
Formation du blastocèle par un flux sodique actif et un flux hydrique passif (A). Les mouvements de sodium sont expliqués par des protéines transporteuses situées au niveau de la membrane plasmique apicale (canal sodique et échangeur Na^+/H^+) et au niveau de la membrane plasmique basale (Na^+/K^+ ATPase) (B).

B. La strypsine

Il existe au niveau de la membrane plasmique des cellules du trophectoderme une activité protéasique de type trypsinique (due à une enzyme, la strypsine) qui produit une déhiscence de la zone pellucide. La conjonction des deux phénomènes (flux sodique et fragilisation de la zone pellucide) permet la sortie de l'embryon (ou éclosion) hors de la zone pellucide.

VI. Prolifération et différenciation cellulaires

Nous avons résumé dans le tableau 12.I la cinétique d'évolution du nombre de cellules de l'embryon humain lors de la première semaine du développement.

Tableau 12.I – **Cinétique de l'évolution du nombre de cellules dans l'embryon humain au cours de la première semaine du développement**

Âge en jours	Nombre total de cellules	Nombre de cellules (masse cellulaire interne)	Nombre de cellules (trophectoderme)
1	2		
2	4		
3	8		
4 (morula)	16 à 30		
5 (blastocyste)	60	20	40
6	80	40	40
7	120	40	80
7	120	40	80

Un certain nombre de données peuvent être extraites de ce tableau. Jusqu'au quatrième jour embryonnaire, les blastomères se divisent une fois par jour, alors qu'après le quatrième jour, on peut noter une augmentation du nombre de divisions. Entre les sixième et septième jours, il n'y a pas d'augmentation du nombre de cellules de la masse cellulaire interne. De même, entre les cinquième et sixième jours, il n'y a pas d'augmentation du nombre de cellules du trophectoderme. Deux processus théoriques peuvent rendre compte de ce défaut d'augmentation : soit il existe un arrêt transitoire des mitoses, soit il existe une mort cellulaire des cellules formées en excès. L'analyse de la division cellulaire dans différentes espèces montre qu'il n'y a pas d'arrêt transitoire des mitoses pendant ces phases du développement. Par contre, il existe des signes de fragmentation nucléaire, témoins d'un processus d'apoptose (*cf.* chapitre 7). Un tel processus est fondamental tout au long de l'embryogenèse et permet le contrôle et l'ajustement exact du nombre de cellules formées. On connaît de nombreux facteurs qui agissent sur la division cellulaire, sur l'apoptose ou sur la différenciation cellulaire. Un des facteurs essentiels dans ces processus est l'insuline. On a montré, chez la souris pendant la phase préimplantatoire, que les blastomères internalisent de l'insuline par endocytose. L'insuline se lie à un récepteur membranaire spécifique exprimé par les blastomères, puis est absorbée par endocytose. Cette insuline est d'origine maternelle et est sécrétée par les cellules tubaires. Il s'agit d'un excellent exemple d'interaction entre la mère et l'embryon survenant avant même la phase d'implantation et en absence de connexions cellulaires entre les deux organismes. D'autres facteurs peuvent jouer un rôle dans ce contrôle de la cinétique cellulaire. On a montré que l'*Epidermal Growth Factor* (EGF), le *Transforming Growth Factor* alpha (TGFα) sont sécrétés par l'embryon humain dès le stade d'œuf fécondé. Ces facteurs sont sécrétés et agissent sur un même récepteur membranaire : l'*Epidermal Growth Factor Receptor* (EGFR). L'EGFR est aussi présent sur la membrane des blastomères humains dès le stade d'œuf fécondé. Ainsi, le système formé par EGF, TGFα et leur récepteur EGFR pourrait jouer un rôle dans le contrôle de la prolifération cellulaire précoce. Contrairement à l'insuline, ce système est intrinsèque à l'embryon. Il est probable que d'autres systèmes jouent de tels rôles.

POINTS CLÉS

- Après la fécondation, le zygote subit des clivages par mitoses successives.
- Il donne naissance au blastocyste qui pénètre la cavité utérine
- Cette formation fait intervenir une première divergence de lignage entre trophectoderme et masse cellulaire interne.
- Cette divergence se déroule au cours de la compaction.
- Seule la masse cellulaire interne donnera naissance à l'embryon.
- Les gènes les plus importants dans cette ségrégation de lignage sont *Cdc2* et *Oct4*.

ENTRAÎNEMENT

QROC

1. Définir les termes de segmentation holoblastique et de segmentation méroblastique.
2. Qu'est-ce qui détermine le mode de segmentation d'un œuf (holo- ou méroblastique) ?
3. Définir les termes de blastocyste, blastula et blastocèle.
4. Définir la notion d'empreinte génomique.
5. Quelles sont les conséquences pour les deux allèles (maternel ou paternel) quand il existe une empreinte génomique ?
6. Comment peut-on expliquer (au moins en partie) l'empreinte génomique ?
7. Comment peut-on mettre en évidence une activation zygotique dès le stade d'œuf fécondé chez l'homme ?
8. Comment s'initie la compaction ?
9. Quelles sont les types de jonctions qui se mettent en place entre les cellules du trophectoderme à partir de la compaction ?
10. Quels sont les deux mécanismes responsables de l'éclosion ?
11. Quels facteurs peuvent rendre compte de la prolifération cellulaire au cours de la phase préimplantatoire ?
12. Expliquez les mécanismes qui président à la cavitation.
13. Décrire le blastocyste après la cavitation et avant l'éclosion.
14. Quels gènes sont impliqués dans la ségrégation de lignage entre le trophectoderme et la masse cellulaire interne ?

QCM

1. Parmi les propositions suivantes relatives à la première semaine du développement chez l'homme, la(les)quelle(s) est (sont) exacte(s) ?

☐ **A.** Après la fécondation, c'est le spermatozoïde qui apporte l'essentiel des composants cytoplasmiques du zygote.
☒ **B.** Un zygote viable peut être formé par la fusion de deux gamètes d'origine maternelle.
☐ **C.** La taille du zygote augmente du fait des divisions cellulaires.
☐ **D.** La segmentation est holoblastique symétrique.
☒ **E.** La segmentation est holoblastique asymétrique.

2. La compaction :

☐ **A.** permet une meilleure séparation des blastomères les uns des autres ;
☐ **B.** est responsable de l'éclosion ;
☒ **C.** est associée à une polarisation des blastomères ;
☒ **D.** permet la différenciation du trophectoderme ;
☐ **E.** s'effectue au cours de la nidation.

3. Parmi les propositions suivantes relatives à la segmentation de l'œuf humain, la(les)quelle(s) est (sont) exacte(s) ?

☐ **A.** Les mitoses sont synchrones.
☒ **B.** La segmentation se produit à partir de l'activation génique du zygote.
☐ **C.** La segmentation nécessite la rupture de la zone pellucide.
☒ **D.** La segmentation conduit à la formation de la morula.
☒ **E.** Les divisions entraînent une diminution de la taille des cellules filles.

4. Parmi les propositions suivantes relatives à la formation du blastocyste et son éclosion, la(les)quelle(s) est (sont) exacte(s) ?

☐ **A.** La cavitation de la morula est due à un flux sodique.
☐ **B.** La Na^+/K^+ ATPase joue un rôle dans la cavitation.
☒ **C.** L'éclosion est due, en partie, à une déhiscence de la zone pellucide.
☐ **D.** L'éclosion survient au cours de la troisième semaine du développement.
☐ **E.** La zone pellucide est digérée par les enzymes sécrétées par la muqueuse utérine.

5. Parmi les propositions suivantes relatives au génome humain, la(les)quelle(s) est (sont) exacte(s) ?

☐ **A.** Les allèles paternels et maternels sont fonctionnellement équivalents.
☐ **B.** Tous les groupements guanine (G) et cytosine (C) sont méthylés le long de l'ADN.
☐ **C.** Les profils de méthylation des groupements CpG sont identiques sur l'ADN maternel et paternel.
☒ **D.** La méthylation d'un groupement CpG est un des éléments qui rend compte du phénomène d'empreinte génomique.
☐ **E.** L'ADN des blastomères est méthylé par l'ADN-méthyltransférase.

6. Parmi les propositions suivantes relatives à la première semaine du développement chez l'homme, la(les)quelle(s) est (sont) exacte(s) ?

☒ **A.** Le centrosome provient exclusivement du père.
☐ **B.** La segmentation humaine est holoblastique.
☐ **C.** L'œuf humain est très riche en réserves.
☐ **D.** Après la fécondation, l'œuf est haploïde.
☐ **E.** La zone pellucide disparaît dans les heures qui suivent la fécondation.

7. Parmi les propositions suivantes relatives aux ARN-m présents dans l'embryon humain au stade deux cellules, la(les)quelle(s) est (sont) exacte(s) ?

☐ **A.** Ils sont synthétisés par le spermatozoïde avant la fécondation.
☒ **B.** Ils sont synthétisés par l'ovocyte avant la fécondation.
☐ **C.** Ils sont synthétisés par le spermatozoïde et l'ovocyte avant la fécondation.
☐ **D.** Ils sont synthétisés après la fécondation.
☒ **E.** L'embryon humain est dépourvu d'ARN-m.

8. Parmi les molécules suivantes, quelle(s) est (sont) celle(s) impliquée(s) dans le phénomène de compaction ?

☒ **A.** La E-cadhérine.
☐ **B.** L'intégrine $\alpha_1\beta_5$.
☐ **C.** La connexine 43.
☐ **D.** La protéine Goosecoid.
☐ **E.** L'ADN-méthyltransférase.

9. Parmi les propositions suivantes relatives à la Na^+/K^+ ATPase, la(les)quelle(s) est (sont) exacte(s) ?

☐ **A.** C'est une enzyme composée de trois sous-unités.
☐ **B.** Elle permet la cavitation de la morula.
☐ **C.** Lors de la cavitation, elle est présente dans le cytoplasme des cellules du trophectoderme.
☐ **D.** Elle est responsable d'un flux d'ions Na^+ vers le blastocèle.
☐ **E.** Elle entraîne un flux liquidien qui augmente la pression intracavitaire.

10. Parmi les facteurs de croissance suivants, quel(s) est (sont) celui (ceux) qui peut(vent) jouer un rôle dans le contrôle de la cinétique cellulaire lors de la phase préimplantatoire ?

☒ **A.** L'insuline.
☐ **B.** Le *Fibroblast Growth Factor* (FGF).
☐ **C.** L'*Epidermal Growth Factor* (EGF).
☐ **D.** Le *Transforming Growth Factor alpha* (TGFα).
☐ **E.** Le *Platelet Derived Growth Factor* (PDGF).

11. Parmi les caractéristiques suivantes, quelle(s) est (sont) celle(s) qui s'applique(nt) aux divisions de segmentation de l'œuf humain ?

☒ **A.** Holoblastiques.
☐ **B.** Méroblastiques.
☐ **C.** Symétriques.
☒ **D.** Asymétriques.
☒ **E.** Asynchrones.

12. Parmi les propositions suivantes relatives à l'éclosion, la(les)quelle(s) est (sont) exacte(s) ?

☐ **A.** Elle se produit en fin de deuxième semaine du développement.
☒ **B.** Elle est due en partie à l'augmentation de la pression de la cavité du blastocyste.
☒ **C.** Elle est due en partie à une fragilisation de la zone pellucide.
☐ **D.** La Na^+/K^+ ATPase joue un rôle dans l'éclosion.
☒ **E.** Les cellules du trophectoderme produisent de la strypsine pendant cette phase.

13. Chez la souris, la formation d'un œuf qui résulte de la fusion de deux noyaux d'ovocyte entraîne :

☐ **A.** un développement normal, ;
☐ **B.** un développement anormal avec formation de cellules embryonnaires et défaut de formation des annexes ;
☐ **C.** un développement anormal avec formation d'annexes et défaut de formation de l'embryon ;
☐ **D.** n'est pas réalisable sur le plan expérimental ;
☐ **E.** une incapacité pour l'œuf formé de se diviser.

14. Parmi les molécules suivantes, la(les)quelle(s) est (sont) impliquée(s) dans le phénomène de compaction ?

- ❑ **A.** L'uvomoruline.
- ❑ **B.** Les immunoglobulines.
- ❑ **C.** La connexine 43.
- ❑ **D.** L'intégrine $_{-1-1}$.
- ❑ **E.** La N-CAM.

15. Parmi les propositions suivantes relatives aux cadhérines, la(les)quelle(s) est (sont) exacte(s) ?

- ☒ **A.** Elles forment une famille de glycoprotéines impliquées dans l'adhérence.
- ☒ **B.** Elles interagissent par un mécanisme d'adhérence homophilique.
- ❑ **C.** Elles sont localisées dans le cytoplasme des cellules.
- ❑ **D.** La E-cadhérine est impliquée dans les phénomènes de compaction.
- ☒ **E.** La E-cadhérine ne fonctionne qu'en présence d'ions Ca^{2+}.

Pour les corrections, se reporter à la page 222

Deuxième semaine du développement

13

La deuxième semaine du développement correspond à la phase d'implantation du blastocyste dans la muqueuse utérine. De ce fait, elle est souvent décrite sous le nom de nidation. Toutefois, on ne peut résumer la deuxième semaine du développement à la nidation ; et des modifications très importantes affectent aussi la masse cellulaire interne. La nidation fait suite directement à l'éclosion qui a conduit à la libération du blastocyste de la zone pellucide. Les cellules du trophectoderme, jusque-là empêchées d'interagir avec d'autres tissus, pourront établir des relations avec l'épithélium de la muqueuse utérine. Il n'est donc pas surprenant que la phase de nidation fasse intervenir plusieurs partenaires : le blastocyste, la muqueuse utérine et les hormones produites par les ovaires qui modulent l'état de réceptivité de la muqueuse utérine. C'est à partir de la nidation que le trophectoderme se différencie en trophoblaste et ses dérivés qui forment les tissus les plus superficiels des annexes embryonnaires (c'est-à-dire les tissus en contact avec la muqueuse utérine). Toutefois, cette deuxième semaine du développement ne doit pas être considérée comme la seule mise en place des annexes (tissus extra-embryonnaires assurant le développement et la nutrition de l'embryon).

I. La nidation

Il est important de comprendre que la nidation est le processus fondamental assurant la poursuite de la gestation chez le mammifère. En effet, l'ovocyte de mammifère, comme nous l'avons vu au cours du chapitre 12, est une cellule pauvre en réserves cytoplasmiques. Ainsi, l'œuf fécondé hérite de peu de réserves et de ce fait jouit d'une autonomie restreinte. La nidation est un temps essentiel puisqu'elle va permettre à l'embryon de contacter l'organisme maternel et de pouvoir recevoir des apports nutritionnels. Pour que la nidation se déroule correctement, il faut que le blastocyste et la muqueuse utérine puissent interagir. Ceci suppose des modifications concernant les deux acteurs de la nidation. D'un point de vue schématique, on peut distinguer quatre temps durant la nidation :

- les modifications du blastocyste et de la muqueuse utérine permettant leur interaction ultérieure ;
- les interactions blastocyste-épithélium utérin ;
- le franchissement de l'épithélium utérin par le blastocyste ;
- les interactions entre le blastocyste et le chorion de la muqueuse utérine.

A. Les modifications du blastocyste et de la muqueuse utérine

1. Le blastocyste

Nous avons vu que l'une des conséquences les plus marquantes de l'éclosion est que le blastocyste s'extrait de la zone pellucide et peut alors interagir avec l'extérieur grâce à la membrane plasmique apicale des cellules du trophectoderme. Ainsi, tout au long du trajet du blastocyste dans les trompes, la présence de la zone pellucide empêche des interactions cellulaires qui seraient néfastes. En effet, elles pourraient conduire à une implantation anormale de l'embryon (grossesse extra-utérine).

2. Les cellules épithéliales de la muqueuse utérine

L'implantation débute au cours du début de la deuxième semaine du développement. Nous avons vu (chapitre 9) qu'après l'ovulation, le follicule se transforme en corps jaune qui synthétise de la progestérone. Œstrogènes et progestérone agissent sur la muqueuse utérine, entraînant des modifications de celle-ci décrites au cours du cycle utérin.

■ *Pinopodes et endocytose*

Les cellules de l'épithélium de surface de l'endomètre, sous l'action de la progestérone, modifient la morphologie de leurs microvillosités apicales qui deviennent plus petites. Par endroits, il existe des protrusions apicales appelées pinopodes, qui indiqueraient l'état de réceptivité utérin. Les cellules épithéliales sont le siège d'une activité d'endocytose importante qui permet d'absorber le liquide contenu dans la lumière utérine. Il s'ensuit que cette cavité devient alors virtuelle. Le blastocyste, qui est situé dans la cavité utérine, se trouve en contact maximal avec la muqueuse du fait des modifications du volume de la cavité.

■ *Glycocalyx et mucine 1*

Les cellules épithéliales utérines ont leur surface apicale recouverte par des glycoprotéines (formant un glycocalyx). Un des composants de ce glycocalyx est la mucine 1 (glycoprotéine transmembranaire de haut poids moléculaire supérieur à 200 kd). Le glycocalyx subit des modifications de taille au cours du cycle menstruel. Chez la souris, il s'amincit sur l'ensemble de la muqueuse utérine dans la phase péri-implantatoire. Chez le lapin et le porc, au contraire, son épaisseur augmente pendant la même phase, sauf au niveau de la zone de contact entre l'embryon et la muqueuse. Chez la femme, le glycocalyx augmente d'épaisseur pendant la phase péri-implantatoire. Cependant, on ne sait rien de la zone de contact entre l'embryon et la muqueuse, et le glycocalyx pourrait très bien s'amincir de façon focale. De façon parallèle, on a pu montrer que l'expression du gène codant pour la mucine 1 diminue sous l'action de la progestérone dans les cellules épithéliales de surface. Ceci a été montré dans toutes les espèces de mammifère étudiées, sauf dans l'espèce humaine. Il a même été prétendu le contraire chez l'homme. Toutefois, le travail publié concernait les cellules épithéliales des glandes utérines et non les cellules épithéliales de surface. Ainsi, on ne sait pas si la mucine 1 joue un rôle favorisant l'implantation dans l'espèce humaine alors qu'il est désormais établi qu'elle joue un rôle inhibiteur de l'implantation dans toutes les autres espèces.

3. Les cellules et la matrice extracellulaire du chorion

Le chorion de la muqueuse utérine subit de profondes modifications lors de l'implantation. Ces modifications concernent la matrice extracellulaire qui est profondément remaniée, les vaisseaux qui subissent d'importants processus de perméabilisation et de croissance et les cellules qui se modifient et prennent le nom de cellules déciduales.

Au cours de la phase progestative du cycle puis de toute la première partie de la gestation, la matrice extra-cellulaire du chorion de la muqueuse utérine se modifie. Certaines protéines de la matrice présentes lors de la phase œstrogénique disparaissent totalement (c'est le cas de la vitronectine et du collagène VI). D'autres persistent mais leur distribution se modifie (fibronectine, collagènes III et V) si bien que le réseau matriciel qui est formé est beaucoup plus lâche, permettant la progression de l'embryon à travers les mailles de la matrice.

Les vaisseaux du chorion subissent de nombreuses transformations. Une des modifications les plus illustratives est l'augmentation de la perméabilité vasculaire induite par les prostaglandines. Ces médiateurs sont produits à partir de l'acide arachidonique sous l'action de la phospholipase A2 puis de la cyclo-oxygénase 2 (COX2). D'ailleurs, les souris Cox -/- sont stériles par défaut d'implantation et de décidualisation.

Enfin, les cellules du chorion se modifient et deviennent des cellules volumineuses entourées d'une membrane basale (formée de laminine, collagène IV et protéglycane à héparane sulfate) appelée cellules déciduales. L'interleukine 11 (IL11) et son récepteur alpha (IL11R alpha) jouent un rôle fondamental dans le contrôle de ce processus. En effet, les souris *IL11R* α-/-ne présentent pas de décidualisation de leurs cellules du chorion au moment de l'implantation (il s'ensuit un défaut de ce processus et une stérilité).

B. Les interactions blastocyste-épithélium utérin

Les interactions tissulaires entre la muqueuse utérine et le blastocyste passent par le biais de la sécrétion de facteurs qui se lient à des récepteurs membranaires spécifiques. Pour qu'un système moléculaire puisse être impliqué dans les processus d'interaction entre le blastocyste et la muqueuse utérine, il faut qu'un des deux tissus sécrète le ligand et que l'autre tissu exprime le récepteur. On connaît au moins trois familles de molécules potentiellement impliquées dans ces interactions : le *Leukemia Inhibitory Factor* (LIF), le *Colony Stimulating Factor* 1 (CSF1) et le système des ligands de la famille de l'*Epidermal Growth Factor* (EGF) et de leur récepteur (EGF-R).

1. Le LIF

■ *Le LIF et son expression au cours de la nidation*

Le *Leukemia Inhibitory Factor* (LIF) est une glycoprotéine sécrétée de 38 kd appartenant au groupe des cytokines qui agit sur un récepteur membranaire spécifique. Chez la femme, les cellules épithéliales utérines synthétisent du LIF à partir du 18e jour du cycle menstruel et cette synthèse se poursuit pendant toute la durée de la phase lutéale. Le récepteur du LIF est exprimé par le blastocyste, tant chez l'homme que chez la souris (fig. 13.1).

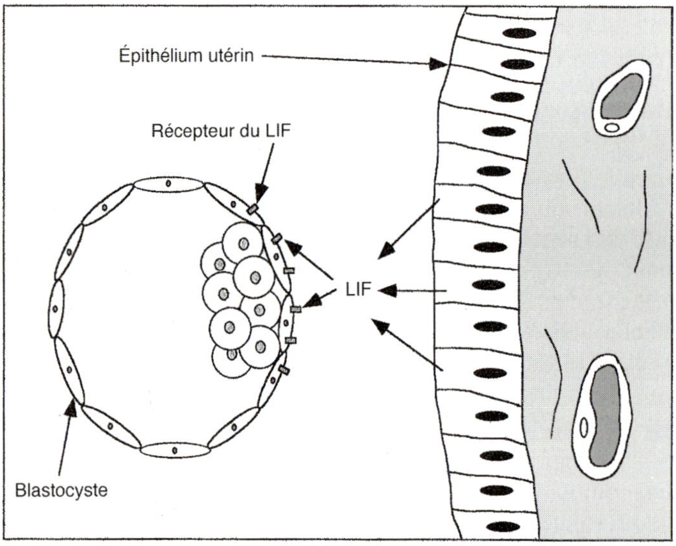

Fig. 13.1
Interactions entre blastocyste et épithélium utérin (système de l'IL1).
Le type cellulaire qui sécrète les IL1 n'est pas connu chez l'embryon humain.

■ *Invalidation du gène codant le LIF*

Si on injecte des blastocystes issus de femelles homozygotes pour l'invalidation des gènes *Lif* dans des femelles normales, ces embryons s'implantent et se développent normalement. Ces résultats démontrent de façon nette que le défaut d'implantation est dû à une anomalie utérine de la mère et non de l'embryon. Autrement dit, le gène codant le facteur LIF joue un rôle primordial dans le contrôle de l'implantation du blastocyste dans la muqueuse. On a d'ailleurs pu restaurer les potentialités de nidation chez des femelles *Lif* -/-en injectant du LIF par une pompe péritonéale. Les mécanismes cellulaires et moléculaires par lesquels le LIF agit sur les phénomènes d'implantation restent encore inconnus. Le système du LIF est relié au système de l'IL1, en effet l'IL1β stimule la synthèse de LIF.

2. Le CSF1

■ *CSF1 et nidation*

Œstrogènes et progestérone induisent la synthèse et la sécrétion de CSF1 (*Colony Stimulating Factor* 1). Le CSF1 est sécrété par les cellules de l'endomètre (homme et souris) (fig. 13.2). Le récepteur membranaire du CSF1 est exprimé par les cellules du chorion adjacentes au trophoblaste et par les cellules du trophoblaste dès la phase préimplantatoire.

■ *La souris op/op*

Le CSF1 est une cytokine impliquée dans les processus de polifération-maturation de la lignée monocyte-macrophage. Son absence entraîne un déficit des cellules issues de cette lignée cellulaire. Chez la souris, il existe une mutation nulle du CSF1 (op/op) qui entraîne, à l'état homozygote, une ostéopétrose par défaut de résorption osseuse (défaut d'activité des ostéoclastes). Si on croise une femelle op/ op (homozygote) avec un mâle op/op, on n'obtient pas de progéniture viable. Si on croise une femelle op/op avec un mâle op/w (hétérozygote), la fertilité est réduite. On ne connaît pas exactement les mécanismes physiopathologiques expliquant ces phénomènes. Dans ce cadre aussi, il existe des interactions avec les systèmes précédents, l'IL1β stimule la transcription du gène codant CSF1 et active la sécrétion de CSF1.

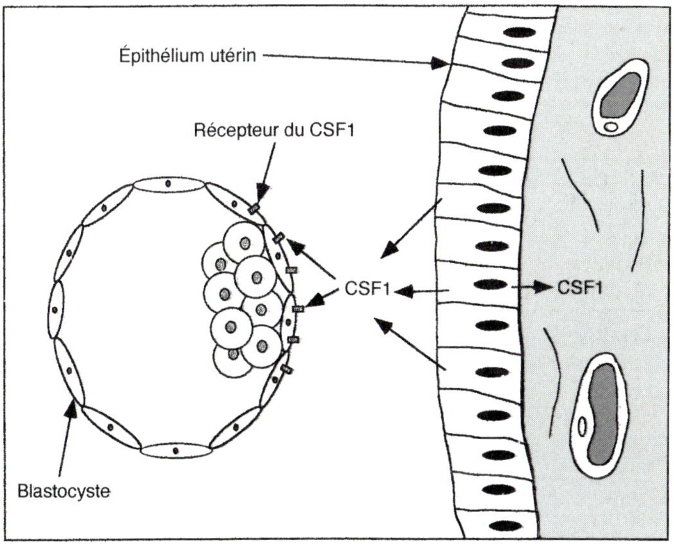

Fig. 13.2
Interactions entre blastocyste et épithélium utérin (système du LIF).
Le type cellulaire qui exprime le récepteur du LIF n'est pas connu chez l'embryon humain.

3. EGF-R et ses ligands

Le récepteur de l'EGF (EGF-R) peut se lier à de nombreux ligands : EGF, amphiréguline, *Transforming Growth Factor* α (TGFα), facteur de croissance de type EGF se liant à l'héparine (HB-EGF) et bêta-celluline. Tous ces ligands sont produits à partir de précurseurs membranaires qui ressemblent à des récepteurs cellulaires. Ainsi, il existe deux formes de ligands de l'EGF-R : une forme soluble et une forme liée aux membranes cellulaires. Dans l'espèce humaine, l'EGF-R est exprimé de façon uniforme au 4ᵉ jour embryonnaire (E4) par les cellules de la masse cellulaire interne et du trophectoderme. Au contraire, de E4 à E7, l'expression de ce récepteur se restreint aux cellules de la masse cellulaire interne et aux cellules du trophectoderme polaire (fig. 13.3). Ainsi, au moment de l'implantation, le pôle du blastocyste est réceptif à l'EGF, contrairement au reste du trophectoderme. Par ailleurs, l'embryon humain produit de l'EGF et du TGFα pendant toute la phase préimplantatoire. Chez la souris, les cellules épithéliales de la muqueuse utérine au point d'implantation expriment à leur surface la forme membranaire de l'HB-EGF, ce qui permet l'adhérence cellulaire entre le blastocyste et la muqueuse. Ainsi, la distribution asymétrique de l'EGF-R dans le seul trophectoderme polaire pourrait expliquer que l'implantation, dans l'espèce humaine, intéresse exclusivement cette partie du blastocyste.

D'autres molécules sont exprimées par le couple blastocyste / muqueuse utérine. Par exemple, l'interleukine 1 ou la L sélectine sont exprimées par le trophectoderme ; néanmoins, chez la souris, lorsqu'on invalide ces gènes, les souris restent fécondes et ces facteurs ne semblent pas jouer un rôle crucial dans les mécanismes d'implantation.

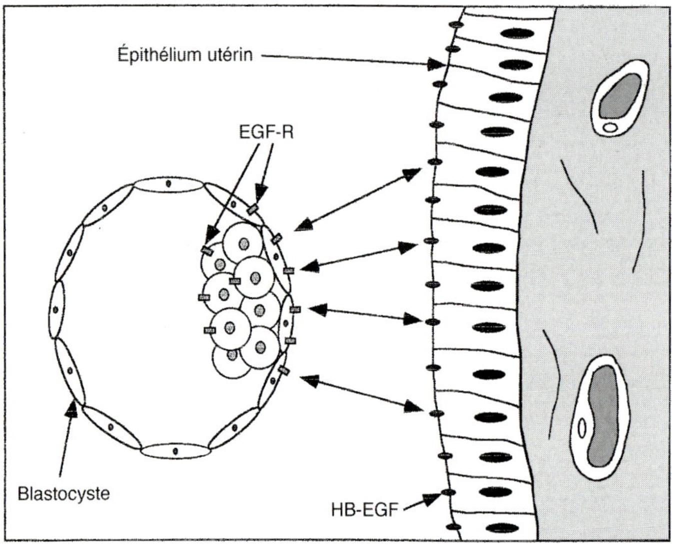

Fig. 13.3
Interactions entre blastocyste et épithélium utérin (système du CSF1).
Le type cellulaire qui exprime le récepteur du CSF1 n'est pas connu chez l'embryon humain.

C. Le franchissement de l'épithélium utérin par le blastocyste

Une autre modification moléculaire intéresse le mésenchyme utérin : il existe au niveau du site d'implantation une synthèse locale de ténascine (une des molécules constituant la matrice extracellulaire). Cette synthèse ne peut être réalisée que par une muqueuse « préparée » à la nidation par les hormones stéroïdes ; elle débute après l'adhérence du blastocyste à l'épithélium utérin, mais la présence du blastocyste n'est pas indispensable (on a pu ainsi reproduire ce phénomène après utilisation d'un stimulus local non naturel chez la souris). On pense que cette synthèse est due à une interaction épithélio-mésenchymateuse locale dont le mécanisme moléculaire demeure inconnu. La présence de la ténascine au site d'implantation favoriserait la diminution de l'adhérence des cellules épithéliales à la matrice sous-jacente et, de ce fait, la pénétration du blastocyste dans la muqueuse.

D. Les interactions entre le blastocyste et le chorion de la muqueuse utérine

Une fois l'épithélium franchi, le blastocyste interagit avec le chorion utérin sous-jacent. Les cellules du trophectoderme prolifèrent et forment le trophoblaste dans lequel on distingue une couche superficielle et une couche profonde. Le trophoblaste permet la progression du blastocyste au sein du chorion (on parle d'invasivité). Ainsi, à l'issue de la nidation, l'embryon est profondément enfoui dans la muqueuse. Les interactions entre le trophoblaste et le chorion sont très complexes. Nous décrirons deux systèmes pouvant expliquer de telles interactions.

1. Les intégrines

Les cellules du trophectoderme expriment certaines intégrines, molécules transmembranaires permettant l'adhérence entre une cellule et la matrice extracellulaire (*cf.* chapitre 3). Les intégrines formées par la chaîne α_6 sont exprimées par les cellules profondes qui n'interagissent pas directement avec la muqueuse utérine. Au contraire, les intégrines $\alpha_5\beta_1$ et $\alpha_1\beta_1$ sont exprimées par les cellules superficielles (c'est-à-dire les cellules interagissant avec la muqueuse utérine). On a montré que la nature des récepteurs exprimés joue un rôle fondamental. En effet, si on bloque, à l'aide d'anticorps spécifiques, l'intégrine $\alpha_5\beta_1$, on accélère les processus invasifs. Au contraire, si on bloque l'intégrine $\alpha_1\beta_1$, on inhibe l'invasion. Ainsi, le contrôle de l'expression de tel ou tel récepteur est primordial dans la modulation des propriétés d'invasivité. Actuellement, on ne connaît pas les déterminants moléculaires de cette régulation.

2. Les protéinases

Les cellules du trophoblaste sécrètent différents types d'enzymes ayant une activité protéolytique. Ces enzymes agissent sur la matrice extracellulaire, permettant la modification de celle-ci en la rendant plus perméable afin de faciliter l'invasion trophoblastique. On distingue deux types d'enzymes sécrétées par les cellules trophoblastiques : les métalloprotéinases matricielles (ou MMP) et les activateurs du plasminogène. Nous ne décrirons pas plus ces systèmes dans cet ouvrage.

II. Développement du trophectoderme

A. Syncytio- et cytotrophoblaste

Le trophectoderme résulte de la compaction qui entraîne une première ségrégation de lignage lors de la première semaine du développement. Ce tissu externe composé de cellules épithéliales à la fin de la première semaine subit de considérables modifications au cours de la deuxième semaine, sous l'action d'interactions avec la muqueuse utérine. Les cellules du trophectoderme au contact de la muqueuse utérine (c'est-à-dire les cellules situées au niveau du pôle embryonnaire du blastocyste, puis au fur et à mesure de la nidation, toutes les cellules externes) prolifèrent et se divisent. Au niveau de leur zone de contact avec la muqueuse utérine, elles fusionnent entre elles et prennent, de ce fait, un caractère syncytial (formant ainsi le syncytiotrophoblaste) (fig. 13.4 et 13.5). Ces cellules sont responsables des propriétés d'invasion de la muqueuse utérine.

Au 9e-10e jour embryonnaire, le blastocyste est entièrement à l'intérieur de la muqueuse utérine et il est complètement recouvert de syncytiotrophoblaste (fig. 13.6). Par contre, les cellules du trophectoderme interne (qui ne sont pas au contact de la muqueuse utérine) ne se transforment pas en syncytium et gardent leur caractère mononucléé. Elles forment le cytotrophoblaste. À partir de la formation des deux dérivés syncytio-et cytotrophoblastes, on n'utilise plus le terme de trophectoderme (réservé au stade précoce préimplantatoire) mais le terme général de trophoblaste.

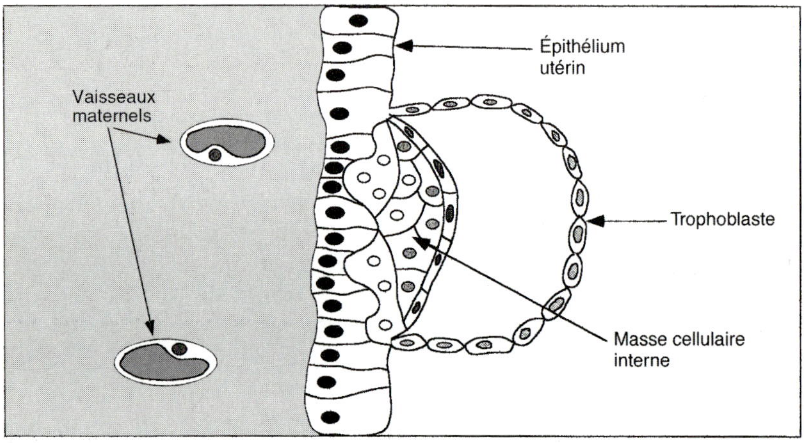

Fig. 13.4
Adhérence du trophectoderme polaire à l'épithélium utérin (7e jour embryonnaire).

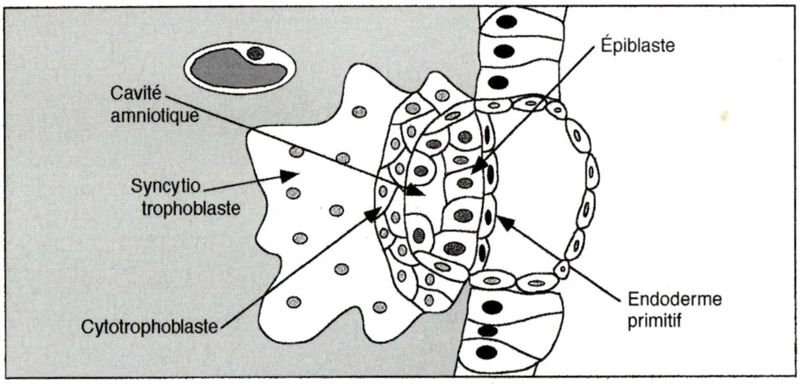

Fig. 13.5
Franchissement par le blastocyste de l'épithélium utérin (8e jour embryonnaire).

B. Lacunes et villosités choriales primaires

À partir du 9e jour embryonnaire, des lacunes trophoblastiques apparaissent au sein du syncytiotrophoblaste (fig. 13.6). Certains vaisseaux maternels s'ouvrent dans ces lacunes à partir du 10e jour embryonnaire, si bien que les lacunes trophoblastiques, initialement vides, se remplissent du sang de la mère et préfigurent la chambre intervilleuse du placenta (fig. 13.7). Du 11e au 13e jour de développement, le cytotrophoblaste prolifère par endroits, formant des axes de colonnes ou villosités. Ces villosités pénètrent dans les lacunes trophoblastiques et sont recouvertes par du syncytiotrophoblaste. Ces structures prennent le nom de villosités choriales primaires et elles se forment tout autour de l'embryon (fig. 13.8).

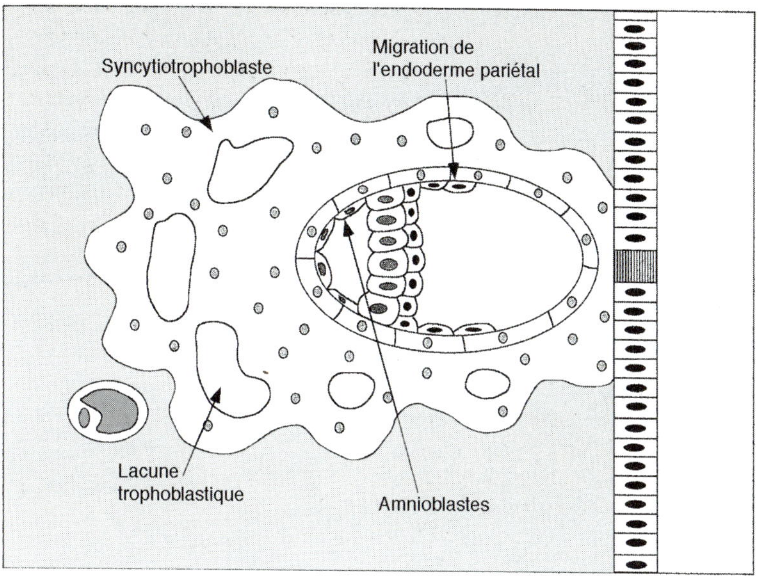

Fig. 13.6
Aspect de l'embryon au 9e jour embryonnaire.

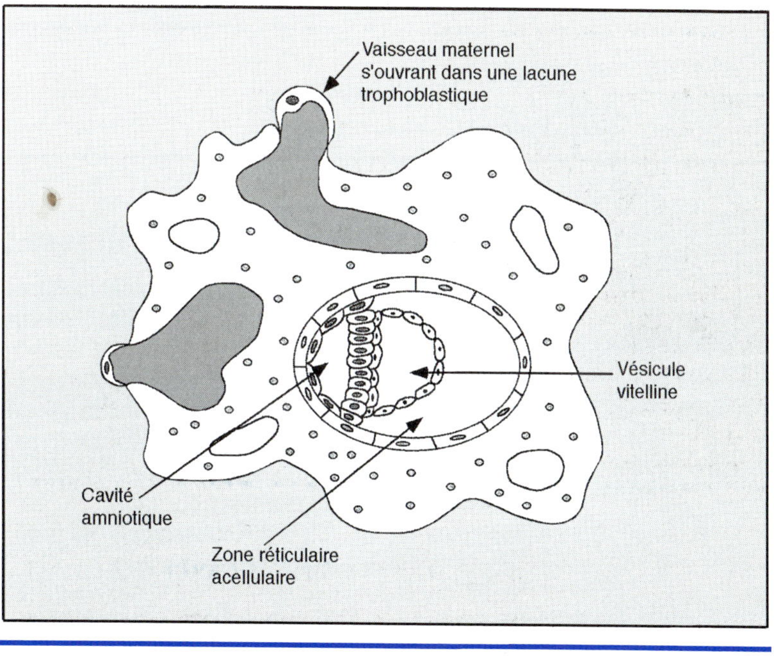

Fig. 13.7
Formation de la vésicule vitelline primaire (10e-11e jour embryonnaire).

C. Sécrétion d'hCG

À partir de la nidation, les cellules du trophoblaste synthétisent l'hormone chorionique gonadotrophique (hCG) qui assure la stimulation des cellules du corps jaune ovarien permettant sa transformation en corps jaune gravidique et la poursuite de son activité sécrétrice de stéroïdes.

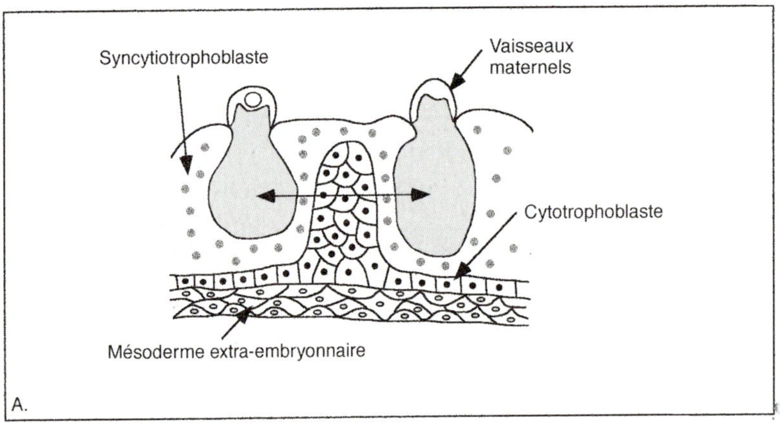

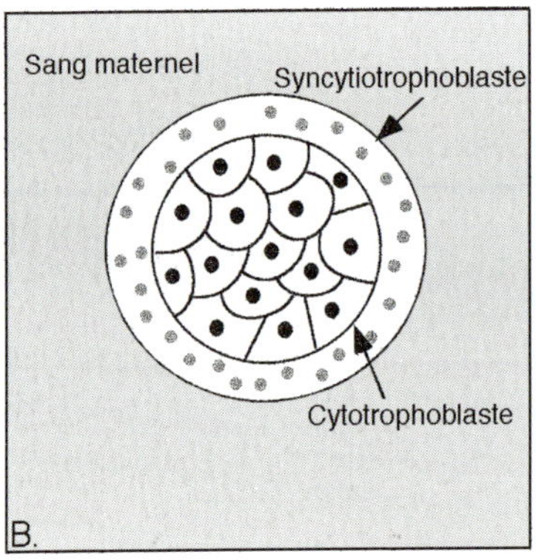

Fig. 13.8
Villosité choriale primaire.
A. L'axe central est formé par du cytotrophoblaste.
B. Coupe d'une villosité.

III. Développement de la masse cellulaire interne

Cette phase est beaucoup moins bien connue que le développement lors de la phase préimplantatoire, en effet, l'embryon y est beaucoup moins accessible, tant chez l'homme que chez les autres mammifères. Ainsi, une partie des données connues a été établie dans d'autres espèces, en particulier les oiseaux. Pourtant, il existe de grandes différences interspécifiques à cette époque du développement, d'où les zones d'ombre qui persistent dans la connaissance de ces mécanismes chez les mammifères. Toutefois, quelques données commencent à être publiées concernant les mécanismes de différenciation et de migration de cellules issues de la masse cellulaire interne chez la souris.

A. Formation de l'endoderme primitif et de l'épiblaste

La masse cellulaire interne est, jusqu'au début de la deuxième semaine, constituée de cellules morphologiquement indifférenciées. Elle se scinde en deux régions par délamination (au 8e jour embryonnaire, fig. 13.6). Des cellules aplaties ou cubiques constituent une couche unicellulaire qui forme l'endoderme primaire ou primitif (ou hypoblaste des oiseaux). Le reste de la masse cellulaire interne se réarrange en une couche unicellulaire de cellules prismatiques. Cette couche forme l'épiblaste, qui donne la totalité de l'embryon. Entre les deux couches cellulaires, se forme une lame basale. L'ensemble épiblaste et endoderme primitif a une forme circulaire et prend le nom de disque embryonnaire.

▶ La protéine Disabled de drosophile est un adaptateur de la voie Abl qui contrôle le développement neuronal dans cette espèce. Il existe, chez la souris, deux homologues de cette protéine : Disabled 1 et 2 (Dab 1 et 2). Dab2 est fortement exprimé par les cellules de l'endoderme primitif. Les souris homozygotes *Dab2* -/-meurent très précocement peu après l'implantation. Les embryons sont très anormaux : ils sont de petite taille par défaut de prolifération cellulaire, désorganisés, sans cavité amniotique, leur endoderme primitif se forme mal et les cellules de ce feuillet se ségrègent mal, certaines persistant au sein de l'épiblaste. Ainsi, la protéine Dab 2 est indispensable à la bonne différenciation de l'endoderme primitif, préalable pour la prolifération des cellules de l'épiblaste.

▶ On commence à connaître quelques molécules qui contrôlent l'expression de Dab 2. Ainsi, les protéines à doigts de zinc GATA 4 et 6 agissent sur l'expression de ce gène. Dans l'avenir, on peut penser que les régulations de la formation de l'endoderme primitif seront mieux connues sur le plan moléculaire.

B. Formation de la cavité amniotique

Les cellules épiblastiques sont séparées de celles qui forment l'endoderme primitif par une lame basale. Les cellules de l'épiblaste forment alors un massif cellulaire plein qui se cavite secondairement pour former la cavité amniotique. Cette cavité est limitée par les amnioblastes et par l'épiblaste. La formation de la cavité amniotique s'effectue par apoptose des cellules de la masse cellulaire interne. Cette mort cellulaire programmée est déclenchée par une sécrétion de BMP2 et de BMP4 par les cellules de l'endoderme primitif. La lame basale agit sur les cellules qui sont à son contact en assurant la survie de ces cellules. Ainsi une cellule loin de la lame basale ne recevra que le signal BMP, ce qui conduira à la mort de cette cellule par apoptose. Seules les cellules situées au contact de la lame basale persistent, assurant la formation d'un feuillet unicellulaire au contact de l'endoderme primitif, ce feuillet formant l'épiblaste.

IV. Développement de la vésicule vitelline

La cavité du blastocyste persiste au niveau de l'embryon implanté. Au 8e jour embryonnaire, elle n'est limitée que par le seul trophectoderme unicellulaire. Au 10e jour embryonnaire, cette cavité est limitée par le complexe syncytio-cytotrophoblaste. Après cette date, deux feuillets successifs s'ajoutent au trophectoderme.

A. Formation de l'endoderme pariétal

D'abord, l'endoderme extra-embryonnaire migre à partir de l'endoderme primitif vers le 12e jour embryonnaire et forme la membrane de Heuser (ou endoderme extra-embryonnaire ou endoderme pariétal) (fig. 13.6 et 13.7). La vésicule ainsi formée porte le nom de vésicule vitelline primaire. L'endoderme qui persiste au contact de l'épiblaste prend le nom d'endoderme viscéral. Cet endoderme nécessite la protéine HNF4 (codée par un gène de la famille Fox). Des travaux récents illustrent les mécanismes de formation de la membrane de Heuser (fig. 13.9). La migration des cellules endodermiques extra-embryonnaires est favorisée par les cellules du trophectoderme qui synthétisent une lame basale contenant de la fibronectine, de la laminine, du collagène IV et du protéoglycane à héparane sulfate. Ces molécules de la matrice extracellulaire sont reconnues par des récepteurs membranaires portés par les cellules de l'endoderme extra-embryonnaire. Ces récepteurs appartiennent à la famille des intégrines. Si on bloque le récepteur $\alpha_5\beta_1$ par des anticorps bloquants spécifiques, on empêche la migration et la formation de la membrane de Heuser.

De plus, les cellules du trophectoderme synthétisent des facteurs sécrétés qui agissent en assurant la différenciation et la migration des cellules de l'endoderme extra-embryonnaire. Le PTHrP (peptide apparenté à l'hormone parathyroïdienne) est synthétisé et sécrété par les cellules du trophectoderme et agit sur son récepteur membranaire porté par les cellules de l'endoderme extra-embryonnaire, entraînant une augmentation du taux intracellulaire d'AMPc. Si on bloque l'action du PTHrP à l'aide d'anticorps, on diminue le nombre de cellules de l'endoderme extra-embryonnaire et on empêche la migration de ces cellules sur les molécules de la matrice extracellulaire (laminine, vitronectine ou fibronectine à faible concentration). Comment sont régulés tous ces phénomènes ? Cette question reste pour le moment sans réponse.

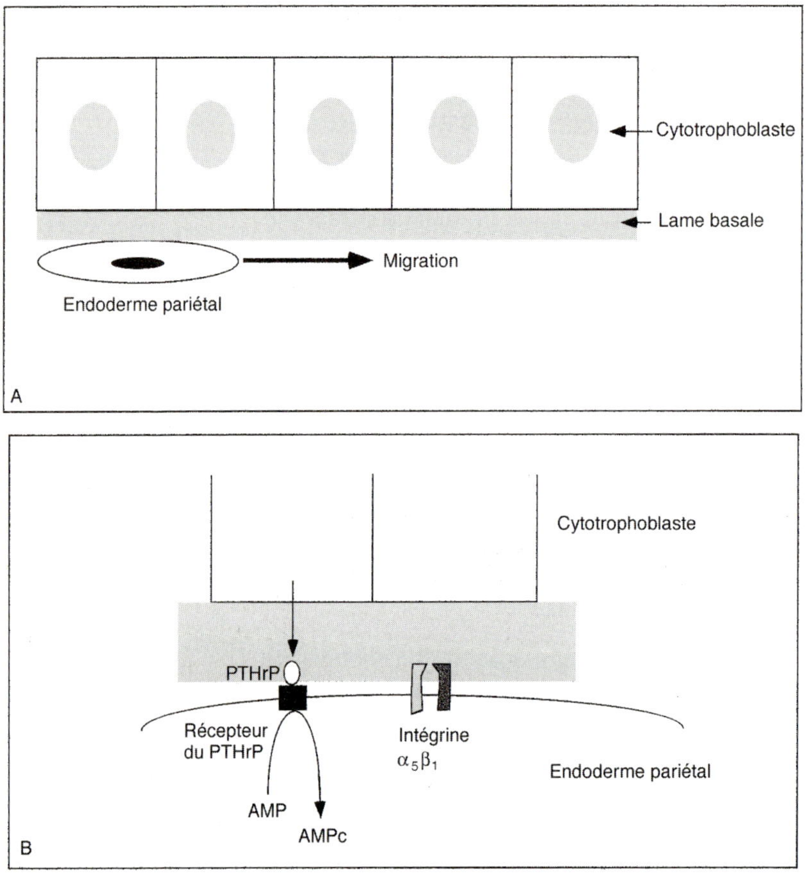

Fig. 13.9
Interactions entre le cytotrophoblaste et l'endoderme pariétal au cours de la formation de la membrane de Heuser.

B. Formation de la vésicule vitelline secondaire

Une zone de clivage se forme entre la membrane de Heuser et le cytotrophoblaste, formée par une zone réticulaire acellulaire (fig. 13.7). Le deuxième tissu qui migre est le mésoderme extra embryonnaire (fig. 13.10) dont l'origine n'est pas parfaitement connue. Pour certains, il proviendrait de l'épiblaste (partie caudale, comme chez les oiseaux ou les rongeurs), pour les autres, il dériverait de l'endoderme primitif lui-même, soit directement soit par délamination à partir des cellules de la membrane de Heuser. Quelle que soit son origine, il migre en deux courants : un courant tapisse le cytotrophoblaste alors que l'autre tapisse la membrane de Heuser. L'espace réticulaire se creuse, s'emplit de liquide et forme le cœlome extra-embryonnaire (ou cavité chorionique) (fig. 13.11). Enfin, un nouveau courant issu de l'endoderme primitif refoule la membrane de Heuser vers l'extrémité opposée à l'embryon. Le tissu migrant constitue alors la vésicule vitelline secondaire (ou définitive) qui perd tout contact avec la vésicule primaire (fig. 13.12).
Ainsi, à l'issue de la deuxième semaine du développement, l'embryon forme un diaphragme (ou disque embryonnaire) qui est situé au sein d'une sphère creuse (fig. 13.13). La paroi externe de cette sphère est constituée par le mésoderme extra-embryonnaire. Le disque embryonnaire permet de diviser cette sphère en deux hémisphères : l'hémisphère dorsal est organisé autour de la cavité amniotique alors que l'hémisphère ventral est centré par la vésicule vitelline secondaire. Le disque embryonnaire comprend deux tissus : l'épiblaste dorsal et l'endoderme viscéral ventral. Une lame basale sépare ces deux tissus.

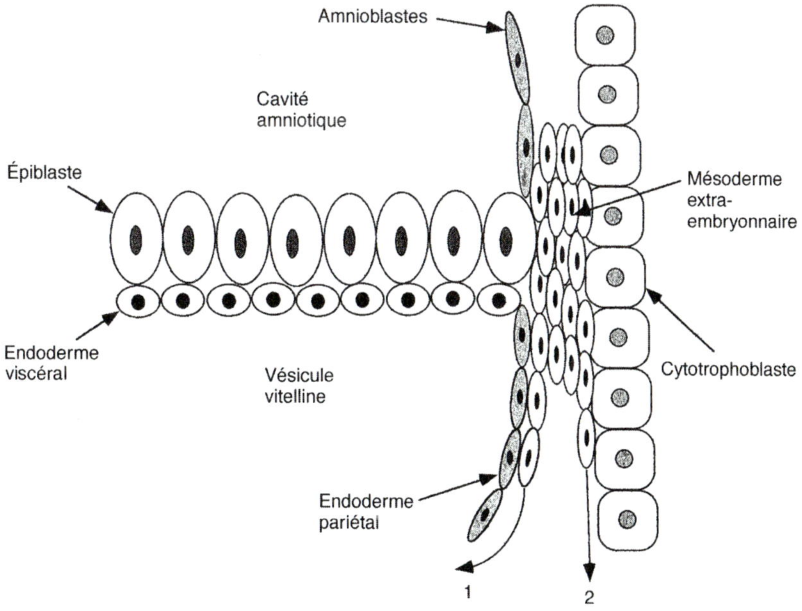

Fig. 13.10
Le mésoderme extra-embryonnaire se met en place entre les tissus issus de la masse cellulaire interne et le cytotrophoblaste. Il migre selon deux courants (1 : courant qui tapisse les cellules de l'endoderme pariétal et 2 : courant qui tapisse le cytotrophoblaste).

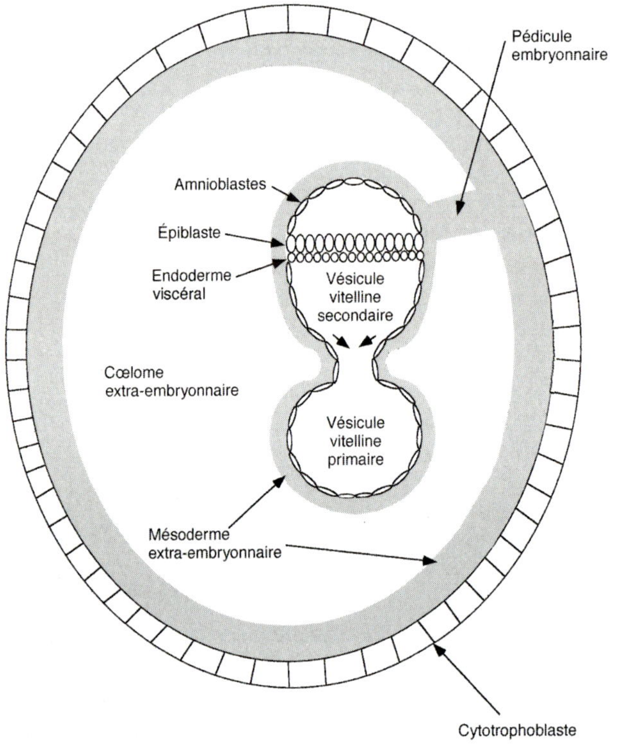

Fig. 13.11

Aspect de l'embryon vers le 12e-13e jour embryonnaire (le syncytiotrophoblaste n'est pas représenté).

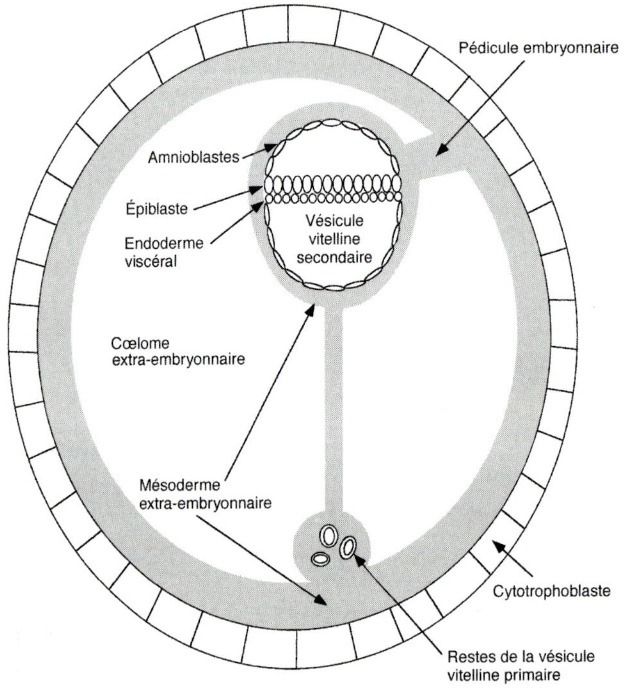

Fig. 13.12

Après la formation de la vésicule vitelline secondaire, la vésicule primaire persiste sous forme de vésicules situées au pôle abembryonnaire (le syncytiotrophoblaste n'est pas représenté).

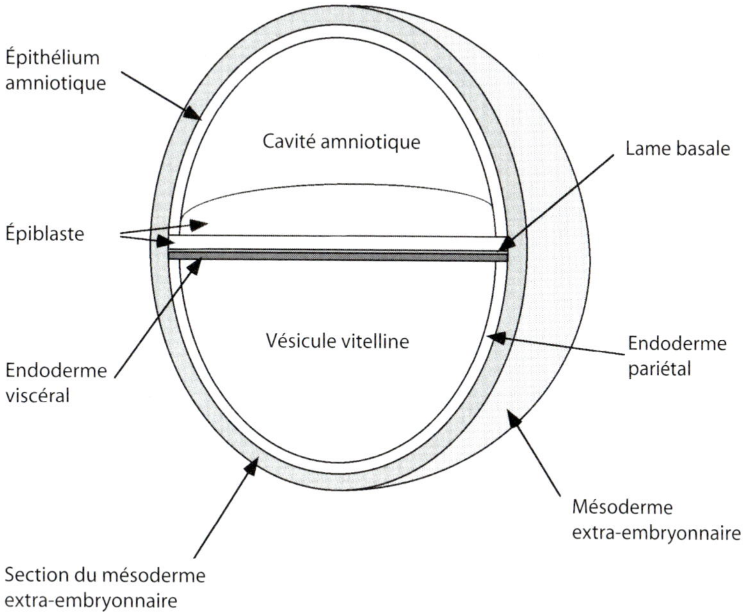

Fig. 13.13
L'embryon à la fin de la 2e semaine de développement.

POINTS CLÉS

- Au cours de la deuxième semaine du développement, l'embryon s'enfouit dans la muqueuse utérine, préalable indispensable à son développement ultérieur.
- La nidation fait intervenir de très nombreux signaux encore imparfaitement connus.
- Parmi les molécules les plus importantes, citons le LIF, le CSF1 et l'HB-EGF.
- De façon concomitante, la masse cellulaire interne donne naissance à deux feuillets : l'épiblaste et l'endoderme primitif.

ENTRAÎNEMENT

QROC

1. Quelles sont les modifications du blastocyste préalables à l'implantation ?
2. Quelles sont les quatre familles de molécules qui peuvent expliquer des interactions entre le blastocyste et l'épithélium de la muqueuse utérine ?
3. Parmi les molécules qui sont susceptibles de jouer un rôle dans les interactions entre le blastocyste et l'épithélium utérin, quelles sont celles dont la mutation nulle entraîne une anomalie de l'implantation ?
4. Quel est le mécanisme moléculaire qui permet le franchissement de l'épithélium utérin par le blastocyste ?
5. Nommer et décrire les deux dérivés du trophectoderme apparaissant au cours de la deuxième semaine du développement.
6. Qu'est-ce qu'une villosité choriale primaire ?
7. Quels sont les dérivés de la masse cellulaire interne ?
8. Comment se forme la cavité amniotique ?
9. Quels sont les mécanismes qui permettent la migration et la formation de la membrane de Heuser ?
10. Comment se forme la cavité chorionique ?

QCM

1. Parmi les propositions suivantes relatives aux mécanismes de l'implantation, la(les)quelle(s) est (sont) exacte(s) ?

❑ **A.** L'IL1 est produite par l'embryon.
❑ **B.** L'IL1 est produite par la muqueuse utérine.
❑ **C.** Le récepteur de l'IL1 est exprimé à la surface des cellules de l'embryon.
❑ **D.** Le récepteur de l'IL1 est exprimé à la surface des cellules épithéliales de la muqueuse utérine.
❑ **E.** L'IL1 stimule la synthèse de LIF par l'endomètre.

2. Parmi les propositions suivantes relatives à la migration des cellules de l'endoderme extra-embryonnaire sur le trophoblaste, la(les)quelle(s) est (sont) exacte(s) ?

❑ **A.** Elle est favorisée par des intégrines exprimées à la surface des cellules de l'endoderme extra-embryonnaire.
❑ **B.** Elle est favorisée par la sécrétion de PTHrP par les cellules du trophectoderme.
❑ **B.** Elle est favorisée par des molécules de la matrice extracellulaire formant une lame basale.
❑ **D.** Elle est favorisée par les hormones stéroïdes.
❑ **E.** Elle fait intervenir des molécules de la famille des cadhérines.

3. Parmi les propositions suivantes relatives au leukemia inhibitory factor (LIF), la(les)quelle(s) est (sont) exacte(s) ?

❑ **A.** C'est une glycoprotéine sécrétée.
❑ **B.** Elle appartient au groupe des cytokines.
❑ **C.** Sa synthèse est indépendante des hormones stéroïdes.
☒ **D.** Son absence conduit à un défaut d'implantation.
❑ **E.** Sa synthèse est activée par l'IL1β.

4. Parmi les propositions suivantes relatives à l'endoderme extra-embryonnaire, la(les)quelle(s) est (sont) exacte(s) ?

❑ **A.** Il migre à partir de l'épiblaste.
❑ **B.** Il se met en place lors de la première semaine du développement.
❑ **C.** Il contribue à limiter la vésicule vitelline primaire.
❑ **D.** Sa migration est favorisée par les molécules de la matrice extracellulaire produites par les cellules du trophectoderme.
❑ **E.** Ses cellules expriment l'intégrine.

5. Parmi les propositions suivantes relatives à l'endoderme pariétal (membrane de Heuser), la(les)quelle(s) est (sont) exacte(s) ?

- ☐ **A.** Il se forme au cours de la troisième semaine embryonnaire.
- ☒ **B.** Les cellules qui le constituent proviennent de l'hypoblaste (endoderme primitif).
- ☐ **C.** Les cellules qui le constituent migrent grâce au récepteur de type intégrine $\alpha_5\beta_1$.
- ☐ **D.** Les cellules du trophectoderme favorisent sa formation en sécrétant du PTHrP.
- ☒ **E.** Il forme la paroi interne de la vésicule vitelline.

6. Parmi les propositions suivantes relatives aux souris dépourvues du gène codant le LIF, la(les)quelle(s) est (sont) exacte(s) ?

- ☐ **A.** Les femelles homozygotes meurent à la naissance.
- ☐ **B.** Les femelles homozygotes sont anormales.
- ☐ **C.** Les femelles homozygotes sont fertiles.
- ☐ **D.** L'utérus des femelles homozygotes ne permet pas l'implantation.
- ☐ **E.** Les ovocytes des femelles homozygotes ne sont pas fécondables.

7. Parmi les propositions suivantes relatives aux modifications de la muqueuse utérine induites par les hormones ovariennes (œstrogènes et progestérone) lors de la phase d'implantation, la(les)quelle(s) est (sont) exacte(s) ?

- ☐ **A.** L'épithélium utérin synthétise de l'EGF et du TGFα sous l'action de ces hormones.
- ☐ **B.** Les cellules du chorion de la muqueuse expriment le récepteur du CSF1 sous l'action de ces hormones.
- ☐ **C.** Les hormones ovariennes induisent la synthèse de ténascine.
- ☐ **D.** Les hormones ovariennes entraînent une modification de la structure de la matrice extracellulaire du chorion.
- ☐ **E.** La sécrétion du CSF1 par les cellules épithéliales utérines est induite par ces hormones.

8. Parmi les molécules suivantes, quelle(s) est (sont) celle(s) qui est (sont) susceptible(s) de permettre des interactions entre muqueuse utérine et blastocyste ?

- ☐ **A.** L'IL1.
- ☐ **B.** Le *Fibroblast Growth Factor* (FGF).
- ☐ **C.** Le *Leukemia Inhibitory Factor* (LIF),
- ☐ **D.** Le *Colony Stimulating Factor* 1 (CSF1).
- ☐ **E.** Le peptide apparenté à l'hormone parathyroïdienne (PTHrP).

9. Parmi les propositions suivantes concernant la mucine 1, quelle(s) est (sont) celle(s) qui est (sont) exacte(s) ?

- ☐ **A.** C'est une molécule cytoplasmique.
- ☐ **B.** C'est un des composants du glycocalyx des cellules épithéliales utérines.
- ☐ **C.** Elle joue un rôle favorisant la nidation chez la femme.
- ☐ **D.** Elle joue un rôle inhibiteur de la nidation chez la souris.
- ☐ **E.** L'expression du gène qui la code est négativement influencée par la progestérone chez la souris.

10. Parmi les propositions suivantes concernant l'hCG, quelle(s) est (sont) celle(s) qui est (sont) exacte(s) ?

- ☐ **A.** Elle est produite à partir de la nidation.
- ☐ **B.** Elle est produite par le trophoblaste.
- ☐ **C.** C'est une hormone qui appartient à la même famille biochimique que la LH et la FSH.
- ☐ **D.** Elle stimule les cellules du corps jaune ovarien.
- ☐ **E.** Elle inhibe la synthèse de stéroïdes.

11. Quel(s) tissu(s) participe(nt) à la formation d'une villosité choriale primaire ?

- ☐ **A.** Le syncytiotrophoblaste.
- ☐ **B.** Le mésoderme extra-embryonnaire.
- ☐ **C.** Les vaisseaux sanguins fœtaux.
- ☐ **D.** Le cytotrophoblaste.
- ☐ **E.** Le chorion utérin.

12. Parmi les propositions suivantes relatives à la cavité chorionique, la(les)quelle(s) est (sont) exacte(s) ?

- ☐ **A.** Elle se forme au cours de la troisième semaine.
- ☐ **B.** Elle est tapissée par le cytotrophoblaste.
- ☐ **C.** Elle est tapissée par l'endoderme extra-embryonnaire.
- ☐ **D.** Elle est tapissée par le mésoderme extra-embryonnaire.
- ☐ **E.** Elle est tapissée par les amnioblastes.

13. Parmi les propositions suivantes concernant la masse cellulaire interne, quelle(s) est (sont) celle(s) qui est (sont) exacte(s) ?

- ☐ **A.** Elle se forme au cours de la troisième semaine du développement.
- ☐ **B.** Elle donne naissance au trophoblaste.
- ☐ **C.** Elle donne naissance à tout l'embryon.
- ☐ **D.** Elle ne donne naissance qu'à l'embryon.
- ☐ **E.** Elle est formée de cellules morphologiquement différenciées.

Pour les corrections, se reporter à la page 223

14 Troisième semaine du développement

À l'issue de la deuxième semaine du développement, le disque embryonnaire est organisé en deux couches : l'endoderme viscéral et l'épiblaste. Les auteurs classiques ont parlé de stade didermique pour rendre compte de l'embryon humain formé par ces deux feuillets. En fait, seul l'épiblaste (feuillet le plus superficiel) participe à la formation de l'embryon dans l'espèce humaine. Ainsi, ce stade n'a rien de didermique mais devrait être considéré comme monodermique. Pendant la troisième semaine, l'embryon se modifie considérablement du fait de mouvements cellulaires et tissulaires qui conduisent à la formation d'un embryon tridermique (c'est-à-dire formé par trois feuillets primordiaux : l'ectoderme dorsal, le mésoderme intermédiaire et l'endoderme ventral). Cette étape de mise en place des feuillets primordiaux ou gastrulation, est essentielle dans la construction du corps, à tel point que Lewis Wolpert, le grand embryologiste britannique, a dit que « la gastrulation, plus que la naissance, le mariage ou la mort, constitue véritablement l'événement important de notre vie ». D'un point de vue didactique, on peut séparer cette troisième semaine en plusieurs phases. En fait, ces phénomènes ne sont pas successifs mais se produisent simultanément, certaines régions embryonnaires sont engagées dans un processus, contrairement aux autres. D'un point de vue général et simplifié (et donc nécessairement faux), les tissus du futur pôle céphalique sont en avance de maturation sur les tissus caudaux, réalisant le classique gradient de maturation rostro-caudal qui a été décrit pour la première fois par Aristote (De la génération des animaux) chez l'embryon de poulet. Ainsi, si on pratique des coupes transversales d'un embryon à un temps donné, les structures plus caudales montrent une organisation plus jeune que les structures plus rostrales, permettant l'analyse de la dynamique embryonnaire sur un seul et même embryon.

I. L'induction mésodermique

A. L'induction mésodermique des amphibiens

Cette induction a été particulièrement bien étudiée chez les amphibiens par Peter Nieuwkoop (*cf.* chapitre 6). La blastula de l'amphibien est organisée selon l'axe animal – végétatif. La cavité du blastocèle est située au niveau de l'hémisphère animal. Le tissu situé au pôle animal forme la cape animale. Entre les deux pôles, on décrit la zone marginale. L'induction mésodermique chez les amphibiens résulte de quatre signaux (fig. 14.1). Le premier temps de l'induction mésodermique consiste en une interaction entre les blastomères végétatifs et les cellules de la zone marginale. Il en résulte la formation de mésoderme par les cellules de la zone marginale. Les blastomères végétatifs ne sont pas homogènes : les blastomères dorsaux n'ont pas le même effet inducteur que les blastomères ventraux. Il existe donc deux signaux initiaux qui entraînent la formation de mésoderme ventral et dorsal. Le signal dorsalisant est constitué par l'activine et les protéines Vg1 et Nodal (qui font partie de la superfamille du TGFβ) à forte dose. Le signal ventralisant est représenté par FGF et les protéines Vg1 et Nodal à faible dose.

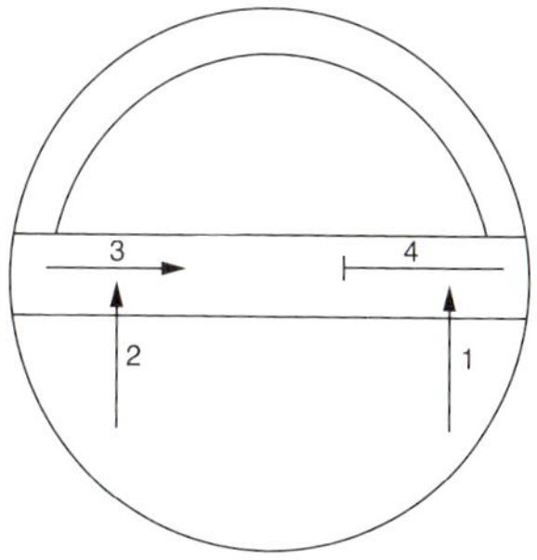

Fig. 14.1
L'induction mésodermique chez les amphibiens.
1. activine et fortes doses de Vg1 et Nodal. 2. FGF et faibles doses de Vg1 et Nodal. 3. BMP4. 4. Noggin et Chordine.

Une fois la zone marginale induite, le mésoderme subit d'autres signaux provenant des cellules de la zone marginale elle-même. Les cellules les plus ventrales expriment BMP4 qui a une action ventralisante sur le tissu voisin. Les cellules les plus dorsales produisent des inhibiteurs de BMP4 tels Noggin et Chordine qui antagonisent le signal précédent et assurent une dorsalisation du mésoderme.

B. L'induction mésodermique chez la souris

Chez la souris, le signal BMP joue un rôle majeur dans l'induction du mésoderme. Ceci a été démontré par l'étude des souris mutantes pour lesquelles les gènes codant certaines BMP ou leurs récepteurs ont été invalidés. Ces souris, à l'état homozygote, meurent très précocement et ne forment pas de mésoderme. La situation est en fait complexe dans la mesure où plusieurs récepteurs sont impliqués et qu'ils n'ont pas tous les mêmes fonctions. Toutefois, cet aspect nous semble beaucoup trop complexe pour être présenté dans le cadre de cet ouvrage.
Chez la souris, BMP4 est exprimé par les cellules extra-embryonnaires qui sont situées au contact de l'épiblaste. De plus, BMP4 est capable d'induire la formation par l'épiblaste de cellules germinales primordiales et de

mésoderme extra-embryonnaire (dont l'allantoïde). Ces deux lignages cellulaires représentent des domaines postérieurs du mésoderme murin (domaine homologue du mésoderme ventral des amphibiens). On ne connaît pas le domaine d'expression de BMP4 dans l'embryon humain à ces stades. Toutefois, par homologie avec la souris, on peut proposer que cette protéine soit sécrétée par les amnioblastes situés au contact de l'épiblaste (fig. 14.2).

▶ L'allantoïde est une des annexes embryonnaires des vertébrés amniotes. Elle est formée d'un diverticule développé aux dépens de l'endoderme postérieur. Cette annexe est particulièrement bien développée chez les reptiles et les oiseaux où elle joue un rôle dans les processus de respiration, de nutrition et d'accumulation des produits d'excrétion urinaire. Chez les mammifères, l'allantoïde reste rudimentaire et se place dans le pédicule embryonnaire (précurseur du cordon ombilical) au cours de la délimitation (*cf.* chapitre 15).
Les cellules germinales primordiales sont les cellules embryonnaires précurseurs des gamètes.

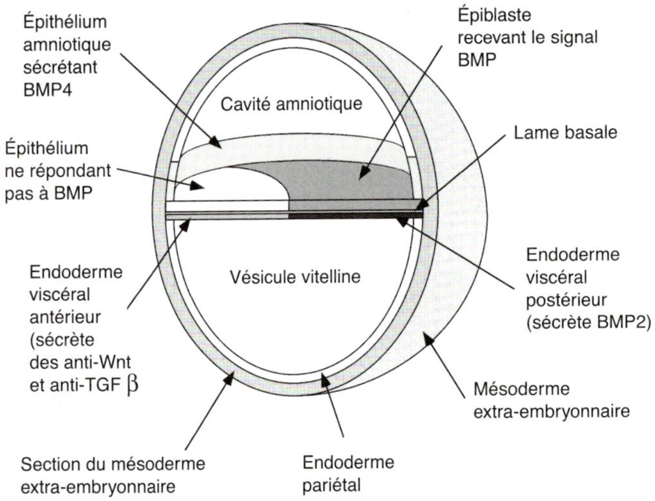

Fig. 14.2
L'induction mésodermique par les BMP.

Une des caractéristiques les plus surprenantes de ces premiers temps de la gastrulation est que l'endoderme viscéral n'est pas un tissu homogène mais présente une polarisation qui préfigure l'axe antéro-postérieur de l'embryon. Ainsi, la région correspondant au pôle antérieur (ou endoderme viscéral antérieur ou EVA) sécrète des molécules qui antagonisent les signaux TGFβ et Wnt (Wint qui représente une famille de facteurs sécrétés homologues du facteur Wingless de drosophile et qui agissent sur des récepteurs membranaires). Il s'ensuit que l'épiblaste qui recouvre cette région ne subit pas d'induction mésodermique sous l'influence de la sécrétion de BMP4. Au contraire, la région de l'endoderme viscéral correspondant au pôle postérieur sécrète BMP2 qui agit comme un inducteur des cellules germinales primordiales et de mésoderme extra-embryonnaire (comme c'est le cas pour BMP4 produit par les amnioblastes).

II. La formation de la ligne primitive

A. La formation de la ligne primitive chez les oiseaux

Avant la gastrulation, l'embryon d'oiseau se développe aux dépens du pôle supérieur du jaune de l'œuf. À ce stade du développement, l'embryon apparaît sous la forme d'un disque transparent (ou aire pellucide) entouré par une zone opaque (ou aire opaque). Entre ces deux aires, se situe la zone marginale. À une des extrémités de l'aire pellucide, on remarque la présence d'un croissant plus dense, appelé croissant de Koller, qui marque l'extrémité postérieure du futur embryon (fig. 14.3). La ligne primitive apparaît initialement comme une condensation postérieure de cellules qui s'étend progressivement vers la région centrale du disque embryonnaire (fig. 14.3).

Si on marque les cellules du croissant de Koller, on peut mettre en évidence leur migration vers la région centrale du disque embryonnaire où elles participent à la formation du nœud de Hensen. Si on transplante les cellules de la zone marginale postérieure en position hétérotopique, une deuxième ligne primitive se forme au contact de ce greffon. On peut montrer que les cellules de la zone marginale postérieure ne participent pas à la formation du nœud ou de la ligne primitive. Elles agissent donc par induction et peuvent être considérées comme les homologues aviaires du centre de Nieuwkoop.

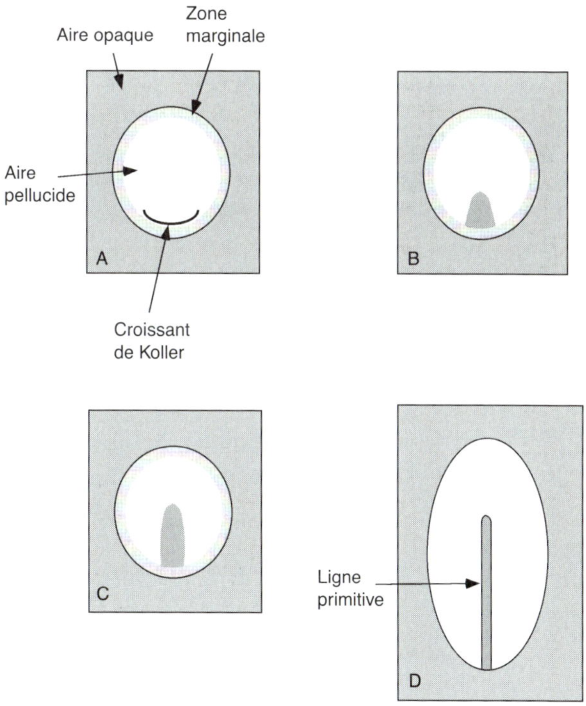

Fig. 14.3
Mise en place de la ligne primitive chez l'oiseau.
A. Avant la gastrulation, le disque embryonnaire est formé par l'aire pellucide. Le croissant de Koller marque l'extrémité postérieure. Entre les aires opaque et pellucide siège la zone marginale.
B. et **C.** La ligne primitive commence à s'étendre à partir du pôle postérieur.
D. Stade d'extension maximale de la ligne primitive.

Le contrôle moléculaire de la mise en place de la ligne primitive commence à être mieux compris chez l'oiseau grâce aux travaux de Claudio Stern et de son groupe (fig. 14.4). La zone marginale postérieure exprime le gène *cVg1*, homologue aviaire du gène *Vg1* des amphibiens. L'ensemble de la zone marginale exprime de plus *Wnt8C* (gène qui code la protéine Wnt8C). Ce gène s'exprime en gradient à maximum postérieur. Il est possible d'induire la formation d'une ligne primitive ectopique en faisant coexprimer *Vg1* et *Wnt8C*. Ainsi, les produits de ces deux gènes agissent en synergie pour induire la formation de la ligne primitive chez l'embryon d'oiseau. Vg1 et Wnt8C induisent l'expression de Nodal par les cellules de l'épiblaste situées au contact de la zone marginale. Ces cellules migrent vers l'avant en recrutant d'autres cellules de l'épiblaste. Ce recrutement induit une convergence des cellules de l'épiblaste vers la ligne médiane postérieure (fig. 14.5). Ceci entraîne une augmentation de la densité cellulaire au niveau de la ligne médiane qui, de ce fait, devient visible et forme la ligne primitive. Il en est de même au niveau de son extrémité antérieure, le nœud de Hensen. Une conséquence de cette convergence vers la ligne médiane est l'accroissement antéro-postérieur de l'embryon. Ces mouvements sont similaires aux mouvements de convergence–extension décrits primitivement chez les amphibiens.

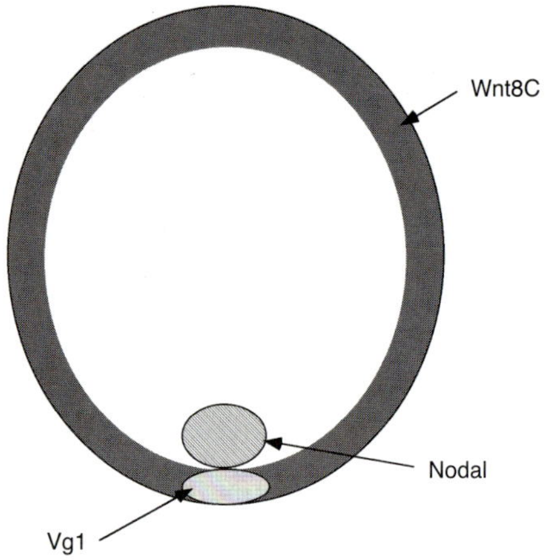

Fig. 14.4
L'induction de la ligne primitive chez l'oiseau.
La coexpression de Vg1 et Wnt8C par la zone marginale postérieure induit l'expression de Nodal par l'épiblaste. Les cellules épiblastiques qui expriment Nodal forment les précurseurs du nœud.

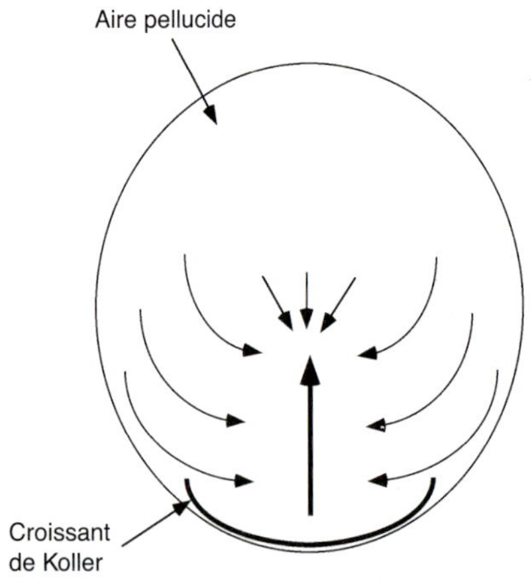

Fig. 14.5
Mouvements cellulaires au cours de la formation de la ligne primitive chez l'oiseau.

B. La régression du nœud et de la ligne primitive

Une fois que la ligne primitive est formée, elle a atteint son extension maximale et sa taille commence à diminuer progressivement (fig. 14.6). Ce phénomène est dénommé régression de la ligne primitive et du nœud et il est dû à l'extension axiale des tissus superficiels situés en avant du nœud. Ainsi, au cours du développement, le nœud et la ligne primitive occupent une place de plus en plus caudale expliquant le gradient de maturation céphalo-caudal.

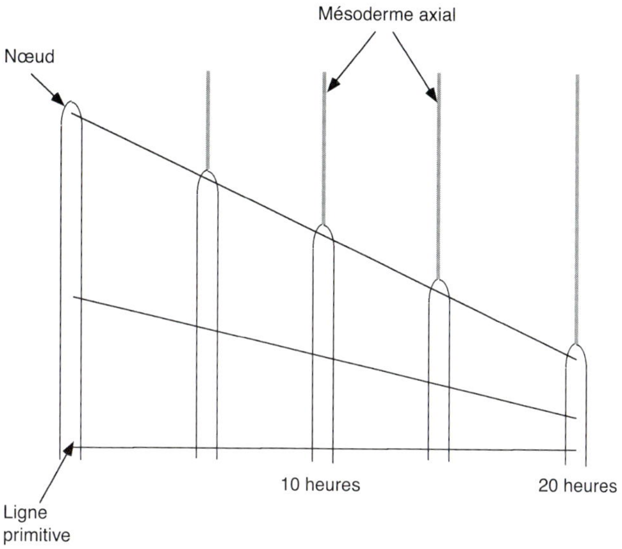

Fig. 14.6
Régression du nœud et de la ligne primitive au cours du développement chez l'embryon d'oiseau.
(D'après Nelson T. Spratt, 1947).

III. Cartographie du disque embryonnaire chez la souris

A. Qu'est-ce qu'une cartographie des territoires présomptifs ?

La possibilité de marquer spécifiquement une cellule ou un territoire embryonnaire permet d'étudier le devenir à plus ou moins long terme de ces cellules. On peut alors *a posteriori* construire une carte du devenir présomptif des cellules étudiées. Une telle étude est appelée cartographie des territoires présomptifs.
Chez la souris, il est possible de cultiver *in vitro* l'embryon pendant un à deux jours. On peut donc pratiquer une telle cartographie de l'épiblaste. Il est important de noter que le devenir des territoires étudiés est un devenir présomptif et ne renseigne pas sur la notion de détermination. En effet, les cellules étudiées sont laissées en place et elles peuvent subir des inductions des tissus voisins.

B. Les cartes des territoires présomptifs du disque embryonnaire de souris lors de la gastrulation

Nous avons représenté sur la figure 14.7 les cartes obtenues chez la souris avant et après la formation de la ligne primitive. Il faut noter toutefois que l'embryon de souris ne se présente pas sous la forme d'un disque mais d'un cylindre creux. Afin de faciliter l'extrapolation de ces données expérimentales à l'homme, nous avons représenté ces territoires sur un disque plan.

L'ectoderme occupe le pôle antérieur du disque embryonnaire. En effet, cette région de l'épiblaste est soumise à l'action des molécules anti-Wnt et anti-TGFβ produites par l'endoderme viscéral antérieur (fig. 14.2). Ces molécules protègent l'épiblaste de l'induction mésodermique et permettent à ce tissu d'exprimer des caractères ectodermiques. Le mésoderme occupe le pôle postérieur et la région latérale. En comparant les différents territoires, on peut noter qu'il existe des cellules à multiples potentialités capables de générer du mésoderme et de l'ectoderme. L'endoderme présomptif est concentré au niveau du nœud ou de ses précurseurs. On peut constater que le domaine précurseur de l'endoderme suit un mouvement de migration vers l'avant. Par ailleurs, le domaine mésodermique se restreint au cours de la formation de la ligne primitive pour n'occuper que la région située de part et d'autre de la ligne primitive. Enfin, le domaine ectodermique s'étend et recouvre progressivement la majeure partie du disque embryonnaire. Ces mouvements trouvent leur explication dans les mouvements de convergence–extension décrits sur la figure 14.5.

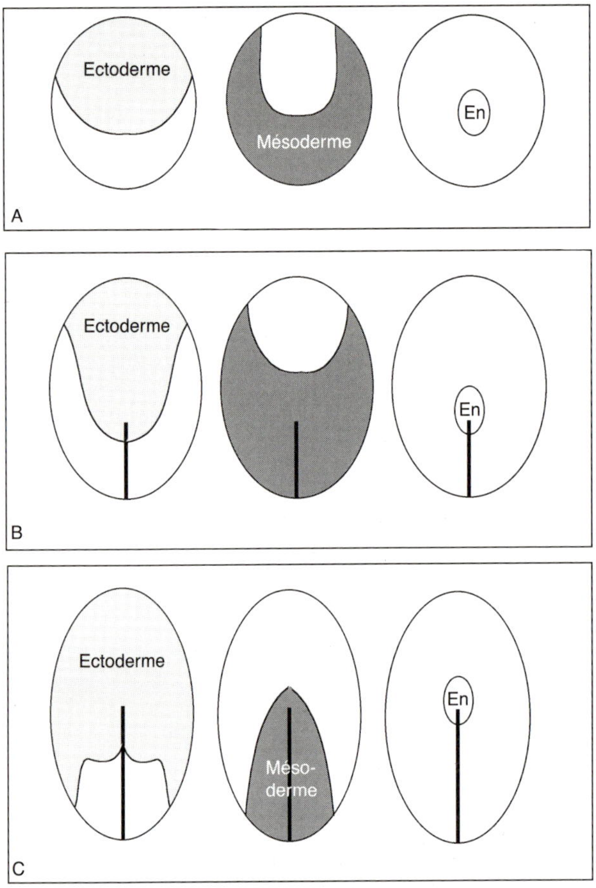

Fig. 14.7

Cartographie des territoires présomptifs au cours de la gastrulation chez les mammifères.

A. Avant la formation de la ligne primitive.
B. Début de la formation de la ligne primitive.
C. Stade d'extension maximale de la ligne primitive.

IV. Formation des feuillets primordiaux

A. Formation de l'endoderme définitif

Le premier feuillet qui se met en place lors de la gastrulation est l'endoderme définitif (dès le 16e jour embryonnaire). Les cellules endodermiques prennent naissance dans l'épiblaste au niveau du nœud, migrent et s'insinuent entre les cellules de l'endoderme viscéral qu'elles refoulent latéralement (phénomène d'intercalation) (fig. 14.8). Il n'a jamais été démontré que l'endoderme viscéral ne garde pas une contribution à la formation de l'embryon. Néanmoins, même s'il y participe, sa contribution est particulièrement réduite. Les cellules endodermiques migrent isolément les unes des autres. Ainsi, chez les amphibiens et les poissons, l'endoderme garde son caractère épithélial lors de sa mise en place (et on parle de mouvement de type invagination). Au contraire, chez les oiseaux et les mammifères, l'endoderme perd transitoirement son caractère épithélial pendant la migration (et on parle de mouvement de type ingression). On ne connaît pas précisément les séquences concourant à la formation de l'endoderme chez l'être humain. Toutefois, comme chez les rongeurs, on peut postuler que l'épiblaste cesse de produire des cellules endodermiques au stade de prolongement céphalique (fig. 14.9).

L'endoderme définitif se développe de façon centrifuge à partir du nœud (fig. 14.10). La croissance de ce tissu se fait par addition de cellules provenant du nœud mais aussi par extension axiale des cellules déjà en place. Cette extension entraîne le refoulement latéral de l'endoderme viscéral qui sera progressivement déplacé vers la vésicule vitelline secondaire.

B. Formation du mésoderme

Ingression des cellules mésodermiques

À partir du 16e jour embryonnaire (et donc de façon concomitante par rapport à l'endoderme mais s'étalant sur une très longue période de temps), le troisième feuillet embryonnaire (ou mésoderme embryonnaire) se met en place à partir de l'épiblaste. La formation du mésoderme nécessite un changement de phénotype (c'est-à-dire une induction) qui est assez bien connu chez les amphibiens mais beaucoup moins bien chez les mammifères.

Les cellules qui produisent le mésoderme embryonnaire sont initialement situées au niveau du feuillet superficiel le long de la ligne primitive. Elles subissent donc un phénomène d'ingression pour rejoindre leur localisation définitive (fig. 14.11). Ces cellules migrent et occupent un feuillet intermédiaire entre endoderme et ectoderme. De plus, elles migrent de façon centrifuge et, de ce fait, s'éloignent de la ligne primitive. Ce mouvement de divergence latérale est d'autant plus important que les précurseurs ont une localisation plus caudale (fig. 14.12). Les cellules les plus caudales migrent d'ailleurs tellement qu'elles quittent l'aire du disque embryonnaire et fournissent du mésoderme extra-embryonnaire.

Les territoires présomptifs de ces différentes structures sont ségrégés au niveau de la ligne primitive. Plus les cellules sont situées caudalement sur la ligne primitive, plus leur devenir est latéral. Toutefois, ce devenir différent ne présage en rien d'une quelconque différenciation définitive (ou détermination) à ce stade. Seules des expériences de greffe hétérotopique (c'est-à-dire dans lesquelles une population cellulaire est greffée en

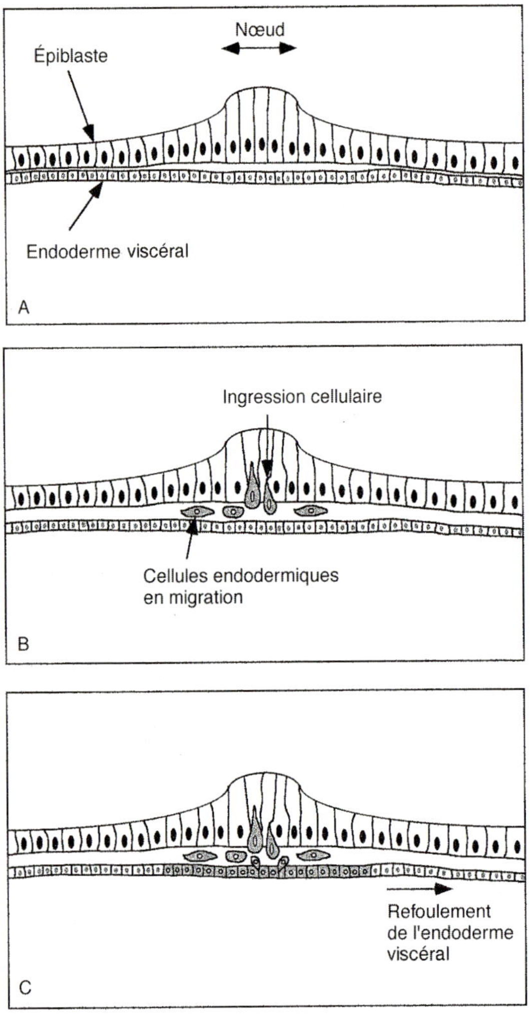

Fig. 14.8

Mise en place de l'endoderme lors de la gastrulation.
A. Coupe transversale passant par le nœud avant le début de la gastrulation.
B. Coupe transversale lors de l'ingression endodermique.
C. Coupe transversale lors de la mise en place endodermique.

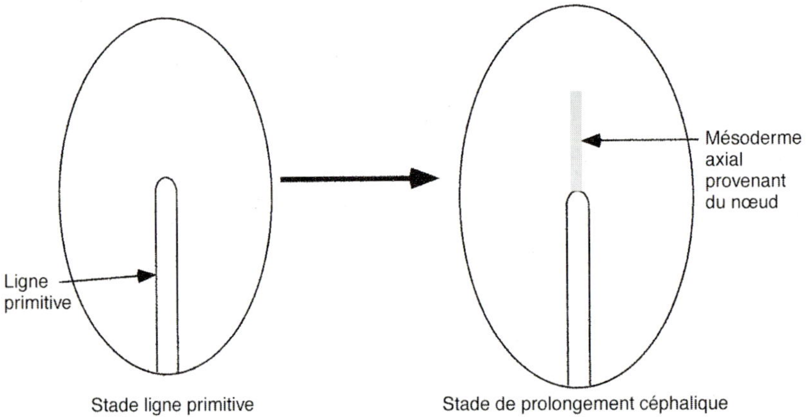

Fig. 14.9

Le début de la mise en place du mésoderme axial correspond au stade de prolongement céphalique. À ce stade, les cellules de l'épiblaste cessent de générer des cellules endodermiques.

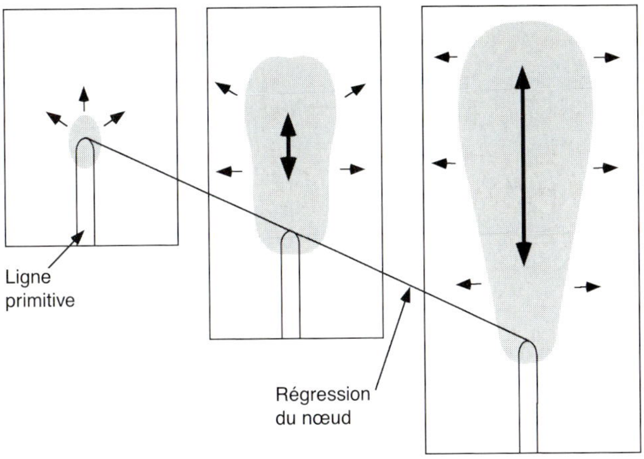

Fig. 14.10

Mise en place de l'endoderme définitif (tissu gris) à partir du nœud.

La croissance se fait vers les régions latérales de l'embryon (flèches). On note de plus une extension axiale (double flèche) responsable de la régression du nœud.

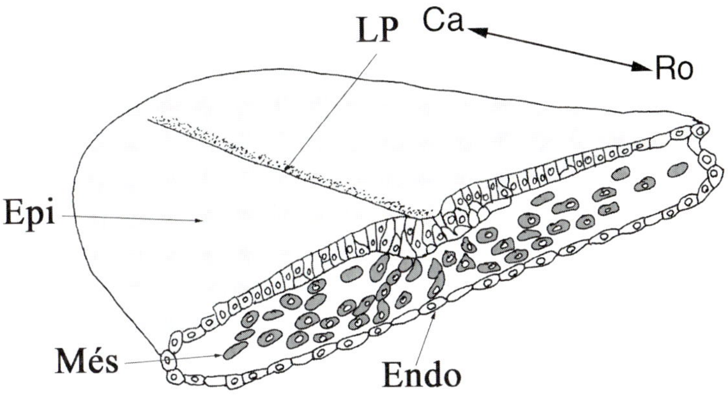

Fig. 14.11

Vue cavalière de la partie caudale de l'épiblaste (Epi).

La ligne primitive (LP) matérialise la ligne médiane. Des cellules épiblastiques perdent leur caractère épithélial et migrent entre les deux feuillets (épiblaste et endoderme : Endo) pour former le mésoderme (Més).

Ca : caudal ; Ro : rostral.

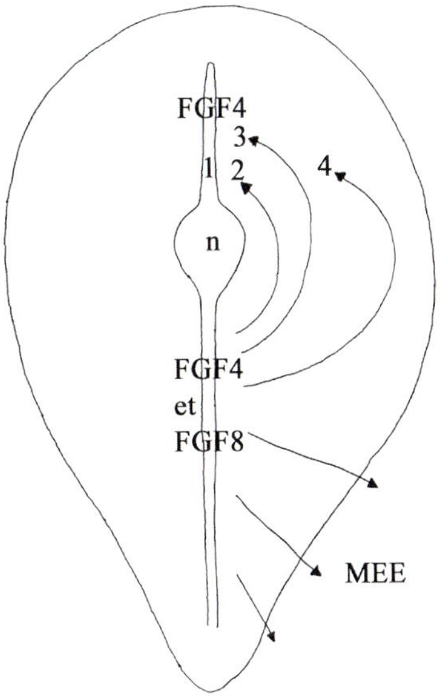

Fig. 14.12

Vue dorsale de l'aire embryonnaire chez le poulet montrant les régulations moléculaires contrôlant la migration du mésoderme.

Le mésoderme axial (1) se développe à partir du nœud de Hensen (n). Les cellules de la ligne primitive subissent l'action conjuguée de FGF4 et FGF8. FGF8 entraîne une répulsion des cellules mésodermiques après leur ingression responsable de leur divergence latérale. Au cours de la régression du nœud, les cellules mésodermiques se retrouvent en position rostrale par rapport à ce dernier. Or, seul FGF4 est exprimé par la région rostrale. FGF4 entraîne une convergence des cellules mésodermiques vers la ligne médiane. Ainsi, se forment les domaines para-axial (2), intermédiaire (3) et latéral (4). Pour les cellules les plus caudales, il doit exister un facteur chémoattractif qui les fait diverger vers l'aire extra-embryonnaire. Elles participent alors à la formation du mésoderme extra-embryonnaire (MEE).

une autre position que sa position initiale) peuvent permettre d'étudier le degré de détermination. Si le devenir de cette population est fixe (c'est-à-dire si la population donne naissance aux mêmes structures qu'en position initiale), alors le devenir de cette population est fixé et on parle de détermination des potentialités. Au contraire, si la population greffée donne naissance à des structures produites normalement par la population remplacée, il y a eu changement de devenir et il n'y a donc pas de détermination de la population initiale. Actuellement, il n'y a eu aucune étude réalisée chez les mammifères. Chez les oiseaux, peu d'études ont été réalisées ; elles montrent qu'au stade de ligne primitive il n'y a pas encore de détermination des précurseurs mésodermiques.

Récemment, il a été mis en évidence que les cellules mésodermiques peuvent avoir des dérivés axiaux lorsqu'elles sont mises en présence des antagonistes de BMP4. Plus la concentration de ces antagonistes est forte, plus le phénotype obtenu est axial. Au contraire, si ces cellules sont soumises à de fortes doses de BMP4, elles donnent naissance à des dérivés latéraux. De manière physiologique, BMP4 est sécrétée par la partie caudale de la ligne primitive alors que ses antagonistes sont sécrétés par le nœud (partie rostrale de la ligne primitive) (fig. 14.13).

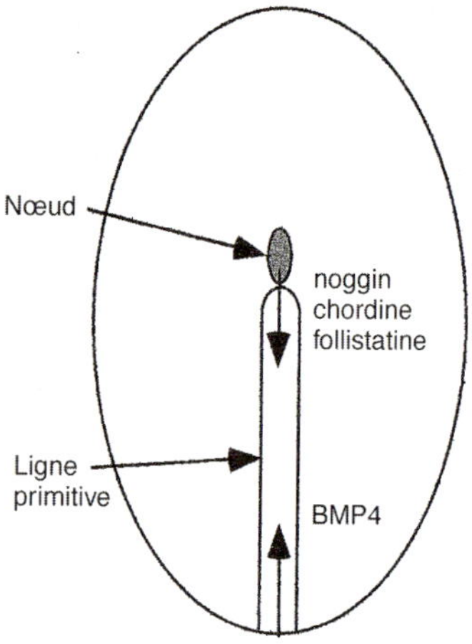

Fig. 14.13

Régionalisation de la ligne primitive par BMP4 et ses antagonistes.

Ainsi, les molécules impliquées dans la régionalisation de la ligne primitive chez les mammifères sont les mêmes que les cellules qui correspondent à la régionalisation de la zone marginale des amphibiens (comparer les figures 14.1 et 14.13). Aussi, on peut considérer que la ligne primitive des mammifères est l'homologue de la zone marginale des amphibiens et que les mécanismes de la gastrulation sont très largement conservés dans les différentes espèces.

1. Analyse de l'induction mésodermique à l'aide de mutants de souris

Chez le mammifère, l'analyse de mutants (par mutagenèse ciblée ou non) a permis d'appréhender le rôle de nombreux gènes dans la formation du mésoderme. Ainsi, le récepteur 1 du FGF (*Fibroblast* Growth Factor) est nécessaire pour la mise en place du mésoderme para-axial, BMP4 (Bone *Morphogenetic Protein 4*) est indispensable à la formation du mésoderme latéral, Wnt 3a (Wint 3a) est nécessaire à la formation du mésoderme caudal. La liste de ces gènes contrôlant l'induction mésodermique devrait s'allonger dans un avenir proche, permettant de mieux connaître ce processus fondamental chez les mammifères.

2. Transition épithélio-mésenchymateuse

La formation du mésoderme et de l'endoderme à partir de l'épiblaste est un exemple d'un processus général de l'embryogenèse appelé transition épithélio-mésenchymateuse. Les cellules forment initialement, au niveau de l'épiblaste, un épithélium (donc un feuillet de cellules juxtaposées et jointives). Elles sont donc caractérisées par des molécules de reconnaissance particulières et par des molécules d'adhérence. Pour quitter cet épithélium, les cellules doivent perdre leur système de reconnaissance et surtout leurs molécules d'adhérence. Ainsi, elles pourront s'isoler de l'épithélium et migrer de façon autonome. Les cellules de l'épiblaste expriment la E-cadhérine qui permet le maintien de la cohésion épithéliale. Lorsqu'une cellule devient mésenchymateuse et débute son ingression, elle n'exprime plus la E-cadhérine. De plus, le blocage de la E-cadhérine par des anticorps spécifiques induit une transition épithélio-mésenchymateuse définitive. Ainsi, la régulation de l'expression du gène de la E-cadhérine est un processus fondamental dans la différenciation cellulaire. On ne connaît pas les gènes qui régulent cette expression.

De plus, les cellules épiblastiques adhèrent à la membrane basale sous-jacente (fibronectine) par des récepteurs de type intégrine. Les cellules mésodermiques migrent sur les molécules de la matrice extracellulaire (fibronectine, vitronectine, laminine, collagène IV). Cette adhérence est aussi assurée par des récepteurs de type intégrine. Le système des intégrines et la régulation de leur expression jouent probablement un rôle dans le contrôle de la gastrulation.

C. **Formation de la plaque neurale (ou neurectoderme)**

1. La théorie classique : l'induction neurale

L'ectoderme situé en avant de la ligne primitive subit des modifications concomitantes de la gastrulation. Ces modifications ne sont pas intrinsèquement codées par ce tissu mais sont induites (comme l'avaient déjà montré les expériences de Spemann et Mangold). Cette induction est dénommée induction neurale. Deux mécanismes peuvent expliquer l'induction neurale (ces deux mécanismes ne sont pas exclusifs et pourraient collaborer pour former la plaque neurale). Une première induction prend naissance à partir des structures mésodermiques axiales (plaque préchordale et notochorde) et agit sur l'ectoderme sus-jacent. Cette induction a été appelée induction verticale ou induction en trans. Le deuxième mécanisme d'induction serait une « onde » moléculaire propagée le long de l'ectoderme lui-même à partir d'une zone morphogène (comme le nœud par exemple). Cette induction a été appelée induction planaire ou induction en cis.

Cette induction conduit à l'individualisation de deux parties au sein de l'ectoderme : le neurectoderme ou plaque neurale et l'ectoderme de surface. Pendant très longtemps, l'ectoderme de surface garde des compétences neurectodermiques comme l'ont montré les expériences de greffe hétérotopique. La plaque neurale subit des modifications morphologiques complexes : épaississement par augmentation de la hauteur des cellules, allongement caudal pour une forme en trou de serrure… Il existe sûrement dès ce stade des modifications de devenir réalisant une régionalisation très précoce de la plaque neurale, si bien que les subdivisions du névraxe sont déjà visibles en son sein.

2. La théorie moderne : la neuralisation est un phénomène par défaut

Cette théorie de la neuralisation par défaut permet d'expliquer certains résultats observés chez l'amphibien. Si on met en culture de la région animale dissociée de la blastula d'amphibien, on obtient des neurones. Ce phénomène a été appelé autoneuralisation. Ainsi, dans cette expérience, une induction neurale n'est pas nécessaire pour que du tissu nerveux se différencie.

Comment réconcilier ces deux modèles ?

L'étude d'une molécule sécrétée (BMP4) de la famille des *Bone Morphogenetic Protein* (BMP) a montré qu'elle est capable d'induire la formation d'épiderme à partir de la région apicale de la blastula d'amphibien. Ainsi, BMP4 est une molécule épidermisante. BMP4 est sécrétée dans le milieu extracellulaire et agit sur un récepteur membranaire. Si on fait une mutation du récepteur de BMP4 le rendant non fonctionnel, on empêche l'action de BMP4 et on prévient la formation d'épiderme. L'ensemble de l'ectoderme se transforme en neurectoderme. Les cellules de la plaque neurale, qui deviendront nerveuses, expriment le récepteur pour BMP4 mais ce facteur ne peut agir car il est lié à des molécules sécrétées par le nœud comme chordine ou noggin. Ainsi, le nœud prévient l'induction épidermique et les cellules adoptent leur phénotype par défaut, à savoir le phénotype neural. Ce phénomène a été admirablement décrit par Ali Hemmati-Brivanlou par la phrase « *les cellules ectodermiques produiront des cellules neurales à moins qu'on leur dise de faire autre chose* ».

▶ Les mécanismes moléculaires contrôlant l'induction neurale sont loin d'être définitivement élucidés. En effet, si on bloque le signal induit par les FGF, on empêche la différenciation neurale. FGF joue donc un rôle initiateur dans la cascade moléculaire nécessaire pour que le neurectoderme se mette en place. Il est probable que les mécanismes moléculaires de l'induction neurale font appel à une cascade d'interactions génétiques complexes dont nous ne parvenons encore à saisir toute la complexité.

V. La croissance céphalo-caudale

A. Élongation axiale

Il est parfois bien difficile de se représenter tous les processus qui se déroulent au cours de la troisième semaine. En effet, la mise en place du mésoderme et de l'endoderme est concomitante du début de l'élongation axiale. La croissance du corps embryonnaire est assurée par un mécanisme d'élongation axiale de la notochorde (mésoderme axial) et de la plaque neurale. Ces mouvements rappellent ceux de l'épibolie des poissons et des amphibiens. La plaque neurale est une structure initialement massive. Au cours de l'élongation axiale, son extrémité caudale s'effile progressivement, si bien que la plaque initialement ovalaire se déforme en raquette. Le manche de cette raquette forme la future moelle épinière (fig. 14.14).

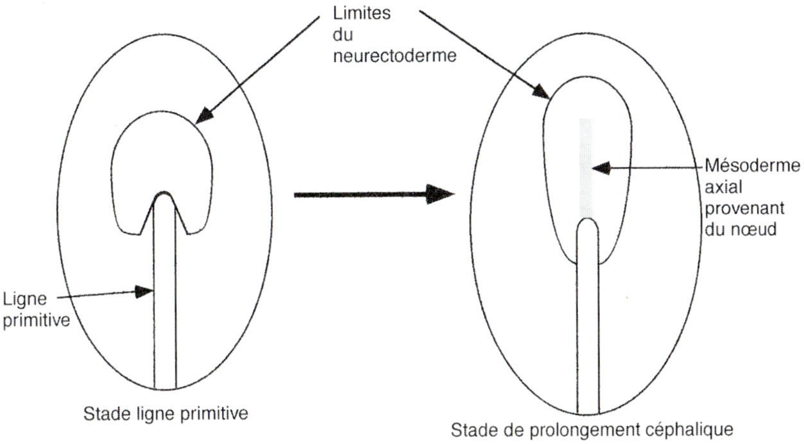

Fig. 14.14
Élongation et déformation de la plaque neurale au cours des premiers stades de la gastrulation.
(D'après Nelson T. Spratt)

B. Divergence axiale et accrétion du mésoderme

Le mésoderme subit des mouvements de divergence latérale à partir de la ligne primitive. Ces mouvements s'ajoutent à ceux de l'élongation axiale, donnant l'impression de mouvements mésodermiques vers l'avant. Il faut concevoir ces mouvements comme relatifs (il n'y a pas de point fixe chez l'embryon). Les cellules mésodermiques qui migrent s'additionnent à la limite caudale de celles déjà mises en place. On parle dans ce cas de croissance par accrétion.

VI. Évolution du mésoderme

A. Somites et lames latérales

L'évolution du mésoderme commence dès la troisième semaine. Le mésoderme para-axial produit des structures segmentées (ou métamérisées) qui prennent le nom de somites. Ces somites sont cubiques, formés par un tissu périphérique épithélial (le mur du somite) et un tissu mésenchymateux central (le cœur du somite). Ces deux régions somitiques ne constituent pas des compartiments séparés, elles communiquent très largement : des cellules d'une région migrent dans l'autre et réciproquement. Le premier somite est formé le 20e jour. Puis, la formation des somites se fera selon un gradient rostro-caudal (fig. 14.15). Chez l'homme, il se forme quarante-deux à quarante-quatre paires de somites. Il faut toutefois noter que la segmentation du mésoderme para-axial n'intéresse pas le mésoderme para-axial le plus céphalique, qui reste insegmenté. Ce mésoderme insegmenté prend le nom de mésoderme céphalique. Le mésoderme des lames latérales se dispose en deux couches : une couche ventrale associée à l'endoderme et appelée splanchnopleure, et une couche dorsale associée à l'ectoderme et appelée somatopleure (fig. 14.15).

B. Formation des vaisseaux et du cœur

Dès le 19e jour embryonnaire, des ébauches vasculaires (tubes endocardiques) se mettent en place dans une région en forme de fer à cheval (aire

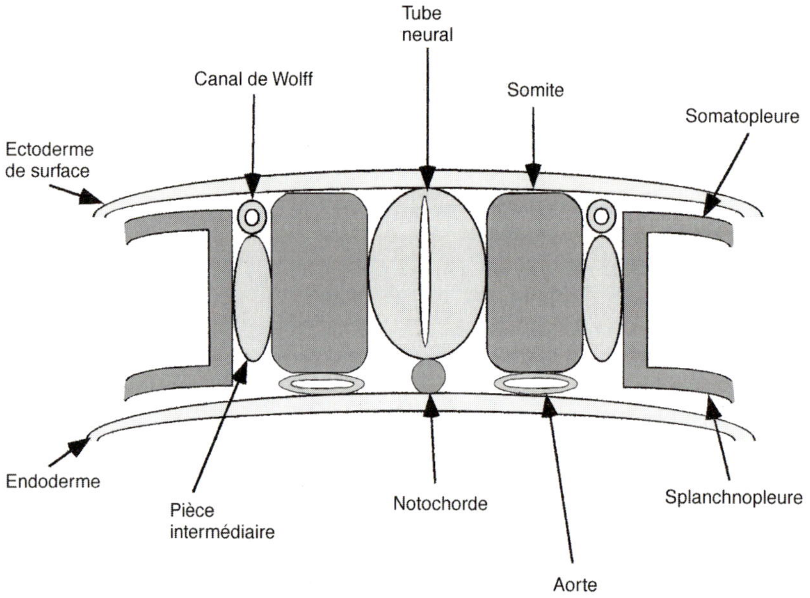

Fig. 14.15
Les domaines mésodermiques à l'issue de la gastrulation.

précardiaque) et située en avant et latéralement par rapport à la plaque neurale et à la membrane pharyngée. Ces tubes sont formés par la fusion de cellules endothéliales qui se différencient *in situ*. Ce type de formation de structures vasculaires est appelé vasculogenèse (par opposition à l'angiogenèse dans laquelle les vaisseaux grandissent par croissance d'un vaisseau déjà formé). Il se forme ainsi deux tubes endocardiques situés de part et d'autre de la ligne médiane. Lors de la délimitation céphalique (*cf.* chapitre 15), ces tubes se rejoignent pour former un seul tube, impair et médian. La formation des tubes endocardiques est expliquée par une induction provenant de l'endoderme sous-jacent.
Au cours de la troisième semaine et pendant la phase de mise en place du mésoderme, les premiers éléments vasculaires se mettent en place. Il s'agit d'un processus de vasculogenèse (différenciation *in situ* de précurseurs qui adhèrent et s'agrègent pour former une vésicule ou vaisseau). Les vaisseaux forment un plexus ou réseau vasculaire qui croît selon le gradient général céphalo-caudal. Les vaisseaux primordiaux se localisent entre l'endoderme et le mésoderme sus-jacent. En particulier, sous le mésoderme para-axial, se forment les deux aortes dorsales qui fusionneront sur la ligne médiane pour former une partie de l'aorte définitive. Les aortes dorsales sont situées en continuité avec les tubes endocardiques et forment, ainsi, la voie sanguine efférente. Le retour sanguin est effectué par les veines cardinales. Les veines cardinales postérieures et antérieures se rejoignent pour donner naissance aux veines cardinales communes.

C. Formation de l'allantoïde

Au 19e jour embryonnaire, à la partie caudale de la ligne primitive, se forme un diverticule endodermique recouvert par du mésoderme (fig. 14.16). Cette structure prend le nom d'allantoïde et joue un rôle dans la formation de l'appareil urinaire.

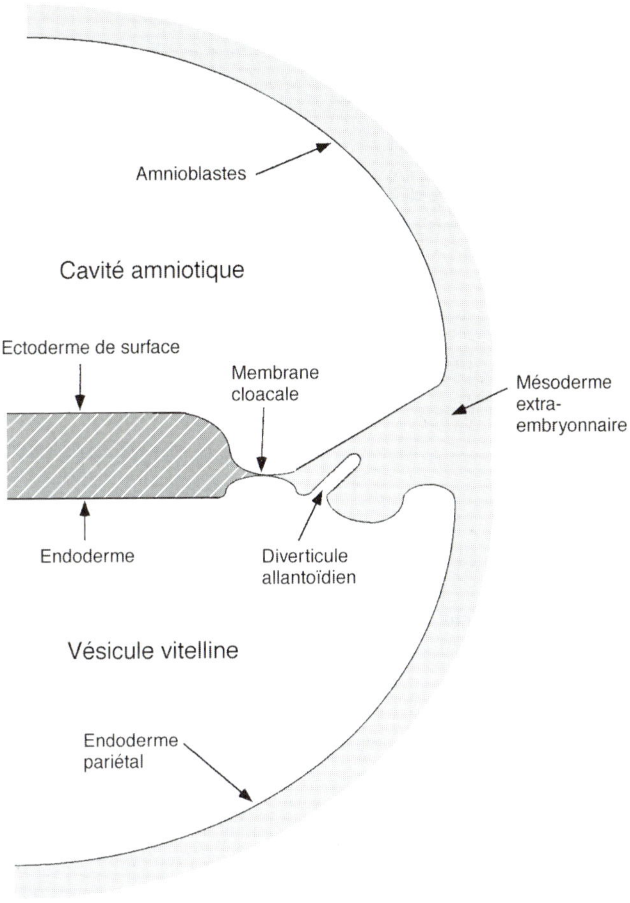

Fig. 14.16
Développement du diverticule allantoïdien (coupe sagittale de la région caudale).

VII. Évolution des villosités choriales

Vers le 16e jour embryonnaire, les villosités choriales primaires se modifient et se transforment en villosités choriales secondaires (fig. 14.17). Ces villosités sont caractérisées par un axe central mésenchymateux (qui provient de la prolifération du mésoderme extra-embryonanire qui soulève le cytotrophoblaste). Autour de cet axe, se disposent le cytotrophoblaste et le syncytiotrophoblaste. Par ailleurs, au sommet de la villosité, le cytotrophoblaste prolifère et migre entre le syncytiotrophoblaste et le tissu du chorion utérin. Ainsi se forme une coque cytotrophoblastique qui forme l'interface entre tissus maternels et fœtaux. À la fin de la troisièmesemaine (21e jour embryonnaire), des vaisseaux se différencient au sein de l'axe mésenchymateux de la villosité choriale. Ainsi, se forment les villosités choriales tertiaires (fig. 14.18).

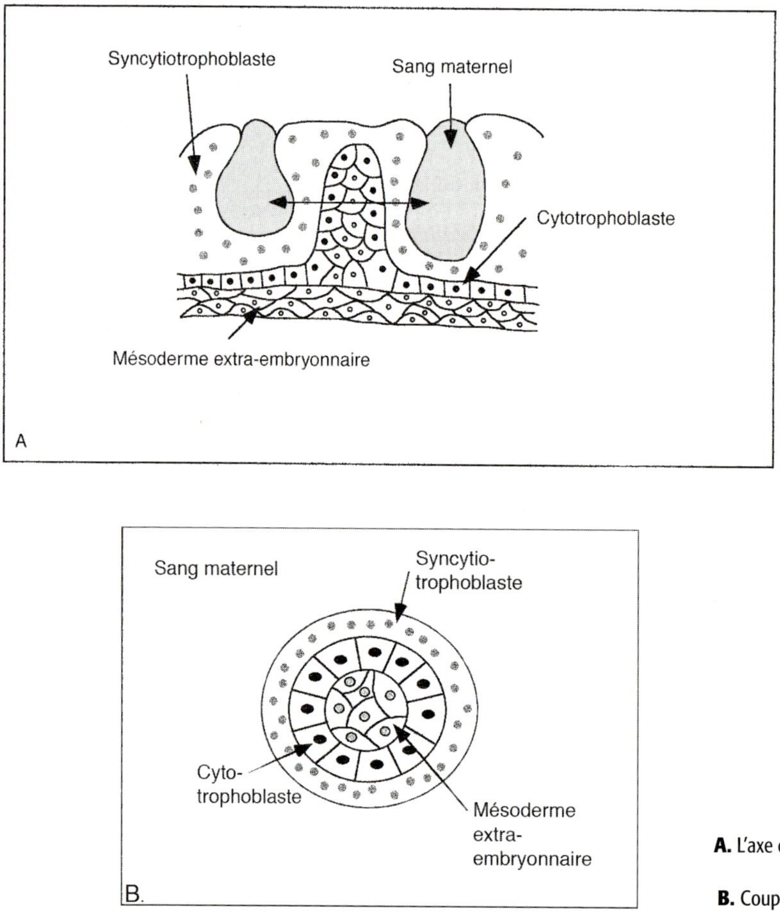

Fig. 14.17
La villosité choriale secondaire.
A. L'axe central est formé par du mésoderme extra-embryonnaire.
B. Coupe d'une villosité choriale secondaire.

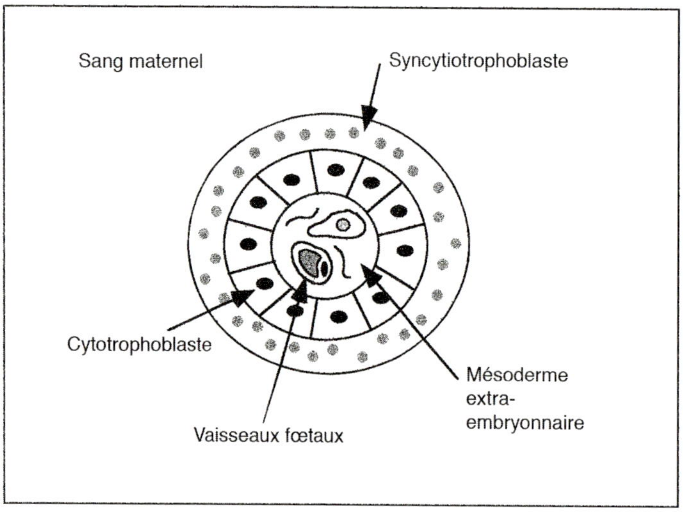

Fig. 14.18
La villosité choriale tertiaire.

POINTS CLÉS

▶ La troisième semaine du développement est une étape cruciale pendant laquelle se déroulent : l'induction mésodermique, la formation de la ligne primitive, l'ingression cellulaire prélude à la mise en place de l'endoderme définitif et du mésoderme.

▶ Les cellules endodermiques proviennent du nœud de Hensen.

▶ Le mésoderme embryonnaire est subdivisé en domaines (axial, para-axial, intermédiaire et latéral).

▶ Les cellules du mésoderme axial proviennent du nœud de Hensen.

▶ Les autres cellules mésodermiques proviennent de la ligne primitive.

▶ Les cellules ectodermiques recouvrent progresssivement toute l'aire embryonnaire, un mouvement morphogénétique qui rappelle l'épibolie des anamniotes.

▶ Au sein de l'ectoderme, l'induction neural fait apparaître deux lignages : l'ectoderme de surface et le neurectoderme.

ENTRAÎNEMENT

QROC

1. Décrire la mise en place de la ligne primitive chez l'oiseau.
2. Quels sont les gènes impliqués dans la formation de la ligne primitive chez l'oiseau ?
3. Citer une différence moléculaire permettant de différencier les endodermes viscéraux antérieur et postérieur.
4. D'où vient l'endoderme définitif et comment se forme-t-il ?
5. Où sont situés les précurseurs mésodermiques ?
6. Quels sont les domaines mésodermiques embryonnaires ?
7. Quelles sont les deux hypothèses rendant compte de l'induction neurale ?
8. Expliquer l'action de BMP4 lors de l'induction neurale.
9. Où est située l'aire précardiaque ?
10. Décrire une villosité choriale secondaire.

QCM

1. Parmi les propositions suivantes relatives à l'endoderme définitif, la(les)quelle(s) est (sont) exacte(s) ?

- ❑ **A.** Il provient de la différenciation de l'endoderme viscéral.
- ❑ **B.** Il dérive essentiellement de l'épiblaste.
- ❑ **C.** Il se met en place par ingression.
- ❑ **D.** Il forme le feuillet le plus dorsal de l'embryon.
- ❑ **E.** Il participe à la formation de la vésicule vitelline.

2. Parmi les propositions suivantes relatives à la formation de la plaque neurale (théorie classique), la(les)quelle(s) est (sont) exacte(s) ?

- ❑ **A.** Elle résulte d'une induction agissant sur l'ectoderme.
- ❑ **B.** Elle est produite par deux types différents d'induction.
- ❑ **C.** Elle se déroule lors de la troisième semaine du développement.
- ❑ **D.** Elle est due à l'hypoblaste.
- ❑ **E.** Elle conduit à l'individualisation du neurectoderme et de l'ectoderme de surface.

3. Où sont situées les cellules précurseurs de la notochorde ?

- ❑ **A.** Dans le nœud.
- ❑ **B.** À l'extrémité caudale de la ligne primitive.
- ❑ **C.** Dans la partie moyenne de la ligne primitive.
- ❑ **D.** Elles s'alignent tout au long de la ligne primitive.
- ❑ **E.** Dans la plaque neurale.

4. Parmi les propositions suivantes relatives à la ligne primitive, la(les)quelle(s) est (sont) exacte(s) ?

- ❑ **A.** Elle se met en place au début de la troisième semaine.
- ❑ **B.** Elle forme l'axe médio-latéral du futur embryon.
- ❑ **C.** Elle forme l'axe céphalo-caudal du futur embryon.
- ❑ **D.** Elle est induite par une population cellulaire exprimant les gènes *Vg1* et *Wnt8C*.
- ❑ **E.** Elle est limitée en arrière par le nœud.

5. Parmi les propositions suivantes relatives au mésoderme embryonnaire, la(les)quelle(s) est (sont) exacte(s) ?

- ❑ **A.** Il provient de l'endoderme viscéral.
- ❑ **B.** Il provient de l'endoderme viscéral.
- ❑ **C.** Sa mise en place débute lors de la troisième semaine du développement.
- ❑ **D.** Sa formation nécessite une induction.
- ❑ **E.** Il participe à la formation des vaisseaux des villosités choriales tertiaires.

6. Parmi les propositions suivantes relatives à l'induction neurale (théorie classique), la(les)quelle(s) est (sont) exacte(s) ?

- ❑ **A.** Elle se déroule lors de la quatrième semaine du développement.
- ❑ **B.** La plaque préchordale et la notochorde induisent le neurectoderme par une induction verticale.
- ❑ **C.** Le nœud induit le neurectoderme par une induction planaire.
- ❑ **D.** Elle conduit à la formation de la plaque neurale.
- ❑ **E.** Elle entraîne la formation du tube neural.

7. Parmi les propositions suivantes relatives à la formation de la ligne primitive, la(les)quelle(s) est (sont) exacte(s) ?

- ❑ **A.** Elle se déroule lors de la troisième semaine du développement.
- ❑ **B.** Elle se forme au niveau de l'épiblaste.
- ❑ **C.** Elle est induite à se former par une population de cellules exprimant les gènes *Vg1* et *Wnt8C*.
- ❑ **D.** Elle matérialise l'axe médio-latéral de l'embryon.
- ❑ **E.** Elle se forme après la neurulation.

8. Parmi les propositions suivantes relatives à la formation de l'endoderme définitif, la(les)quelle(s) est (sont) exacte(s) ?

- ❑ **A.** Il est formé exclusivement par l'endoderme viscéral.
- ❑ **B.** Des cellules issues du nœud participent à la formation de l'endoderme.
- ❑ **C.** L'endoderme définitif se met en place lors de la deuxième semaine du développement humain.
- ❑ **D.** L'épiblaste cesse de produire des cellules endodermiques au stade de prolongement céphalique chez les rongeurs.
- ❑ **E.** Il donne naissance à l'épithélium du tube digestif.

9. Parmi les tissus suivants, quel(s) est (sont) celui (ceux) qui forme(nt) le mésoderme axial ?

- ❑ **A.** Les lames latérales.
- ❑ **B.** Le mésoderme céphalique.
- ❑ **C.** La notochorde.
- ❑ **D.** La plaque préchordale.
- ❑ **E.** La pièce intermédiaire.

10. Parmi les propositions suivantes concernant BMP4, quelle(s) est (sont) celle(s) qui est (sont) exacte(s) ?

- ❑ **A.** Elle peut induire la formation de la plaque neurale.
- ❑ **B.** Elle peut induire la formation de l'épiderme.
- ❑ **C.** Elle est indispensable à la formation du mésoderme latéral.
- ❑ **D.** Elle ne peut agir en présence de chordine.
- ❑ **E.** Elle n'agit pas sur les cellules de la plaque neurale qui n'expriment pas son récepteur.

11. Parmi les propositions suivantes concernant l'endoderme définitif, quelle(s) est (sont) celle(s) qui est (sont) exacte(s) ?

- ❑ **A.** Il dérive en totalité de l'hypoblaste.
- ❑ **B.** Il provient de l'épiblaste.
- ❑ **C.** Il forme la membrane de Heuser.
- ❑ **D.** Il donne naissance à la musculeuse du tube digestif.
- ❑ **E.** Il se met en place au cours de la compaction.

12. Quel(s) est (sont) le(s) tissu(s) présent(s) au niveau d'une villosité choriale tertiaire ?

- ❑ **A.** L'épiblaste.
- ❑ **B.** Le syncytiotrophoblaste.
- ❑ **C.** Les vaisseaux fœtaux.
- ❑ **D.** Le mésoderme extra-embryonnaire.
- ❑ **E.** Le cytotrophoblaste.

13. Quel(s) est (sont) le(s) tissu(s) présent(s) au niveau d'une villosité choriale secondaire ?

- ❑ **A.** L'épiblaste.
- ❑ **B.** Le syncytiotrophoblaste.
- ❑ **C.** L'endoderme extra-embryonnaire.
- ❑ **D.** Le mésoderme extra-embryonnaire.
- ❑ **E.** Le cytotrophoblaste.

14. Avant tout début de gastrulation (soit en fin de deuxième semaine de développement), parmi les tissus et structures suivants, le(s)quel(s) est (sont) déjà présent(s) à cette période ?

- ❑ **A.** L'épiblaste.
- ❑ **B.** Les amnioblastes.
- ❑ **C.** Le syncytiotrophoblaste.
- ❑ **D.** La vésicule vitelline secondaire.
- ❑ **E.** Le cytotrophoblaste.

15. À la fin de la gastrulation, parmi les tissus ou structures suivants, le(s)quel(s) dérive(nt) de l'épiblaste ?

- ❑ **A.** Le syncytiotrophoblaste.
- ❑ **B.** L'endoderme pariétal.
- ❑ **C.** L'endoderme définitif.
- ❑ **D.** Le mésoderme embryonnaire.
- ❑ **E.** L'ectodreme.

16. Durant la gastrulation chez les mammifères, le mésoderme subit une série de mouvements. Parmi les mouvements suivants, quel(s) est (sont) celui (ceux) qui s'applique(nt) à ce feuillet ?

- ❑ **A.** L'invagination.
- ❑ **B.** La transition mésenchymato-épithéliale.
- ❑ **C.** L'ingression.
- ❑ **D.** La divergence latérale.
- ❑ **E.** L'épibolie.

Pour les corrections, se reporter à la page 224

15 Quatrième semaine du développement

La quatrième semaine du développement est caractérisée dans l'espèce humaine par la survenue de deux phénomènes très importants. La plaque neurale encore superficielle et dorsale se modifie, forme le tube neural qui est internalisé dans l'embryon et recouvert par l'ectoderme de surface. Cette étape morphogénétique est appelée neurulation. Cette nomenclature peut être source de confusion, en effet, il faut distinguer la neurulation qui est l'individualisation du tube neural en tant que structure tissulaire séparée de l'ectoderme de surface et l'induction neurale qui a lieu, comme nous l'avons vu, pendant la phase précédente et qui conduit à l'individualisation d'une potentialité neurale au sein de l'ectoderme embryonnaire. Le deuxième temps essentiel de la quatrième semaine du développement est la séparation progressive des tissus embryonnaires et extra-embryonnaires. Cette phase, complexe car elle fait intervenir des mouvements dans les trois directions de l'espace et dans le temps, est appelée délimitation.

I. La neurulation

A. La neurulation primaire

1. Façonnage et courbure de la plaque

La neurulation primaire rend compte de la formation du tube neural rostral. On distingue deux temps successifs : le façonnage (*shaping*) et la courbure (*bending*).

■ *Le façonnage (shaping)*

Dans un premier temps, la forme cellulaire se modifie, les cellules nerveuses présomptives deviennent prismatiques alors que les cellules latérales restent pavimenteuses. Ces transformations s'accompagnent d'un épaississement dorso-ventral, d'un rétrécissement médio-latéral et d'une extension cranio-caudale de la plaque neurale (fig. 15.1et 15.2). Ces

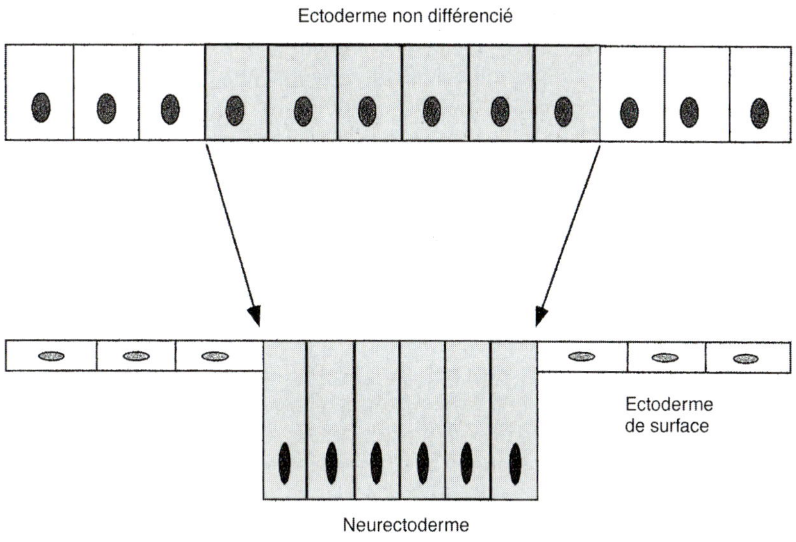

Fig. 15.1
Modification de la forme des cellules au début de la neurulation.

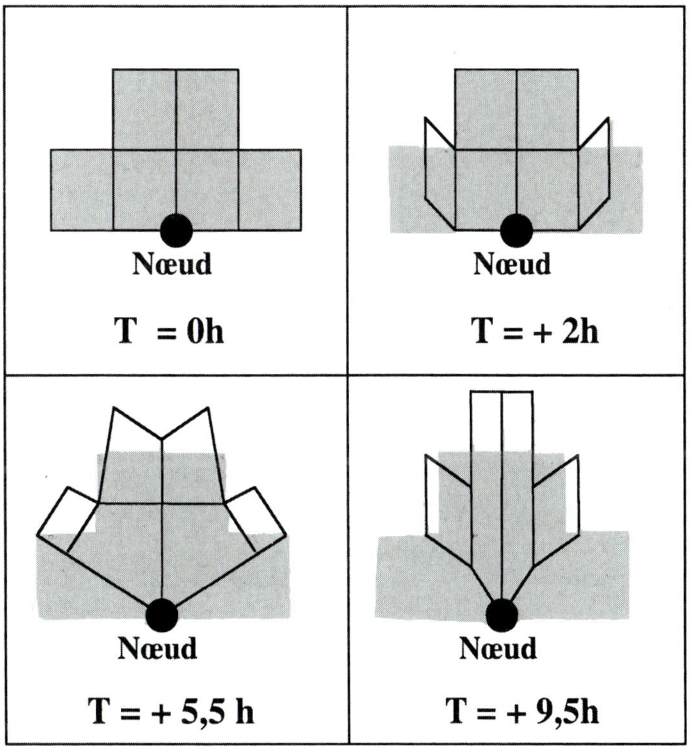

Fig. 15.2
Déformation de la plaque neurale au cours du façonnage.
Les auteurs ont marqué les coins des 6 carrés en avant du nœud et ils ont suivi la déformation de ces marques au cours du temps. Les carrés gris représentent le territoire initial ; les lignes noires, les formes observées au cours du temps. Le mouvement de convergence–extension est bien visible dans cette expérience.

modifications de forme de la plaque représentent un mouvement d'extension-convergence. Toutes ces modifications sont intrinsèques aux cellules de la plaque neurale et ne nécessitent pas la présence des tissus voisins. Il faut toutefois noter que ces modifications n'affectent pas de façon homogène la plaque neurale. Ainsi, la portion caudale de la plaque neurale subit des modifications plus importantes que l'extrémité rostrale.

Il s'ensuit une déformation de la plaque qui est initialement arrondie et prend une forme de raquette à manche caudal. La partie antérieure correspond au futur cerveau alors que la portion plus effilée correspond à la future moelle épinière.

■ *La courbure (*bending*)*

La courbure de la plaque neurale est un processus assez complexe qui fait intervenir des mécanismes cellulaires et moléculaires différents selon le niveau rostro-caudal. Ainsi, il a été montré que ce temps de la neurulation est dépendant du réseau de microfilaments d'actine au niveau céphalique alors qu'il est indépendant de ces structures pour la région spinale. Certains gènes sont impliqués dans le contrôle de la neurulation céphalique, d'autres contrôlent la mise en place de la neurulation spinale. C'est dire s'il faut se garder de décrire un mécanisme uniciste et s'il faut concevoir la neurulation comme un processus complexe différent selon l'axe antéropostérieur de la plaque neurale. Un des mécanismes élémentaires rendant compte des mouvements de la neurulation primaire est la déformation cellulaire. Certaines cellules perdent leur caractère prismatique pour adopter une forme conique tronquée à leur partie apicale. Lorsque cette déformation affecte plusieurs cellules de la plaque, cette dernière se surélève (fig. 15.3). La région cellulaire responsable de ce mouvement est appelée charnière. On distingue les charnières selon leur position au sein de la plaque neurale (médiane ou latérale).

Au niveau de la plaque neurale spinale (fig. 15.4) (celle qui donne naissance à la moelle épinière), on distingue trois modes différents. Les différences s'expliquent par la formation de charnières cellulaires qui sont des zones où les cellules adoptent un aspect en coin :

- *le mode 1* correspond à la neurulation spinale haute et entraîne la formation d'une charnière médiane. Cette formation est secondaire à une induction venant du mésoderme axial sous-jacent (c'est-à-dire de la notochorde). Il s'ensuit une fermeture de la plaque neurale qui reproduit celle d'un livre où les feuillets représentent les bords latéraux (ou bourrelets) rigides de la plaque neurale ;
- *le mode 2* correspond à des niveaux plus intermédiaires. Après la formation de la charnière médiane, les bords latéraux de la plaque neurale se plient avec formation de deux charnières latérales et se surélèvent, formant une gouttière à dépression médiane centrée sur la notochorde. Cette deuxième modification morphologique est favorisée par l'ectoderme latéral. Les deux bords latéraux (bourrelets) entrent en contact et fusionnent, formant ainsi un tube neural séparé de l'ectoderme de surface ;
- *le mode 3* intéresse les niveaux spinaux les plus caudaux et s'accompagne d'une déformation cellulaire de l'ensemble de la plaque, entraînant la formation d'un tube cylindrique.

■ *La fusion des bourrelets*

▸ Rôle des cadhérines

Du fait des mouvements morphogénétiques survenant lors de la neurulation primaire, les tissus primitivement latéraux de la plaque neurale prennent une position plus dorsale et convergent vers la ligne médiane. Ils forment les bourrelets neuraux recouverts par l'ectoderme de surface. Avec

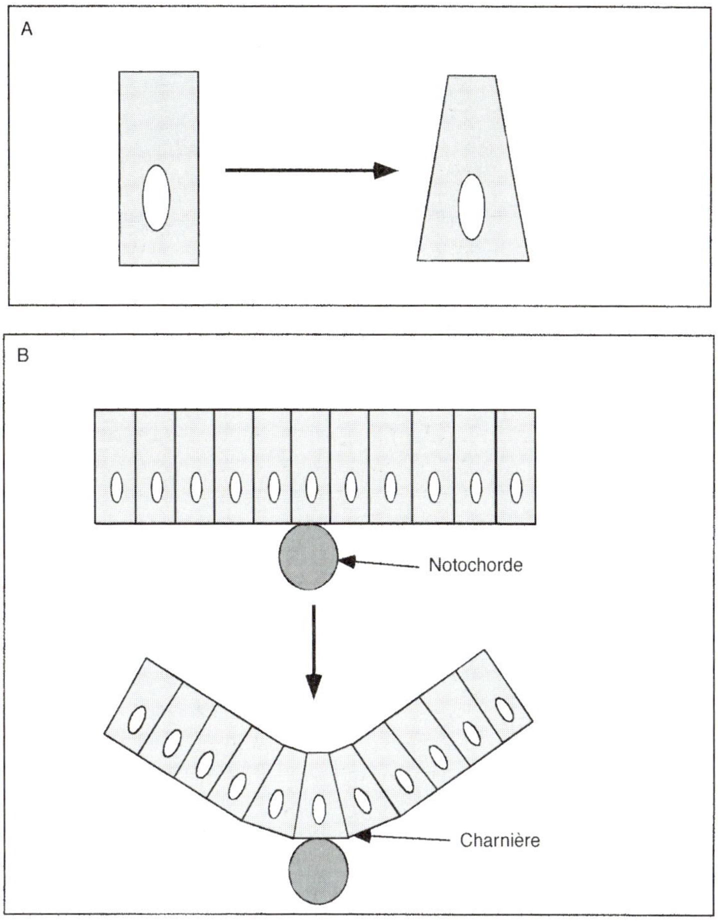

Fig. 15.3
A. Les cellules prismatiques se déforment et prennent un aspect conique.
B. Il en résulte une déformation de la plaque neurale avec formation d'une charnière.

la convergence vers la ligne médiane, les deux bourrelets arrivent au contact. Les cellules neurales adhèrent entre elles. Il en est de même pour les cellules de l'ectoderme de surface. Cette reconnaissance suggère l'existence de molécules membranaires permettant l'appariement des tissus homologues. Nous avons vu au chapitre 3 que les cellules de la plaque neurale expriment la N-cadhérine alors que les cellules de l'ectoderme de surface expriment la E-cadhérine (fig. 15.5). Ces cadhérines agissent par adhérence homophilique. Ainsi, les tissus qui expriment la même cadhérine ont tendance à fusionner ensemble. Cette famille moléculaire peut donc rendre compte de la fusion des bourrelets neuraux.

▸ La lame basale

L'ectoderme est séparé du mésoderme par une lame basale. Lors des mouvements de la neurulation primaire, les cellules latérales du tube neural et les cellules ectodermiques de surface à leur contact adhèrent entre elles sans interposition d'une lame basale. Il s'ensuit l'absence d'espace intercellulaire entre ces deux tissus. C'est après la fusion des bourrelets que les deux épithéliums se séparent, permettant la formation de l'espace interépithélial. Lors de la création de cet espace, une lame basale discontinue se forme. Ainsi, la partie la plus dorsale du tube neural

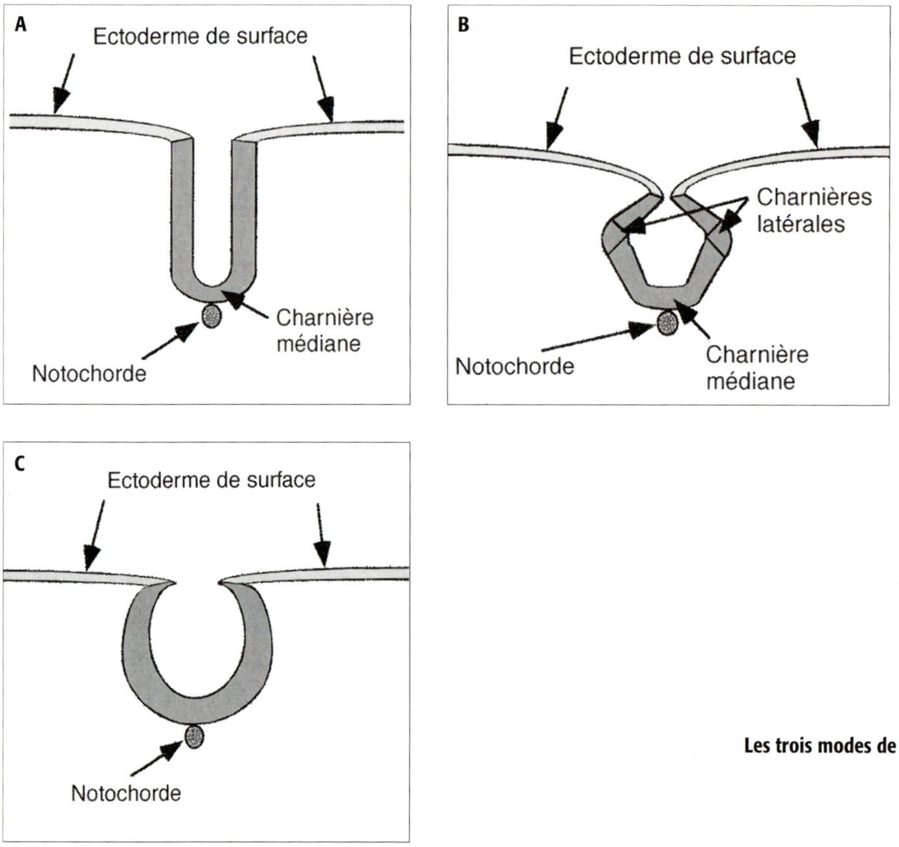

Fig. 15.4
Les trois modes de neurulation spinale.
A. Mode 1.
B. Mode 2.
C. Mode 3.

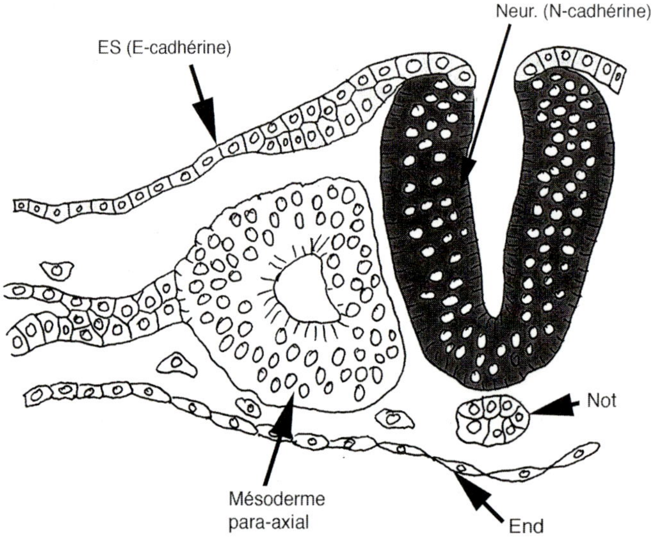

Fig. 15.5
Coupe transversale d'un embryon en cours de neurulation.
Le neurectoderme (Neur.) exprime la N-cadhérine alors que l'ectoderme de surface (ES) exprime la E-cadhérine.
End : endoderme ; Not : notochorde.

n'est pas recouverte par une lame basale continue (fig. 15.6). Des cellules de la partie dorsale du tube perdent leur dispositif de jonction intercellulaire, s'individualisent et migrent dans cet espace en passant par les interstices de la lame basale. Ces cellules forment les cellules de la crête neurale qui ont un pouvoir migrateur étendu et se différencient en de nombreux dérivés (*cf.* chapitre 16).
Les cellules de la crête neurale n'apparaissent pas spontanément dans le neurectoderme mais nécessitent une interaction (induction) provenant de l'ectoderme de surface. Ainsi, si on associe de la plaque neurale avec de l'ectoderme de surface, ce dernier induit, à son contact, la formation de cellules qui sont capables de migrer et d'exprimer des marqueurs de la crête neurale. Actuellement, on ne connaît pas les molécules impliquées

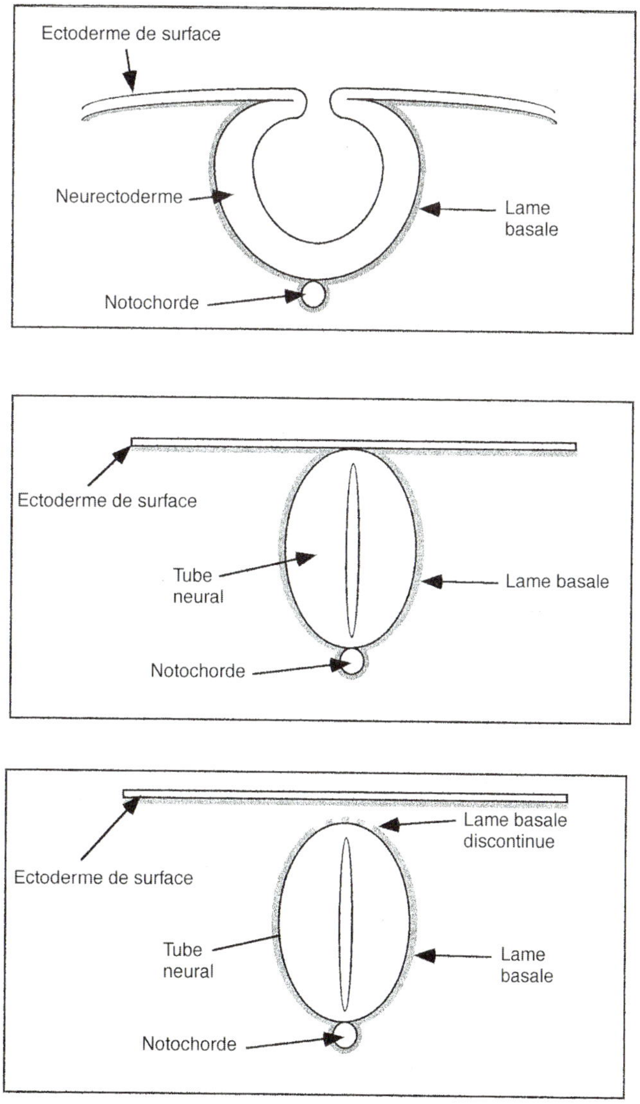

Fig. 15.6
Développement des lames basales entre l'ectoderme de surface et le neurectoderme.

dans cette induction. Par contre, quand on induit le neurectoderme à former de la crête neurale, on entraîne une variation d'expression de gènes. On a ainsi isolé cent soixante-deux clones correspondant à de telles variations ; en les séquençant, on a isolé quatre-vingt dix-sept gènes différents connus dont l'expression varie au cours de cette induction. La signification biologique de ces variations reste à définir.

2. Régionalisation ventro-dorsale du tube neural

Après sa fermeture, le tube neural est séparé en plusieurs régions (fig. 15.7) : le plancher est immédiatement dorsal par rapport à la notochorde, le toit est opposé au plancher, les murs du tube neural sont séparés en plaque alaire (dorsale) et plaque basale (ventrale). La cavité centrale délimitée par le tube neural forme le canal central ou neurocèle (qui préfigure le système ventriculaire du système nerveux central).

La polarisation médio-latérale de la plaque neurale est un préalable de la polarisation ventro-dorsale du tube neural. Ainsi, les régions médianes de la plaque formeront les futures régions ventrales alors que les régions latérales donneront naissance aux régions dorsales du fait des mouvements de neurulation. L'origine de la polarisation du tube neural est ainsi à rechercher au stade de plaque neurale. Le tube neural est soumis à deux influences : une influence ventralisante par les tissus axiaux que sont la notochorde et le plancher du tube neural. Ces tissus, lorsqu'ils sont greffés latéralement par rapport au tube neural, peuvent ventraliser ce dernier(fig 15.8). Par ailleurs, le tube neural est aussi soumis à une influence dorsalisante générée par l'ectoderme de surface.

Du point de vue moléculaire, il est probable que tous les facteurs ne sont pas connus. Aussi, les schémas présentés dans les livres sont sans doute simplistes mais ils ont l'avantage d'être plus compréhensibles. Une des molécules importantes dans les processus de ventralisation est la protéine sécrétée Sonic hedgehog. Cette protéine a été clonée car elle est un des homologues chez les vertébrés de la protéine Hedgehog de drosophile. Hegdehog est un morphogène responsable d'une mutation entraînant une anomalie de la forme de l'embryon de la drosophile. Sonic hedgehog agit sur Patched, récepteur membranaire à douze domaines transmembranaires. Patched à l'état basal inhibe la protéine membranaire Smoothened. La liaison de Sonic hedgehog à Patched inhibe l'action de ce dernier et donc libère Smoothened qui peut agir au niveau cytoplasmique sur des protéines de la famille des Gli (qui ont une activité de facteurs de transcription).

Sonic hedgehog est sécrété par la notochorde et le plancher du tube neural et diffuse formant ainsi un gradient de concentration ventro-dorsal. Ce gradient génère des domaines dans le tube neural qui préfigurent les domaines neuronaux qui se développeront selon l'axe ventro-dorsal.

L'ectoderme de surface sécrète des molécules la famille des BMP (dont BMP4 et BMP7). Ces facteurs diffusent et agissent sur des récepteurs membranaires de la famille des récepteurs à activité sérine-thréonine kinase exprimés par les cellules du tube neural. L'action de ces facteurs est de dorsaliser les cellules du tube neural. Il faut noter que les organes axiaux sécrètent aussi des inhibiteurs des BMP tel chordine. Ainsi, le système moléculaire rendant compte de l'établissement de l'axe ventro-dorsal peut être parfaitement régulé.

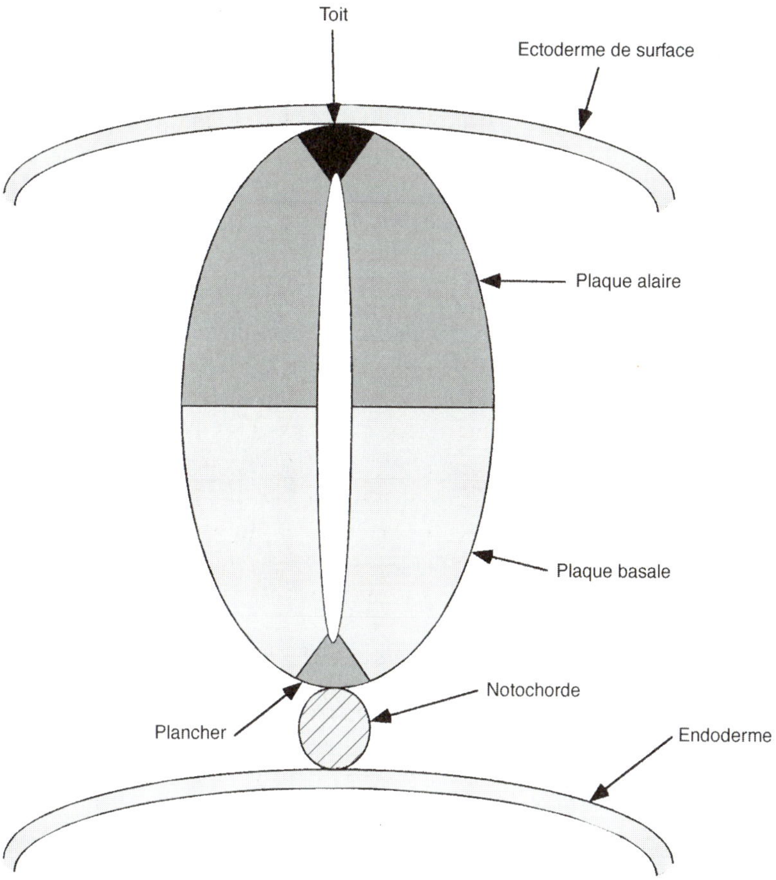

Fig. 15.7
Régionalisation ventro-dorsale du tube neural.

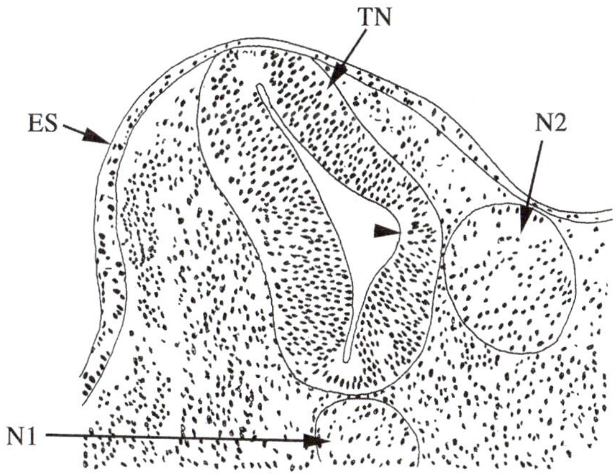

Fig. 15.8
Coupe transversale d'un embryon de poulet ayant reçu une transplantation ectopique d'une notochorde (N2).
Le tube neural (TN) en regard est déformé avec formation d'un plancher supplémentaire (tête de flèche).
ES : ectoderme de surface ; N1 : notochorde endogène.
D'après van Straaten et collaborateurs.

3. Évolution de la neurulation primaire selon l'axe rostro-caudal

L'initiation de la fusion débute au niveau des premiers somites. Il s'agit d'une notion classique ; actuellement, il semble qu'il existe de grandes variations interindividuelles, mais on peut admettre ce lieu d'origine pour la fusion des bourrelets. Puis, la fermeture se produit vers l'avant et vers l'arrière. Il est probable qu'elle ne soit pas réalisée de façon continue (comme une double fermeture Éclair) mais qu'il y ait de multiples zones de jonction. Avec l'évolution des mouvements de la neurulation, le tube neural est ouvert à ses deux extrémités, formant les neuropores antérieur et postérieur. Ces neuropores finissent par se fermer totalement, permettant la formation d'un tube neural isolé de l'extérieur. Ainsi, le liquide présent au niveau du canal central du tube neural ne sera plus en contact avec le liquide amniotique, permettant des modifications de pression interne qui semblent jouer un rôle crucial dans la morphogenèse de l'extrémité rostrale du tube neural (ou prosencéphale). Le neuropore antérieur se ferme au 24e jour embryonnaire et le neuropore postérieur au 26e jour (fig. 15.9).

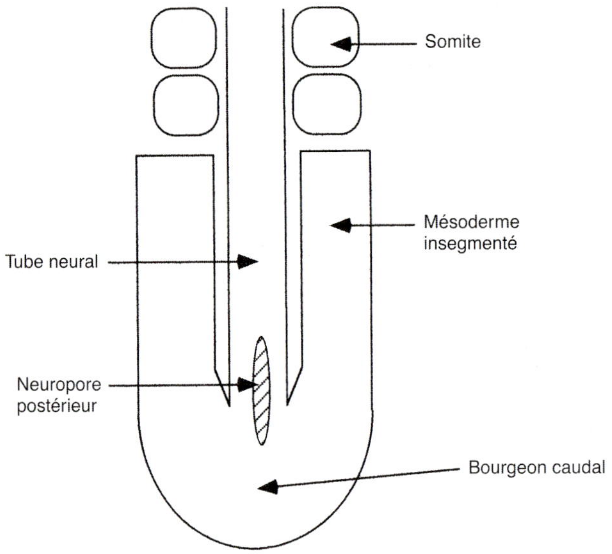

Fig. 15.9
Vue dorsale de l'extrémité caudale de l'embryon, montrant les rapports du mésoderme para-axial, du tube neural et du neuropore extérieur.

B. La neurulation secondaire

Après la fermeture des deux neuropores, l'ensemble du système nerveux central n'est pas encore totalement formé. La partie la plus caudale de la moelle épinière est produite par l'éminence caudale (ou bourgeon caudal). Le mode de formation du tube neural à ces niveaux est radicalement différent. En effet, le tube neural s'allonge caudalement par formation d'un cylindre cellulaire plein qui se creuse secondairement de cavités qui fusionnent pour former une lumière centrale en relation avec la lumière du tube neural sus-jacent. Ce processus a été appelé neurulation secondaire. Classiquement, la formation du tube neural caudal est liée à la différenciation de cellules pluripotentes du bourgeon caudal qui peuvent donner naissance à du mésoderme et à du tissu neural. En fait, il a été démontré qu'il existe déjà une ségrégation des précurseurs chez les oiseaux. Ainsi, le bourgeon caudal n'est pas une structure homogène composée de cellules pluripotentes mais un territoire complexe où les précurseurs sont déjà ségrégés.

II. La délimitation

C'est le deuxième moment important de cette quatrième semaine. La délimitation permet l'individualisation ou la séparation de l'embryon et des annexes extra-embryonnaires. Nous avons vu jusqu'à présent que les tissus embryonnaires et extra-embryonnaires n'étaient pas séparés mais en continuité les uns avec les autres. L'acquisition d'une forme embryonnaire propre est un temps important de la quatrième semaine du développement. Il existe au moins deux mécanismes différents pour rendre compte d'un tel phénomène.

A. Délimitations céphalique et caudale

Pour les extrémités céphalique et caudale limitées par les membranes pharyngée et cloacale, la croissance des structures axiales est telle qu'il se produit une évagination en doigt de gant passant au-dessus des membranes pharyngée et cloacale. Ainsi, la croissance se fait dans un sens caudo-rostral pour l'extrémité céphalique et dans le sens contraire (rostro-caudal) pour l'extrémité caudale. Ces deux excroissances sont entièrement recouvertes par de l'ectoderme de surface embryonnaire et, de ce fait, la formation de la future tête et de la queue embryonnaire se fait d'emblée de façon autonome par rapport aux annexes (fig. 15.10 et 15.11).
L'endoderme de ces régions est entraîné passivement, réalisant un diverticule ou doigt de gant formant d'une part l'intestin pharyngé et d'autre part l'intestin caudal (improprement appelé postanal). Une des conséquences fondamentales de cette croissance et de cette délimitation polaire est que les membranes pharyngée et cloacale sont basculées lors de ce mouvement, si bien que leur extrémité céphalique prend une position caudale et vice versa. Il en est de même pour les tissus situés en avant de la membrane pharyngée ou en arrière de la membrane cloacale. Ainsi, tous les tissus (en particulier le mésoderme précardiaque) qui se trouvent en position antépharyngée du fait de la migration lors de la gastrulation se retrouvent en arrière de la membrane pharyngée. De ce fait, les tissus les plus rostraux de la gastrulation n'occupent pas, après la délimitation, la position la plus rostrale dans l'embryon.
Au niveau caudal, la délimitation conduit à la modification de la position de l'allantoïde. Ce diverticule, initialement caudal, est recouvert par du mésoderme extra-embryonnaire dans lequel se développent des vaisseaux. Du fait de la délimitation, l'allantoïde prend une position ventrale près de la vésicule vitelline. Il sera inclus ultérieurement dans le cordon ombilical. Les vaisseaux allantoïdiens serviront de lien entre les circulations extra- et intra-embryonnaires.

B. Délimitation corporelle

Au contraire, le corps embryonnaire, qui est sous forme plane, est en continuité latéralement avec les tissus extra-embryonnaires. C'est à ce niveau que les phénomènes de délimitation prennent tout leur sens. À ce niveau, la délimitation se déroule dans un plan transversal. Elle se fait par enveloppement des feuillets ventraux par les feuillets les plus dorsaux. Ainsi, l'endoderme forme un tube interne recouvert de mésoderme puis d'ectoderme.
On peut schématiquement décrire deux temps successifs assurant la délimitation transversale du corps embryonnaire. D'abord, du fait de la

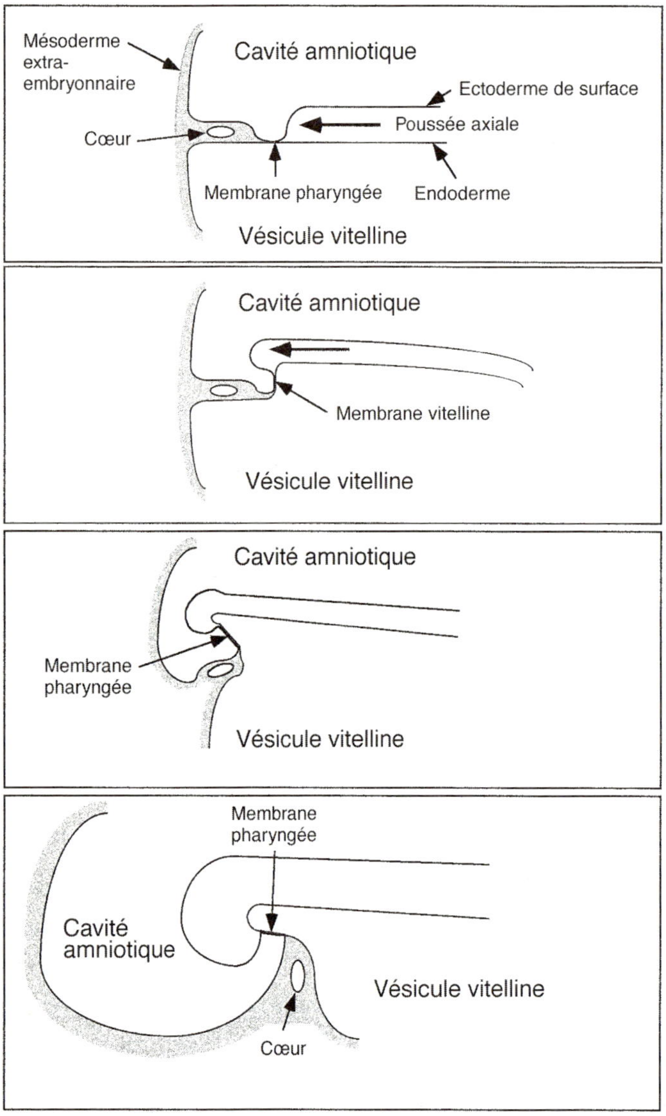

Fig. 15.10
La délimitation céphalique.

croissance et de la dissociation des somites (cf. chapitre 16), les tissus les plus latéraux (pièce intermédiaire et lames latérales) sont refoulés vers le pôle ventral et médian (fig. 15.13). Ce mouvement est dû à la forme triangulaire qu'adoptent les dérivés somitiques, triangle à base dorsale et dont la pointe est dirigée vers la partie médiane et ventrale. Au cours de ce mouvement, les cellules de la lame latérale prolifèrent et certaines subissent une transition épithélio-mésenchymateuse. La prolifération intéresse surtout la somatopleure et dans une moindre mesure la partie médiane de la splanchnopleure. Tous ces mouvements conduisent à la jonction sur la ligne médiane des deux aortes dorsales qui fusionnent pour ne plus former qu'un vaisseau impair et médian. Il faut toutefois noter que les aortes dorsales primordiales contribuent à la formation des parois endothéliales latérales et dorsale de l'aorte médiane mais pas à celle de la

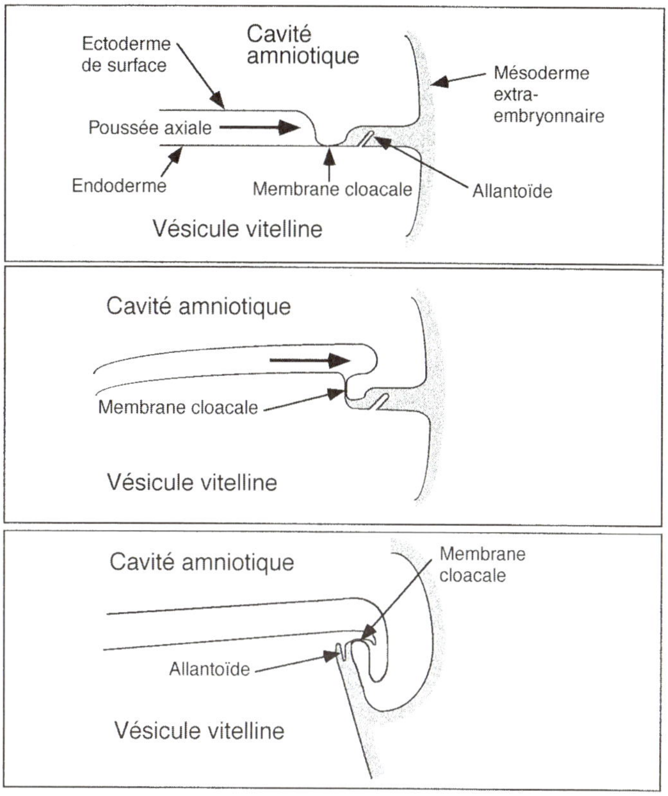

Fig. 15.11
La délimitation caudale.

partie médiane. Celle-ci reçoit un contingent ventral provenant de la lame latérale (splanchnopleure dont la partie médiane prolifère). Ce contingent forme le plancher de l'aorte définitive et donne naissance à des dérivés hématopoïétiques qui prolifèrent sur la paroi ventrale de l'aorte et qui semblent donner naissance à tous les dérivés hématopoïétiques de l'embryon. Dans le même temps, les splanchnopleures se rejoignent sur la ligne médiane et forment le primordium du méso des séreuses.

Le second temps de la délimitation transversale intéresse l'endoderme. Les lames latérales, recouvertes d'ectoderme de surface, s'enroulent autour de l'endoderme. Ce mouvement est assuré par la prolifération plus importante de la somatopleure par rapport à celui de la splanchnopleure (fig. 15.12). Les parties latérales des lames latérales se dirigent ventralement et vers la ligne médiane où elles fusionnent.

Les deux parties latérales de l'endoderme sont entraînées dans ce mouvement et fusionnent sur la ligne médiane. De même, l'ectoderme de surface fusionne sur la ligne médiane et se sépare de l'amnios encore plus latéral. Ainsi, l'endoderme plan conduit à former un cylindre (ou tube). La paroi de ce cylindre est renforcée par la splanchnopleure et la somatopleure. Le cœlome persiste et conduit à former la cavité séreuse. La délimitation transversale corporelle n'est pas synchrone à tous les niveaux transversaux mais se réalise en deux mouvements de sens opposé : rostro-caudal à partir de la membrane pharyngée et caudo-rostral à partir de la membrane anale. Ainsi, la fermeture du futur tube digestif fait appel à deux « fermetures Éclair » de sens opposé se rencontrant au niveau de la

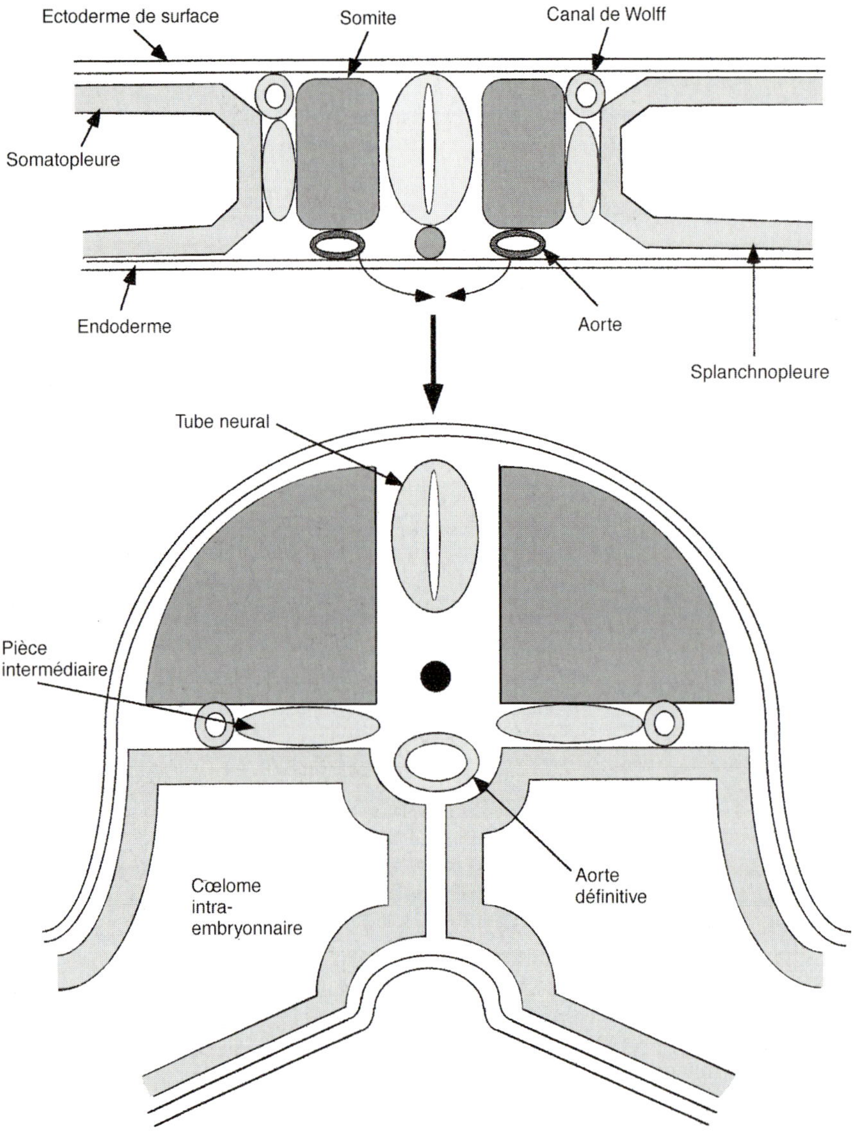

Fig. 15.12
Premier temps de la délimitation corporelle.

zone de tube digestif qui reste ouverte et où les annexes et l'embryon restent en continuité, c'est-à-dire l'ombilic. L'initiation de ces deux mouvements est permise par les délimitations céphalique et caudale qui entraînent la rotation des membranes pharyngée et cloacale. Ainsi, chacune des deux « fermetures Éclair » correspond à l'extrémité initialement céphalique (respectivement caudale) de la membrane pharyngée (respectivement cloacale).

Une des conséquences de la délimitation est le développement considérable des annexes. La cavité amniotique initialement petite et strictement dorsale grandit notablement et vient s'enrouler autour de l'embryon, ne laissant qu'une petite place pour la vésicule vitelline ventralement (fig. 15.14).

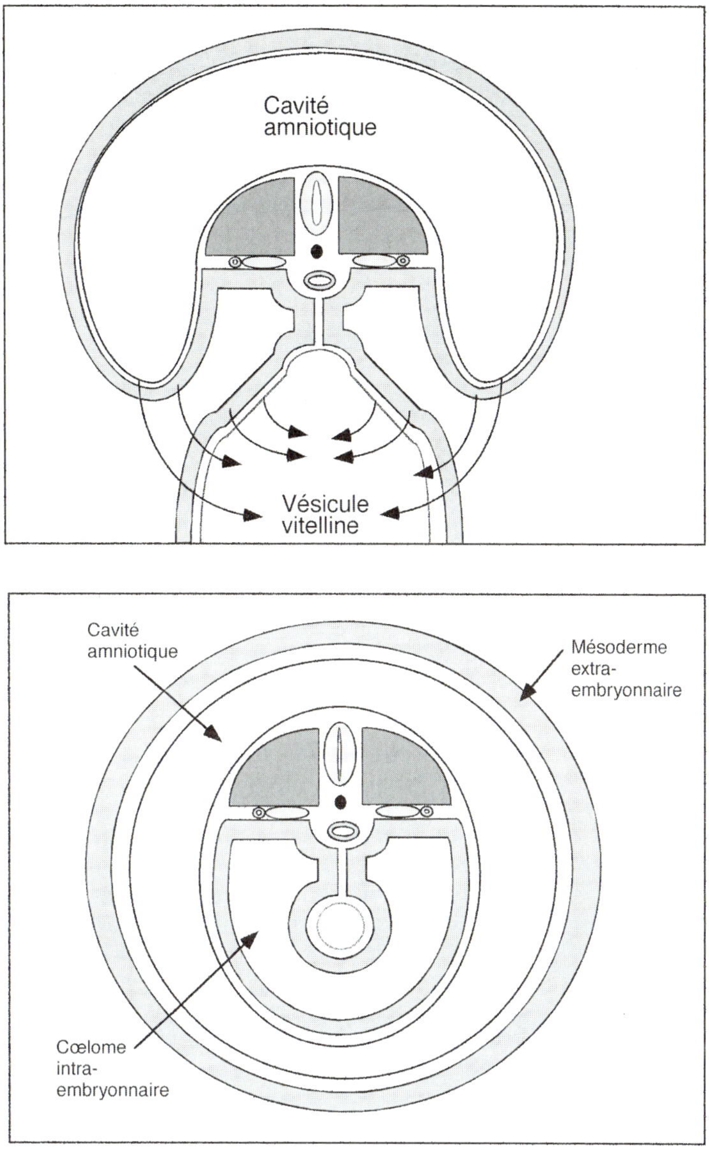

Fig. 15.13
Deuxième temps de la délimitation corporelle.

III. Le bourgeon de membre

A. Description

1. Quand commence la formation des bourgeons des membres ?

Chez l'homme, c'est au cours de la quatrième semaine que s'ébauchent les bourgeons de membres qui donneront naissance aux futurs membres supérieurs et inférieurs. L'ébauche du membre (bourgeon de membre) se développe au niveau de la future zone cervicale basse pour le membre supérieur et apparaît vers le 24e jour embryonnaire. De même, elle

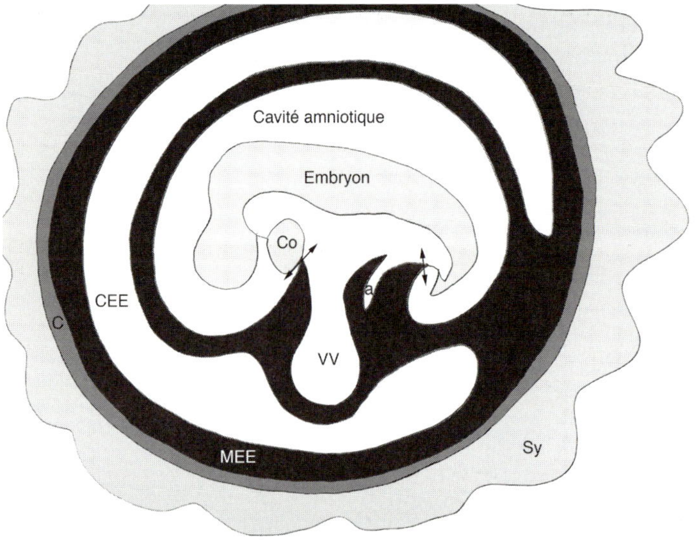

Fig. 15.14
Aspect de l'embryon en coupe sagittale en cours de délimitation.
La paroi la plus externe est constituée de syncytiotrophoblaste (Sy) doublée par du cytotrophoblaste. Le mésoderme extra-embryonnaire (MEE) tapisse le cytotrophoblaste. La cavité amniotique a considérablement grandi.
CEE : cœlome extra-embryonnaire ; Co : cœur ; a : allantoïde ; VV : vésicule vitelline.
Les double flèches représentent l'interface entre tissus embryonnaires et extra-embryonnaires.

apparaît vers le 28e jour embryonnaire au niveau de la future zone lombaire basse pour le bourgeon de membre inférieur.

2. Aspect histologique

Le bourgeon de membre est une structure très complexe dont la formation nécessite de multiples interactions. Chaque bourgeon est formé par un axe mésenchymateux produit par une prolifération des cellules de la somatopleure et par une enveloppe ectodermique formée par l'ectoderme de surface. Cette enveloppe ectodermique présente une différenciation située au niveau de la crête ectodermique du bourgeon. À ce niveau, les cellules ectodermiques sont prismatiques et reliées entre elles par des jonctions communicantes. Cette zone est appelée le bourrelet ectodermique apical.

B. **Régulation de la formation du bourgeon de membre (fig. 15.15)**

FGF10 induit la formation du bourrelet ectodermique apical.
FGF10 est une protéine sécrétée appartenant à la famille des *Fibroblast Growth Factors* (FGF). Le domaine d'expression du gène *fgf10* codant pour ce facteur est assez étendu chez l'embryon.
En particulier, les cellules du mésoderme axial présomitique, de la pièce intermédiaire et des lames latérales sécrètent FGF10. Au cours du développement, l'expression mésodermique de ce gène se restreint en deux domaines correspondant au territoire présomptif des membres. Si on applique FGF10 au niveau du flanc d'un embryon de poulet, on induit un membre surnuméraire. Ceci démontre que FGF10 est suffisant pour induire la formation d'un membre. Cette induction passe par la formation d'un bourrelet ectodermique apical surnuméraire. Une fois le bourrelet induit, le membre se développe et ne nécessite plus la présence de FGF10.

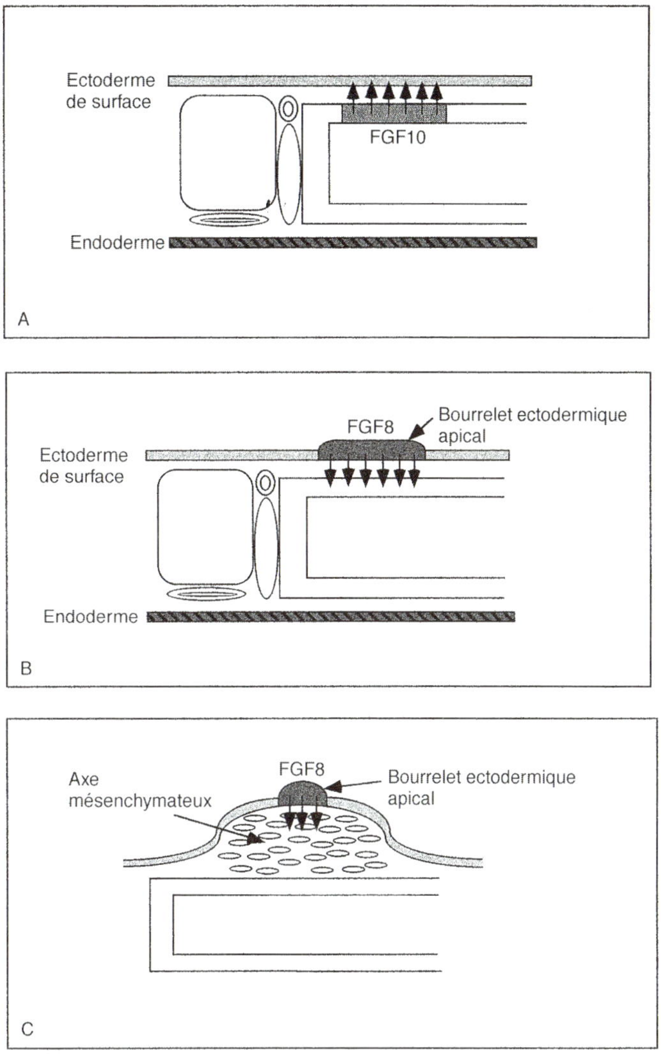

Fig. 15.15

Interactions tissulaires lors de la mise en place du bourgeon de membre.

A. Des cellules de la somatopleure sécrètent FGF10 qui agit sur l'ectoderme sus-jacent.

B. Le bourrelet ectodermique apical, induit par FGF10, sécrète FGF8 qui agit sur la somatopleure.

C. Le bourrelet ectodermique apical sécrète FGF8 qui agit sur les cellules mésenchymateuses de l'axe du bourgeon qui sont issues de la somatopleure.

1. Le *knock-out* de fgf10 entraîne l'absence d'induction du membre

Si on invalide le gène *fgf10* chez la souris, les bourgeons de membre ne se forment pas et il n'y a pas de différenciation du bourrelet ectodermique apical. Cette deuxième expérience montre que FGF10 est indispensable à l'initiation de la formation du bourgeon de membre.

2. FGF8 dans le bourrelet ectodermique apical

Une fois induit, le bourrelet ectodermique apical sécrète FGF8. Ce facteur produit par le bourrelet diffuse et agit sur les cellules de l'axe mésenchymateux (issues de la somatopleure) en favorisant leur division. Si on enlève chirurgicalement le bourrelet apical, les cellules cessent de proliférer et on obtient un membre tronqué. Ainsi, le bourrelet ectodermique apical est responsable de la croissance ultérieure du membre.

IV. Le pronéphros et le canal de Wolff

A. Le pronéphros

Au cours de la quatrième semaine, les processus déjà décrits pendant la troisième semaine (somitogenèse, formation du mésoderme à partir de la ligne primitive puis du bourgeon caudal) se poursuivent. L'ensemble se déroule selon une séquence de maturation céphalo-caudale. Au niveau le plus rostral de la pièce intermédiaire, se différencie le pronéphros (correspondant aux niveaux des somites 5 à 12). Le pronéphros est une structure non fonctionnelle chez les mammifères et les oiseaux. Il dégénère et disparaît vers le 24e ou le 25e jour embryonnaire chez l'homme. Il représente, en fait, un reliquat phylogénétique ; en effet, c'est une structure impliquée dans les phénomènes d'excrétion chez les vertébrés inférieurs.

B. Le canal de Wolff

Une autre structure mésodermique se met en place au cours de cette quatrième semaine. Un cordon cellulaire plein prend naissance au niveau du mésoderme intermédiaire des niveaux correspondants aux somites 5 à 10. Ce cordon se différencie secondairement en un canal du fait d'une transition épithélio-mésenchymateuse. Le cordon croît vers l'extrémité caudale de l'embryon et se place entre le mésoderme intermédiaire et l'ectoderme de surface. Puis, il se transforme en un canal et prend le nom de canal de Wolff. La croissance du cordon est due à la présence de molécules de la matrice extracellulaire, telle la fibronectine. La différenciation du cordon en un canal est due à la sécrétion de BMP4 par l'ectoderme de surface et par les cellules des lames latérales. Si on empêche la sécrétion de BMP4, la migration caudale est possible mais pas la transformation en canal de Wolff. Ce canal s'étend vers la partie la plus caudale de l'embryon et s'abouche au niveau de l'intestin postérieur (ou cloaque).

V. Le développement de la vésicule otique

Au cours de la quatrième semaine du développement, le rhombencéphale (un des régions du tube neural rostral embryonnaire) induit l'épaississement de l'ectoderme de surface adjacent conduisant à la formation de la placode otique (fig. 15.16). Puis, la vésicule otique s'invagine dans le tissu mésodermique sous-jacent (fig. 15.17). Enfin, la jonction entre l'ectoderme de surface et la vésicule otique (V otique) est rompue (fig. 15.18). La vésicule otique donne naissance aux différents éléments neuro-sensoriels de l'oreille interne.

VI. La mise en place des arcs branchiaux

À la fin de la quatrième semaine de développement, les arcs branchiaux se mettent en place dans la région présomptive du cou (fig. 15.19). Ces structures sont des formations segmentées, métamériques dont l'identité moléculaire repose sur une combinaison d'expression de facteurs de transcription. Chaque arc est limité superficiellement par l'ectoderme de surface. L'endoderme forme leur limite pharyngienne. Deux arcs consécutifs sont séparés par une fente ectodermique (en superficie) et une poche endodermique (en profondeur). Les cellules mésodermiques qui constituent le cœur de l'arc branchial proviennent du mésoderme céphalique et

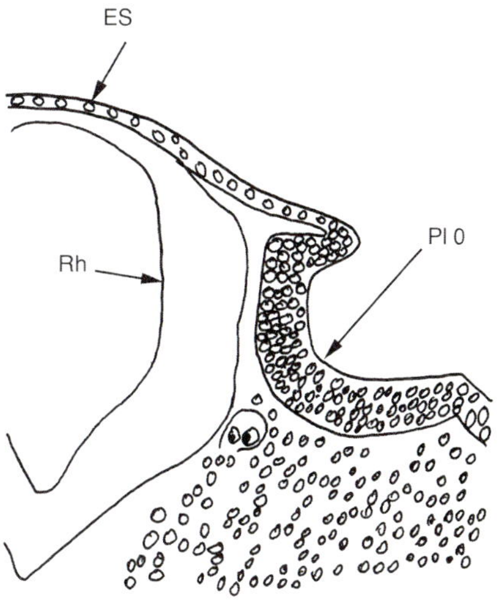

Fig. 15.16

Le rhombencéphale (Rh) induit l'ectoderme de surface (ES) pour former la placode otique (Pl O). Cette induction fait intervenir en partie des membres de la famille FGF.

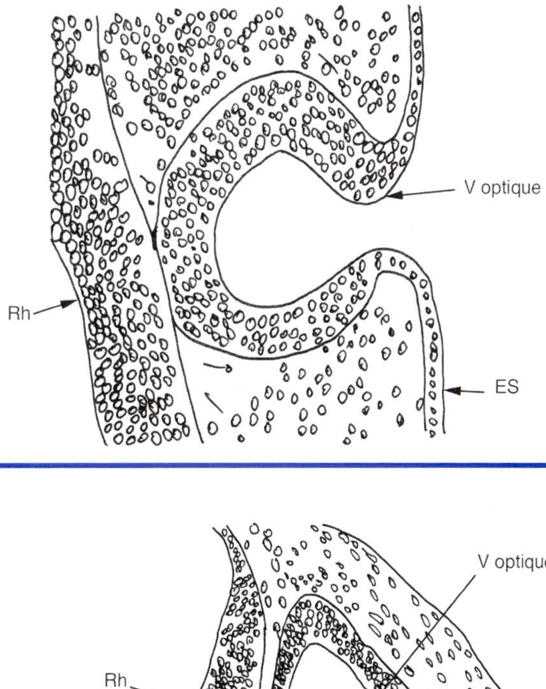

Fig. 15.17

La vésicule otique (V otique) s'invagine dans le tissus mésodermique et reste en étroit contact avec le rhombencéphale (Rh).

ES : ectoderme de surface.

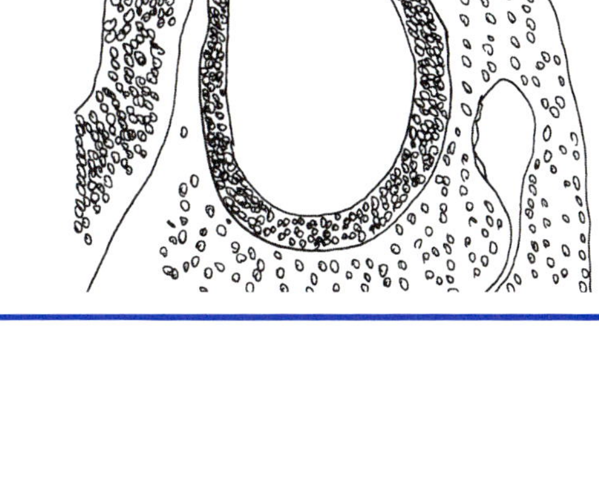

Fig. 15.18

La liaison entre la vésicule otique (V otique) et l'ectoderme de surface est rompue.

Rh : rhombencéphale.

de la crête neural issue du tube neural (mésencéphale et surtout rhombencéphale). Les arcs branchiaux donneront naissance aux différents éléments anatomiques du cou.

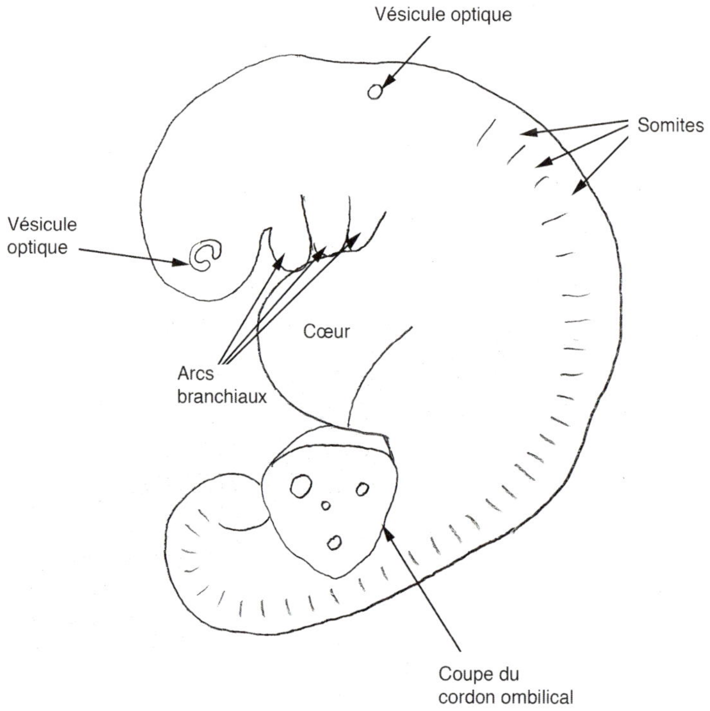

Fig. 15.19
Vue externe de l'embryon à la fin de la délimitation.
Le corps embryonnaire est segmenté par la présence des somites. Le cœur fait une saillie ventrale bien visible. Vésicules optique (précurseur de la rétine) et vésicule otique (précurseur de l'oreille interne) sont bien développées. La région du cou est segmentée par la présence des arcs branchiaux.

POINTS CLÉS

- La neurulation est le résultat des mouvements morphogénétiques qui transforment la plaque neurale en tube neural.
- Selon le niveau rostro-caudal, les gènes qui contrôlent la neurulation sont différents.
- Au cours de la quatrième semaine, l'embryon se délimite des tissus extra-embryonnaires (sauf au niveau du cordon ombilical).
- Au cours de cette semaine, les ébauches des membres, de la vésicule otique et des arcs branchiaux se mettent en place.

ENTRAÎNEMENT

QROC

1. Quelles sont les deux types de neurulation qui existent chez l'homme ?
2. Quel mouvement cellulaire élémentaire permet la déformation de la plaque neurale lors des mouvements de neurulation primaire ?
3. Décrire les trois modes de neurulation primaire qui se déroulent au niveau du tube neural spinal.
4. Comment caractériser la neurulation secondaire ?
5. Quel est le moteur de la délimitation céphalique ?
6. Quelle est la conséquence de la délimitation céphalique en ce qui concerne le mésoderme précardiaque et la membrane pharyngée ?
7. Comment se forme l'aorte lors de la délimitation corporelle ?
8. Quelle population non endothéliale se forme à partir de la partie ventrale de l'aorte définitive ?
9. Donner la définition et le mode de formation du bourrelet ectodermique apical.
10. Comment sont régulées la croissance et la canalisation du canal de Wolff ?

QCM

1. Quelle(s) structure(s) embryonnaire(s) joue(nt) un rôle dans la polarisation ventro-dorsale du tube neural ?

- ❑ **A.** La crête neurale.
- ❑ **B.** La notochorde.
- ❑ **C.** Le somite,
- ❑ **D.** L'endoderme.
- ❑ **E.** La splanchnopleure.

2. Parmi les propositions suivantes relatives au bourgeon de membre chez l'embryon humain, la(les)quelle(s) est (sont) exacte(s) ?

- ❑ **A.** Il commence à se développer lors de la quatrième semaine.
- ❑ **B.** Son axe mésenchymateux est formé par une prolifération de la somatopleure.
- ❑ **C.** Il se forme en absence de toute interaction.
- ❑ **D.** La somatopleure induit la formation du bourrelet ectodermique apical.
- ❑ **E.** Le bourrelet ectodermique apical est formé de cellules pavimenteuses.

3. Parmi les propositions suivantes relatives à la neurulation, la(les)quelle(s) est (sont) exacte(s) ?

- ❑ **A.** Elle se déroule lors de la troisième semaine du développement.
- ❑ **B.** Elle conduit à la formation du tube neural.
- ❑ **C.** La zone médiane de la plaque neurale produit le toit du tube neural.
- ❑ **D.** Elle se déroule de façon synchrone tout au long de l'axe céphalo-caudal.
- ❑ **E.** La neurulation secondaire s'opère par cavitation.

4. Parmi les propositions suivantes relatives à la délimitation céphalique, la(les)quelle(s) est (sont) exacte(s) ?

- ❑ **A.** Elle est assurée par une poussée axiale vers l'arrière.
- ❑ **B.** Elle permet la bascule ventrale et caudale de la membrane pharyngée.
- ❑ **C.** Elle permet la formation de l'intestin pharyngé.
- ❑ **D.** Elle place le mésoderme précardiaque en avant du tube neural.
- ❑ **E.** Elle se déroule au cours de la quatrième semaine du développement.

5. Parmi les propositions suivantes relatives à la neurulation, la(les)quelle(s) est (sont) exacte(s) ?

- ❑ **A.** Le repli de la plaque neurale céphalique est dû à la contraction des filaments d'actine apicaux.
- ❑ **B.** Elle se déroule selon deux modes : repli d'une plaque neurale et cavitation.
- ❑ **C.** La neurulation primaire entraîne une modification de la polarité de la plaque neurale (médio-latérale devenant ventro-dorsale).
- ❑ **D.** La neurulation se déroule lors de la quatrième semaine du développement.
- ❑ **E.** La neurulation assure la formation de la plaque neurale.

6. Parmi les propositions suivantes concernant le bourgeon de membre, la(les)quelle(s) est (sont) exacte(s) ?

- ❑ **A.** Les bourgeons de membre se forment chez l'homme lors de la troisième semaine du développement.
- ❑ **B.** Le bourgeon du membre supérieur se développe dans la région thoracique.
- ❑ **C.** L'axe mésenchymateux du bourgeon de membre provient de la somatopleure.
- ❑ **D.** L'axe mésenchymateux du bourgeon de membre provient de la splanchnopleure.
- ❑ **E.** Les cellules épithéliales du bourrelet ectodermique apical sont jointes entre elles par des jonctions communicantes.

7. Parmi les propositions suivantes concernant la neurulation primaire, quelle(s) est (sont) celle(s) qui est (sont) exacte(s) ?

- ❑ **A.** Elle permet la formation du tube neural caudal.
- ❑ **B.** Elle procède par un mécanisme de cavitation d'un bourgeon cellulaire plein.
- ❑ **C.** Elle se déroule pendant la quatrième semaine du développement.
- ❑ **D.** Elle permet la transition de la plaque neurale en tube neural.
- ❑ **E.** Elle permet la formation de la plaque neurale.

8. Parmi les propositions suivantes concernant les bourgeons de membre, quelle(s) est (sont) celle(s) qui est (sont) exacte(s) ?

- ❑ **A.** Ils se développent au cours de la quatrième semaine du développement chez l'homme.
- ❑ **B.** Chaque bourgeon est exclusivement formé par un axe mésenchymateux.
- ❑ **C.** L'axe mésenchymateux dérive des cellules de la splanchnopleure.
- ❑ **D.** L'enveloppe ectodermique du bourgeon est caractérisée par une zone de différenciation distale, appelée le bourrelet ectodermique apical.
- ❑ **E.** Le bourrelet ectodermique apical se forme spontanément sans aucune interaction.

9. Parmi les propositions suivantes concernant le canal de Wolff, quelle(s) est (sont) celle(s) qui est (sont) exacte(s) ?

- ❑ **A.** Il se développe au cours de la deuxième semaine du développement chez l'homme.
- ❑ **B.** Il se dispose entre la pièce intermédiaire et l'ectoderme de surface.
- ❑ **C.** Il naît au niveau du mésoderme intermédiaire des niveaux des somites 5 à 10.
- ❑ **D.** Il grandit par migration vers l'extrémité rostrale.
- ❑ **E.** Il participe à la formation du système urinaire.

10. Parmi les propositions suivantes concernant le pronéphros, quelle(s) est (sont) celle(s) qui est (sont) exacte(s) ?

- ❑ **A.** Il se différencie à partir de la pièce intermédiaire.
- ❑ **B.** Il disparaît aux environs du 24e jour embryonnaire chez l'homme.
- ❑ **C.** Il naît au niveau des somites 5 à 10.
- ❑ **D.** Il est fonctionnel chez l'homme.
- ❑ **E.** Il participe à la formation du système urinaire.

11. Parmi les mouvements morphogénétiques suivants, le(s)quel(s) participe(nt) au déroulement de la neurulation ??

- ❑ **A.** Le façonnage.
- ❑ **B.** La courbure.
- ❑ **C.** La divergence latérale.
- ❑ **D.** La fusion des bourrelets.
- ❑ **E.** L'ngression.

12. La figure ci-dessous représente une coupe transverse d'un embryon à la fin de la neurulation. Parmi les propositions suivantes, la(es)quelle(s) est (sont) exacte(s) ?

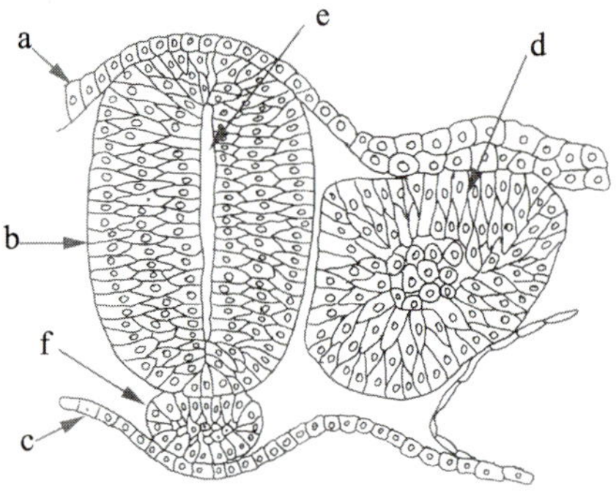

Parmi les propositions suivantes, la(es)quelle(s) est (sont) exacte(s) ?

- ❑ **A.** Le tissu indiqué en **a** donne naissance à l'épiderme.
- ❑ **B.** Le tissu indiqué en **f** sécrète la protéine Sonic Hedgehog.
- ❑ **C.** Le tissu indiqué en **c** dérive du nœud de Hensen.
- ❑ **D.** Le tissu indiqué en **b** forme le tube neural.
- ❑ **E.** Le tissu indiqué en **d** est appelé mésoderme axial.

13. **Une région embryonnaire est figurée en noir sur la figure ci-dessous.**

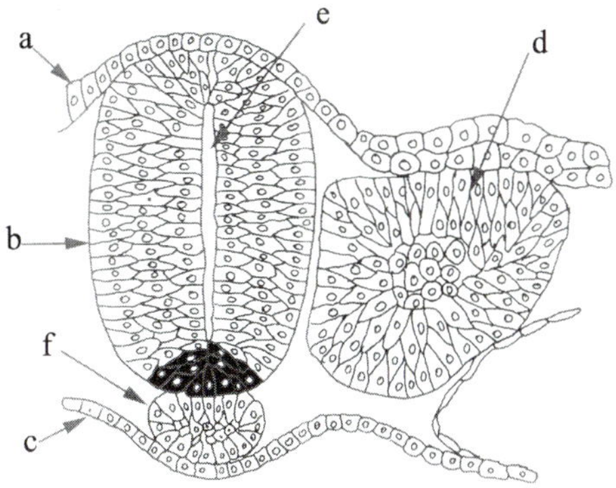

Parmi les caractéristiques suivantes, la(s)quelle(s) s'applique(nt) à cette région ?

- ❑ **A.** Elle provient du nœud de Hensen.
- ❑ **B.** Elle forme la région la plus ventrale du tube neural.
- ❑ **C.** Si on la greffe latéralement par rapport au tube, on inhibe la formation du plancher.
- ❑ **D.** Elle sécrète la protéine Sonic Hedgehog.
- ❑ **E.** Elle donne naissance aux cellules de la crête neurale.

Pour les corrections, se reporter à la page 225

16 Évolution et devenir des feuillets embryonnaires

I. L'endoderme

A. Membranes pharyngée et cloacale

Ce feuillet qui est le plus ventral chez l'embryon se retrouve en position interne après la délimitation. Il forme l'intestin primitif dans lequel on distingue plusieurs régions le long de l'axe céphalo-caudal : intestins antérieur, moyen et postérieur. Il faut d'emblée préciser que l'intestin embryonnaire s'ouvre à ses deux extrémités, respectivement antérieure et caudale par rupture des membranes, respectivement pharyngée et cloacale. La rupture de la membrane pharyngée se déroule vers la quatrième semaine du développement (fig. 16.1) alors que la membrane cloacale s'ouvre plus tard, vers la septième semaine. De plus, il faut noter que les cavités buccale et nasale sont d'origine ectodermique chez les mammifères et sont formées par des invaginations de l'ectoderme de surface. Ainsi, les dérivés endodermiques de l'intestin antérieur débutent au niveau du pharynx (à partir du niveau du voile du palais).

B. Différenciation de l'endoderme

Au niveau le plus céphalique, l'endoderme participe à la formation des arcs branchiaux et produit de nombreux dérivés que nous ne ferons que citer ici (amygdales, certaines cellules de la thyroïde, parathyroïdes, certaines cellules du thymus). L'endoderme caudal par rapport aux arcs branchiaux se différencie et forme tout l'épithélium du tube digestif et de l'appareil respiratoire à partir du pharynx, les hépatocytes et l'épithélium des voies biliaires, l'épithélium glandulaire du pancréas et des glandes associées au tube digestif. Il faut bien noter que, pour le tube digestif, seul l'épithélium dérive de l'endoderme. La différenciation de l'endoderme est étroitement contrôlée par le mésoderme sous-jacent (provenant de la splanchnopleure des lames latérales) sous l'action de molécules sécrétées diffusibles. Par exemple, les bourgeons pulmonaires prolifèrent par l'action du facteur sécrété FGF10.

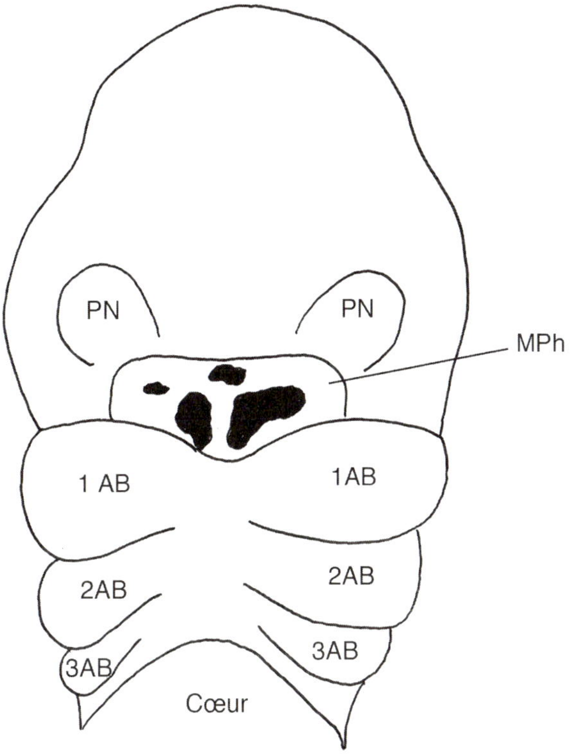

Fig. 16.1
L'extrémité céphalique vue de face d'un embryon humain vers la fin de la quatrième semaine de développement.
La membrane pharyngée (MPh) est en cours de déhiscence).
Le cœur a été disséqué pour mieux observer les détails anatomiques de cette région.
PN : placode nasale ; AB : arc branchial.
Noter que trois arcs branchiaux sont visibles sur ce schéma.

II. Le mésoderme

A. La notochorde

Il est classique de dire que la notochorde ne produit que le *nucleus pulposus* (la partie centrale du disque intervertébral). En fait, elle pourrait même complètement disparaître, le disque étant uniquement formé par du mésoderme para-axial.

B. La plaque préchordale (fig. 16.2)

Le mésoderme de cette formation produit des fibres musculaires striées squelettiques de certains muscles oculomoteurs extrinsèques (c'est-à-dire les muscles permettant les mouvements oculaires) ainsi que les cellules myoïdes du thymus.

C. Les somites

1. Dissociation des somites

Les somites sont formés par la segmentation du mésoderme para-axial issu de la gastrulation. Ils représentent de véritables unités métamériques disposées le long de l'axe rostro-caudal du corps embryonnaire. Après leur formation, ils se dissocient en deux, puis trois dérivés à disposition ventro-dorsale : le sclérotome et le dermomyotome qui se scinde ulté-

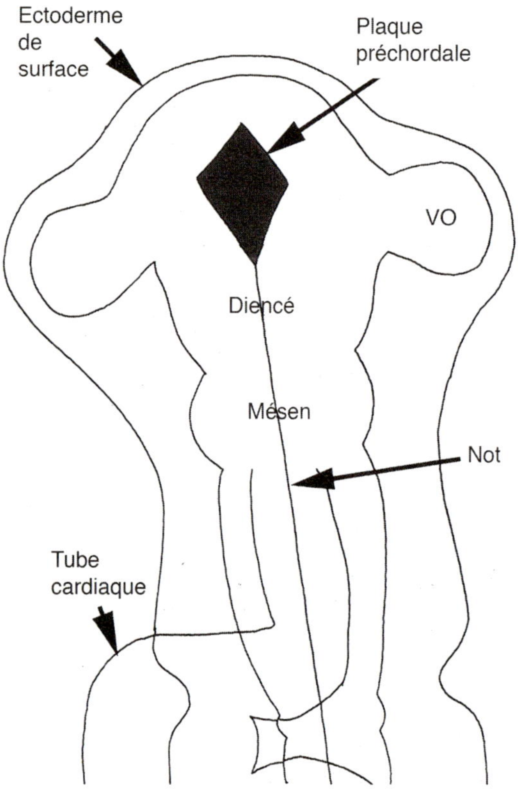

Fig. 16.2
Vue ventrale d'un embryon de poulet.
Le mésdoderme axial est constitué par la notochorde (Not) et la plaque préchordale située à son extrémité la plus rostrale.
Diencé : diencéphale ; Mésen : mésencéphale ; VO : vésicule optique.

rieurement en myotome et dermatome (fig. 16.3). Les cellules du sclérotome prennent un aspect mésenchymateux, migrent vers la notochorde et la partie ventrale du tube neural. Au contraire, les cellules du dermomyotome gardent un caractère épithélial au début de la dissociation somitique. Ce processus de différenciation est un phénomène non autonome qui est permis par des interactions avec les tissus axiaux de l'organisme. Ainsi, la notochorde et le plancher du tube neural sont capables d'induire une différenciation ventrale (c'est-à-dire une différenciation en sclérotome). Comme pour la ventralisation du tube neural, cette action de la notochorde et du plancher du tube neural sur le somite est assurée par la protéine sécrétée Sonic hedgehog. La différenciation dorsale du somite (dermomyotome) est assurée par la partie dorsale du tube neural et par l'ectoderme de surface. Plusieurs systèmes moléculaires sont impliqués dans ce processus : les BMPs et les molécules sécrétées de la famille Wint (Wnt).

2. Devenir des somites

Chaque élément issu de la dissociation somitique a un devenir propre. Ainsi, le dermatome, situé immédiatement sous l'ectoderme de surface, produit une induction sur ce dernier entraînant la formation des annexes cutanées. De plus, il se différencie en cellules dermiques et hypodermiques. Le myotome donne naissance à toutes les fibres musculaires striées squelettiques de l'organisme (à l'exception des muscles faciaux). On distingue deux groupes de cellules musculaires striées squelettiques : celles

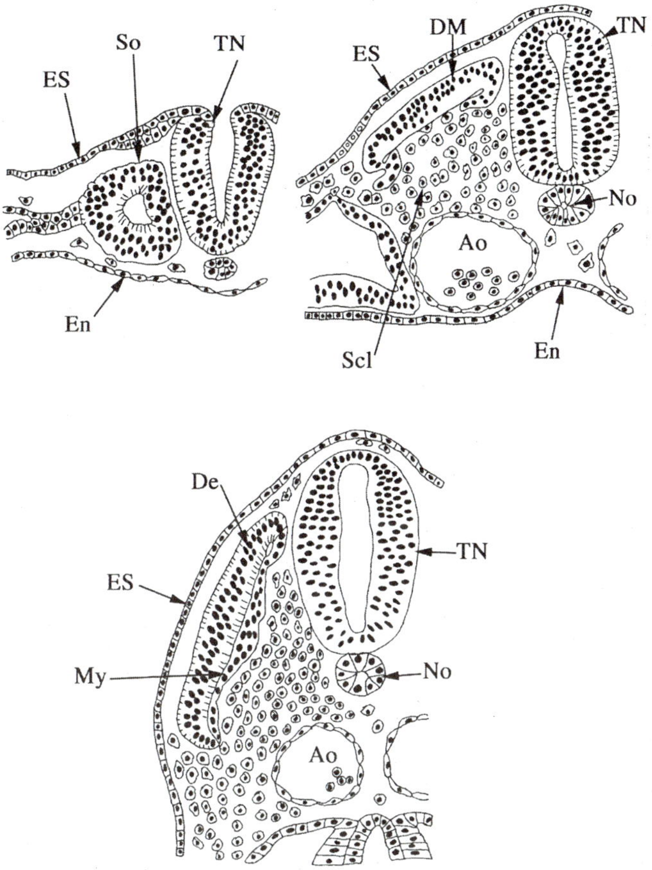

Fig. 16.3
Coupes transversales montrant la maturation des somites.
Ao : aorte ; De : dermatome ; DM : dermomyotome ; En : endoderme ; ES : ectoderme de surface ; My : myotome ; TN : tube neural ; Scl : sclérotome.

qui restent en position axiale et donnent naissance aux muscles pararachidiens (ou domaine épaxial) et celles qui migrent vers les bourgeons des membres et la partie ventrale de l'embryon pour s'y différencier (domaine hypaxial). Le sclérotome se différencie en éléments squelettiques axiaux : vertèbres, disques intervertébraux, ligaments et méninges spinales. Cette différenciation nécessite une interaction avec le tube neural et la notochorde. La notochorde est capable d'induire la chondrogenèse puis l'ostéogenèse immédiatement à son contact. Elle est responsable de la formation des corps vertébraux. Le tube neural peut induire la chondrogenèse mais à distance. Il existe toujours une interposition entre le tissu cartilagineux induit et le tissu nerveux d'un tissu conjonctif précurseur des méninges. Le tube neural est responsable de la formation de l'arc neural de la vertèbre. Récemment, il a été montré que les mécanismes régulateurs des chondrogenèses ventrale et dorsale diffèrent. Enfin, les somites ont une capacité endothéliale, mais, à notre connaissance, les cellules précurseurs des cellules endothéliales n'ont pas encore été localisées dans les différents dérivés issus de la dissociation somitique.

3. Les polarités somitiques

Les somites ont un aspect grossièrement cubique. Par des techniques d'embryologie expérimentale (transplantation hétérotopique ou inversion de la polarité), il a été possible d'étudier le degré de détermination de population cellulaire au sein du somite.

▪ *La polarité rostro-caudale*

On peut diviser le somite en deux moitiés, une rostrale et une caudale. Seule la moitié rostrale du somite est perméable pour la migration des cellules de la crête neurale et pour la croissance des neurites des motoneurones. Si on retourne le somite de 180 °, on inverse sa polarité rostro-caudale et on peut étudier le retentissement de cette expérimentation sur le développement ultérieur. On a pu ainsi montrer que l'inversion de la polarité somitique ne modifie pas le résultat (fig. 16.4), seule la partie initialement rostrale est perméable, la polarité rostro-caudale du somite est donc établie dès sa formation (et même avant).

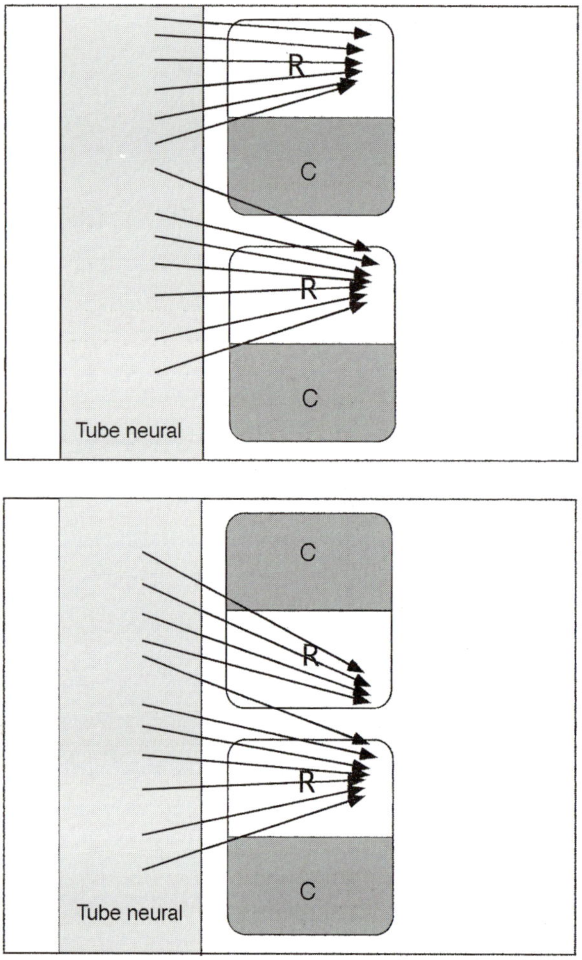

Fig. 16.4

La polarité rostro-caudale du somite est fixée et n'est pas modifiée par un changement de son environnement.

A. Les cellules de crêtes neurales ne migrent que dans la moitié rostrale du somite.

B. Les cellules de crêtes neurales ne migrent que dans la moitié rostrale du somite même après l'inversion du somite.

▪ *La polarité médio-latérale*

Les dérivés musculaires issus de la moitié médiane du somite (celle qui est au contact du tube neural) forment les muscles axiaux paravertébraux (domaine épaxial). Ceux issus de la moitié latérale migrent ventralement pour former les muscles des membres et des parois thoracique et abdominale. L'inversion expérimentale de la polarité médio-latérale entraîne une modification du devenir des cellules musculaires : ainsi, les cellules primitivement médianes donnent naissance à des dérivés typiquement latéraux. Ce résultat montre qu'à ce stade le devenir cellulaire n'est pas encore fixé (déterminé) (fig. 16.5).

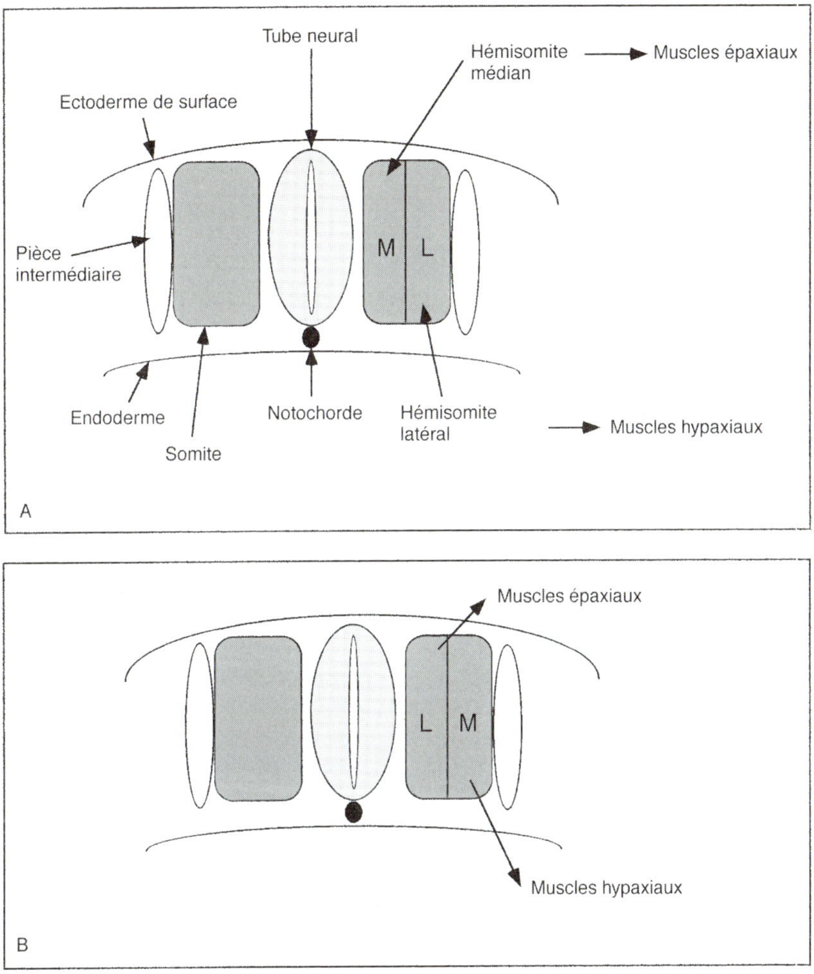

Fig. 16.5
L'inversion de la polarité médio-latérale des somites entraîne une respécification de leurs dérivés qui s'adaptent à leur nouvel environnement.
A. Devenir normal des moitiés médiane et latérale des somites.
B. Devenir des moitiés médiane et latérale des somites après inversion de leur polarité médio-latérale.

■ *La polarité ventro-dorsale*

Les cellules ventrales du somite se modifient et donnent naissance aux cellules du sclérotome. Les cellules dorsales produisent les cellules du dermomyotome. Si on inverse la polarité ventro-dorsale du somite, les cellules somitiques changent de phénotype. Ainsi, les cellules primitivement dorsales acquièrent un phénotype ventral. Ce résultat montre que le devenir cellulaire à ce stade n'est pas déterminé (fig. 16.6). On a pu montrer que la notochorde et le plancher du tube neural agissent comme des inducteurs ventraux et que le toit du tube neural et l'ectoderme de surface agissent comme des inducteurs dorsaux.

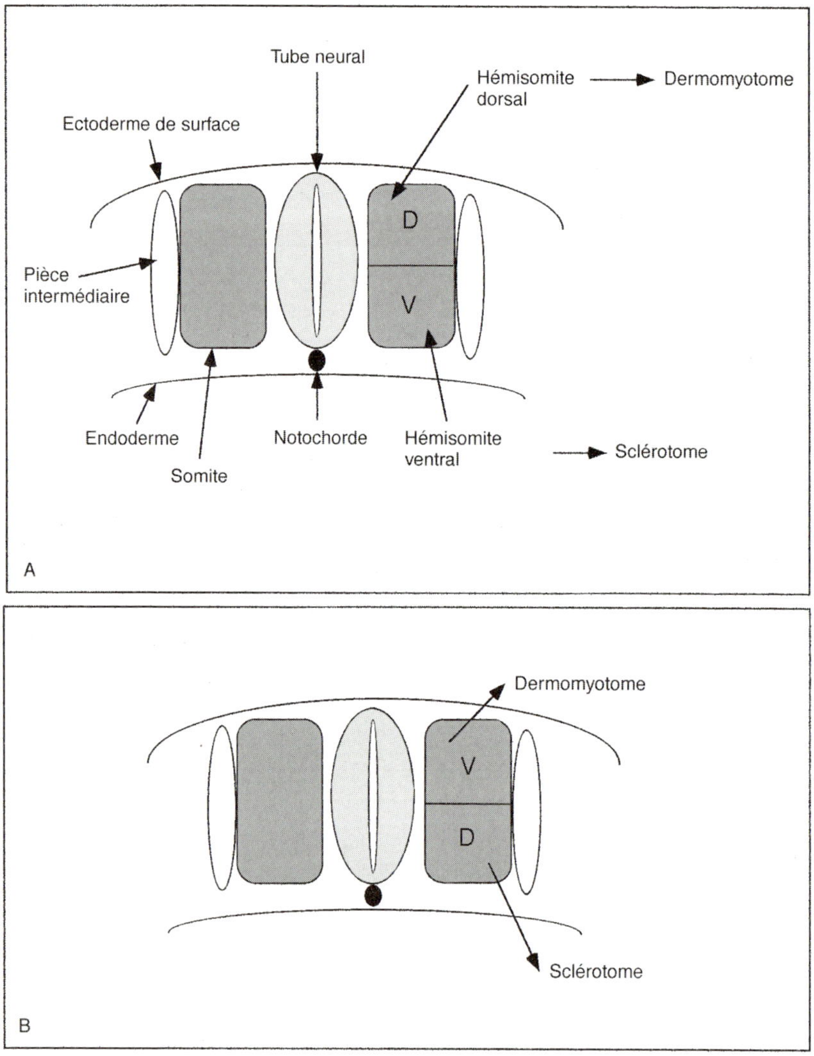

Fig. 16.6

L'inversion de la polarité ventro-dorsale des somites entraîne une respécification de leurs dérivés qui s'adaptent à leur nouvel environnement.

A. Devenir normal des moitiés dorsale et ventrale des somites.

B. Devenir des moitiés dorsale et ventrale des somites après inversion de la polarité ventro-dorsale.

■ *La régionalisation des somites*

Les somites donnent naissance aux vertèbres qui ont des caractères morphologiques qui permettent de distinguer de grandes régions situées le long de l'axe céphalo-caudal (régions cervicale, thoracique, lombaire, sacrée et coccygienne). La transplantation de somites thoraciques dans la région cervicale entraîne la formation de vertèbres thoraciques (portant les caractères anatomiques d'une vertèbre de ce niveau, c'est-à-dire des côtes) en position ectopique. De même, si on transplante un somite cervical en position thoracique, la vertèbre qui se forme a les caractères de la région cervicale (absence de côtes). Cette expérimentation déjà ancienne prouve l'existence d'une régionalisation des somites le long de l'axe céphalo-caudal. La compréhension de ces mécanismes a été possible à la suite des travaux portant sur la segmentation de la larve de drosophile.

La recherche de gènes homologues contenant une homéoboîte chez les vertébrés s'est avérée fructueuse (Walter Gehring et Eddy de Robertis). On a ainsi cloné de très nombreux gènes contenant une homéoboîte chez le xénope, le poulet, la souris ou l'homme. Les gènes homologues (ou gènes *Hox*) des gènes homéotiques de drosophile sont groupés en quatre complexes chromosomiques chez les vertébrés (A, B, C et D). L'expression de ces gènes varie le long de l'axe rostro-caudal et la combinaison d'expression de plusieurs de ces gènes servirait « d'adresse moléculaire » qui pourrait rendre compte de la régionalisation précoce du mésoderme para-axial.

▶ À la fin du XIXe siècle, certains observateurs avaient décrit des drosophiles qui présentent des anomalies de leur plan corporel. Certains segments corporels étaient transformés en d'autres segments (par exemple : la présence de pattes à la place des antennes ou la transformation d'un segment abdominal en un segment thoracique entraînant soit la présence d'une paire d'ailes supplémentaires soit la présence d'une paire de pattes supplémentaires). Pour rendre compte de ces changements, William Bateson a proposé de dénommer ces modifications « transformations homéotiques ». Plus tard, les observations de croisements de ces drosophiles ont permis de montrer qu'une mutation d'un seul gène pouvait entraîner ces anomalies de forme. Les mutations homéotiques étaient nées. L'étude des chromosomes géants des glandes salivaires de drosophile par Ed Lewis a montré que les gènes responsables de ces mutations sont situés dans deux régions (ou *clusters*) chromosomiques et non pas disséminées dans l'ensemble du génome. De plus, l'arrangement dans ces clusters préfigure le domaine d'expression des gènes. Ainsi, plus un gène est situé en 3'sur le chromosome, plus sa mutation aura des conséquences rostrales. Les analyses génique et moléculaire des gènes responsables de ces mutations ont montré que ces gènes codent des protéines contenant un domaine de liaison à l'ADN (homéodomaine). La séquence d'acides nucléiques codant pour cet homéodomaine a été appelée homéoboîte (*homeobox*). Ces protéines ont une action régulatrice sur la transcription et contrôlent l'expression de gènes cibles (*cf.* chapitre 2).

4. La resegmentation somitique

Chaque somite se dissocie secondairement en une moitié rostrale et une moitié caudale. Puis, chacune de ces moitiés se réassocie avec une autre moitié. Toutefois, la moitié rostrale d'un somite ne se réassocie pas avec la moitié caudale issue du même somite mais avec la moitié caudale du somite immédiatement rostral. C'est le processus de resegmentation somitique (fig. 16.7). Les unités métamériques issues de la resegmentation des somites ne sont donc pas directement produites par l'unité métamérique initiale. Ainsi, chaque vertèbre est produite par deux hémisomites provenant de deux somites initialement différents.

D. La pièce intermédiaire

Trois systèmes successifs se mettent en place au cours du développement. Nous avons vu la mise en place du pronéphros (*cf.* chapitre 15). Deux autres systèmes se mettent en place à partir de la pièce intermédiaire : le mésonéphros (provenant des niveaux thoraco-lombaires) et le métanéphros (provenant des niveaux sacrés et formant le rein définitif). Mésonéphros et métanéphros donneront naissance à une partie des appareils urinaires et génitaux.

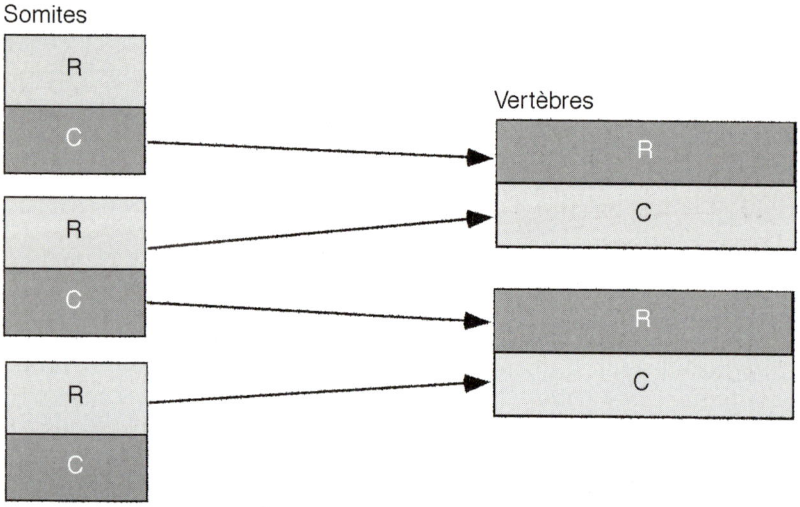

Fig. 16.7
La resegmentation somitique.
Chaque somite est segmenté en deux parties : rostrale (R) et caudale (C). Un hémisomite caudal s'associe avec l'hémisomite rostral immédiatement sous-jacent pour former la vertèbre définitive. Ainsi, chaque vertèbre provient de deux hémisomites qui n'appartenaient pas au même somite.

E. Les lames latérales

1. La somatopleure

Elle se dispose sous l'ectoderme de surface au niveau des parties latérales et ventrale du corps. Elle forme la partie mésenchymateuse centrale des bourgeons des membres. Elle donne naissance au derme des régions latérales et ventrale, à l'hypoderme de ces régions, au squelette des membres et des parois latéro-ventrales du corps. Elle participe aussi à la formation des cellules non contractiles des muscles hypaxiaux (endomysium, périmysium, aponévrose et tendons).

2. La splanchnopleure

Elle donne naissance au mésoderme du tube digestif (formant la paroi de celui-ci alors que l'épithélium digestif dérive de l'endoderme), au mésoderme de l'appareil respiratoire, aux séreuses des cavités thoraciques et péritonéales, à des vaisseaux sanguins...

III. L'ectoderme

A. L'ectoderme de surface

Il évolue pour former l'épiderme et les structures épithéliales associées (glandes sébacées, sudoripares, mammaires). Les phanères et les dents sont mixtes et dérivent à la fois de l'ectoderme de surface et des tissus sous-jacents. Par contre, les cellules pigmentaires de la peau ne dérivent pas de l'ectoderme de surface (mais de la crête neurale), de même que les cellules de Langerhans (cellules macrophagiques issues de la moelle osseuse). Au niveau de la tête et du cou, l'ectoderme de surface produit les placodes qui donnent naissance au cristallin, à certains noyaux de nerfs crâniens et à l'épithélium de l'oreille interne.

B. Le neurectoderme

1. Le tube neural

Le tube neural produit l'ensemble du système nerveux central (il existe quelques exceptions qui ne seront pas développées dans cet ouvrage). Le tube neural est divisé en régions anatomiques organisées en vésicules. Chaque subdivision du tube neural produit une partie du système nerveux central : la vésicule prosencéphalique donne naissance aux hémisphères cérébraux, au diencéphale et aux yeux, la vésicule mésencéphalique au mésencéphale, la vésicule métencéphalique à la protubérance et au cervelet, les rhombomères caudaux au rhombencéphale, le reste du tube neural produit la moelle épinière.

2. Les cellules issues des crêtes neurales

Les cellules de la crête neurale à destinée céphalique (tête et cou) ont une organisation et obéissent à des régulations particulières qui ne seront pas abordées ici. Les cellules de la crête neurale issues du tube neural spinal naissent au niveau de la partie dorsale du tube. Elles perdent leur caractère épithélial (transition épithélio-mésenchymateuse) et migrent isolément les unes des autres. Les cellules de la crête neurale de ces niveaux naissent tout au long de l'axe nerveux sans aucune segmentation. Il a été montré chez l'oiseau que certaines cellules des crêtes neurales dérivent d'un précurseur commun aux cellules du toit du tube neural. La migration se fait selon des voies particulières (fig. 16.8) : la voie dorsale (entre l'ectoderme et le dermomyotome), la voie ventrale médiane (entre le tube neural et les dérivés somitiques) et la voie ventrale latérale (dans la moitié rostrale du somite). Comme nous l'avons déjà exposé, cette voie de migration n'est possible qu'au niveau de la moitié rostrale du somite. Ainsi, c'est la segmentation du mésoderme para-axial qui détermine la segmentation des dérivés de la crête neurale.

Les cellules provenant de la crête neurale sont pluripotentes et hétérogènes. Il a été démontré, chez l'oiseau et les rongeurs, qu'il existait des cellules précurseurs capables de donner naissance à des dérivés de phénotype différent. De plus, l'analyse des cellules de la crête neurale, dès le début de leur migration, a montré une hétérogénéité de cette population : certaines cellules étant déjà plus différenciées que d'autres. La différenciation de ces cellules se réalise progressivement au cours de leur migration sous la probable influence de facteurs environnementaux. Ainsi, les cellules empruntant la voie dorsale perdent progressivement leur potentialité multiple pour ne donner naissance qu'à des mélanocytes.

La liste des dérivés des crêtes neurales présentée ci-dessous n'est pas exhaustive. D'un point de vue général, les cellules des crêtes neurales spinales donnent naissance à la quasi-intégralité du système nerveux périphérique (composé des neurones des ganglions rachidiens, des ganglions sympathiques et parasympathiques et des ganglions du système nerveux entérique, des cellules de soutien comme les cellules de Schwann et les cellules satellites). De plus, les crêtes neurales donnent naissance à tous les mélanocytes, aux cellules de la médullosurrénale et aux cellules des paraganglions.

En conclusion, l'embryologie générale permet la mise en place globale des différents éléments précurseurs des structures de l'organisme. Très

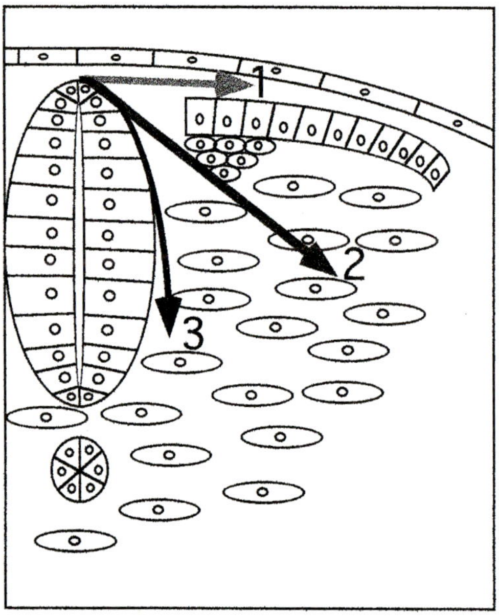

Fig. 16.8
Les voies de migration des cellules de la crête neurale spinale.
1. voie dorsale.
2. voie ventro-latérale.
3. voie ventro-médiane.

peu de données sont certaines chez l'être humain et de nombreuses interactions restent inconnues ou hypothétiques. L'embryologie expérimentale permet d'imaginer quelques-uns des processus possibles. Toutefois, l'embryologie comparée, qu'elle soit expérimentale ou moléculaire, montre de plus en plus les divergences existant entre les différentes espèces. Aussi, il est primordial de rester vigilant quant aux généralisations trop hâtives qui permettent à certains auteurs d'extrapoler des amphibiens ou des oiseaux à l'homme.

POINTS CLÉS

- L'endoderme donne naissance aux épithéliums de surface et glandulaire du tube digestif et de l'appareil respiratoire à partir du pharynx.
- Le mésoderme axial donne des fibres musculaires striées squelettiques (certains muscles oculomoteurs extrinsèques), aux cellules myoïdes du thymus et au nucleus pulposus du ligament intervertébral.
- Le mésoderme paraxial donne naissance aux structures ligamento-squelettiques axiales, à toutes les fibres musculaires striées squelettiques (à l'exception de celles de la tête et du cou) et au derme de la région dorsale du corps. De plus, il participe au phénomène d'angiogénèse.
- Le mésoderme intermédiaire donne naissance à trois structures qui se succèdent dans le temps : pronéphros, mésonéphros et métanéphros (qui donnera le rein définitif).
- La splanchnopleure donne naissance à la tunique qui borde les épithéliums digestif et respiratoire.
- La somatopleure donne naissance au derme ventral du corps.
- L'ectoderme de surface constitue les kératinocytes, cellules majeures de l'épiderme.
- Le tube neural donne naissance au système nerveux central.
- Les cellules des crêtes neurales donnent naissance au système nerveux périphérique, aux cellules de la médullosurrénale, aux mélanocytes et à de nombreux dérivés de type mésodermiques dans la tête et le cou.

ENTRAÎNEMENT

QROC

1. Comment est régulée la différenciation de l'endoderme ?
2. Citer les dérivés de la notochorde.
3. Citer les dérivés de la plaque préchordale.
4. En quels dérivés se dissocient les somites ?
5. Citer les dérivés du myotome.
6. Donner les caractères distinctifs entre les parties ventrale et dorsale du somite.
7. Par quelle expérience peut-on montrer que la polarité médio-latérale du somite n'est pas fixée au moment de la formation du somite ?
8. Expliquer la resegmentation somitique.
9. Quelles sont les voies de migration des cellules de la crête neurale au niveau spinal ?
10. Citer les dérivés des cellules de la crête neurale spinale.

QCM

1. Parmi les structures suivantes, quelle(s) est (sont) celle(s) qui dérive(nt) de l'endoderme ?

- ❑ **A.** L'épithélium de l'appareil respiratoire à partir du pharynx.
- ❑ **B.** L'épithélium du tube digestif.
- ❑ **C.** La musculeuse des bronches.
- ❑ **D.** L'épithélium glandulaire du pancréas.
- ❑ **E.** Le tube cardiaque.

2. Parmi les caractères suivants, quel(s) est (sont) celui (ceux) qui s'applique(nt) aux cellules de la crête neurale ?

- ❑ **A.** Elles sont pluripotentes.
- ❑ **B.** Elles sont hétérogènes.
- ❑ **C.** Elles sont capables de migrer.
- ❑ **D.** Elles subissent une transition épithélio-mésenchymateuse.
- ❑ **E.** Elles forment la quasi-intégralité du système nerveux périphérique.

3. Parmi les propositions suivantes relatives aux somites, la(les)quelle(s) est (sont) exacte(s) ?

- ❑ **A.** Les somites expriment de façon spécifique des gènes à homéoboîte.
- ❑ **B.** Chaque somite participe à la formation d'une seule vertèbre.
- ❑ **C.** Les somites se dissocient en dermatome, myotome et sclérotome.
- ❑ **D.** La polarité rostro-caudale des somites est établie très précocement lors de leur formation.
- ❑ **E.** Les somites ont des capacités angiogéniques.

4. Quel(s) est (sont) le(s) tissu(s) embryonnaire(s) qui donne(nt) naissance aux séreuses des cavités thoracique et péritonéale ?

- ❑ **A.** Le neurectoderme.
- ❑ **B.** La crête neurale.
- ❑ **C.** Le somite.
- ❑ **D.** La pièce intermédiaire.
- ❑ **E.** Les lames latérales.

5. Du fait de la resegmentation somitique, chaque vertèbre est formée par :

- ❑ **A.** Un somite.
- ❑ **B.** Un hémisomite caudal et l'hémisomite rostral immédiatement sous-jacent.
- ❑ **C.** Un hémisomite rostral et l'hémisomite caudal immédiatement sous-jacent.
- ❑ **D.** Les somites ne produisent pas les vertèbres
- ❑ **E.** Les somites et les pièces intermédiaires.

6. Parmi les polarités suivantes, quelle(s) est (sont) celle(s) qui est (sont) fixée(s) dès le début de la formation somitique ?

- ❑ **A.** La polarité médio-latérale.
- ❑ **B.** La polarité rostro-caudale.
- ❑ **C.** La régionalisation des somites.
- ❑ **D.** La polarité ventro-dorsale.
- ❑ **E.** Aucune polarité n'est fixée.

7. Parmi les structures suivantes, quelle(s) est (sont) celle(s) qui dérive(nt) de la plaque préchordale ?

- ❑ **A.** Le nucleus pulposus.
- ❑ **B.** Les muscles oculomoteurs extrinsèques.
- ❑ **C.** Les muscles oculomoteurs intrinsèques.
- ❑ **D.** Le crâne.
- ❑ **E.** Les muscles faciaux.

8. Parmi les cellules suivantes, quelles sont celles qui proviennent des somites ?

- ❑ **A.** Les cellules du derme.
- ❑ **B.** Les cellules des vertèbres.
- ❑ **C.** Les cellules des méninges spinales.
- ❑ **D.** Les cellules du disque intervertébral.
- ❑ **E.** Les cellules de l'épiderme.

9. Parmi les dérivés suivants, quel(s) est (sont) celui (ceux) qui provient(nent) des crêtes neurales ?

- ❑ **A.** Les mélanocytes.
- ❑ **B.** Les neurones des ganglions rachidiens.
- ❑ **C.** Les cellules de Schwann.
- ❑ **D.** Les fibres musculaires striées squelettiques.
- ❑ **E.** Les motoneurones de la moelle épinière.

10. Parmi les dérivés suivants, quel(s) est (sont) celui (ceux) qui provient(nent) des crêtes neurales ?

- ❑ **A.** Les cellules de la médullosurrénale.
- ❑ **B.** Les cellules cartilagineuses des vertèbres.
- ❑ **C.** Les neurones des ganglions sympathiques.
- ❑ **D.** Les ganglions du système nerveux entérique.
- ❑ **E.** Les cellules des méninges spinales.

11. Parmi les cellules suivantes, quelles sont celles qui proviennent de l'ectoderme de surface ?

- ❑ **A.** Les kératinocytes de l'épiderme.
- ❑ **B.** Les cellules du derme.
- ❑ **C.** Les mélanocytes.
- ❑ **D.** Les cellules de Langerhans.
- ❑ **E.** Les cellules du cristallin.

12. Parmi les tissus suivants, quel(s) est (sont) le(s) dérivé(s) de l'endoderme ?

- ❑ **A.** L'épiderme.
- ❑ **B.** L'épithélium du tube digestif à partir du pharynx.
- ❑ **C.** L'épithélium de l'appareil respiratoire à partir du pharynx.
- ❑ **D.** L'épithélium glandulaire du pancréas exocrine.
- ❑ **E.** L'épithélium nasal.

13. Parmi les tissus suivants, quel(s) est (sont) le(s) dérivé(s) de la plaque préchordale ?

- ❑ **A.** Les muscles oculomoteurs intrinsèques.
- ❑ **B.** Les muscles oculomoteurs extrinsèques.
- ❑ **C.** La partie antérieure du cerveau.
- ❑ **D.** Les muscles pharyngiens.
- ❑ **E.** La média des vaisseaux cérébraux.

14. Parmi les propositions suivantes concernant les cellules constituant la moitié rostrale d'une vertèbre, quelle(s) est (sont) celle(s) qui est (sont) exacte(s) ?

- ❑ **A.** Elles dérivent d'une moitié caudale d'un somite.
- ❑ **B.** Elles dérivent du mésoderme intermédiaire.
- ❑ **C.** Elles dérivent de cellules situées au niveau de la partie caudale de la ligne primitive.
- ❑ **D.** Elles dérivent de cellules de la notochorde.
- ❑ **E.** Elles dérivent du sclérotome.

15. Parmi les propositions suivantes concernant la polarité ventro-dorsale des somites, quelle(s) est (sont) celle(s) qui est (sont) exacte(s) ?

- ❑ **A.** Elle est fixée dès leur formation.
- ❑ **B.** Elle dépend d'interactions avec l'environnement.
- ❑ **C.** La notochorde est un inducteur ventral.
- ❑ **D.** Elle peut être révélée par la dissociation des somites en sclérotome et dermomyotome.
- ❑ **E.** Elle peut être révélée par la migration des cellules du myotome.

16. Parmi les cellules suivantes, quelles sont celles qui sont présentes au niveau de l'épiderme ?

- ❑ **A.** Les cellules de Langerhans.
- ❑ **B.** Les mélanocytes.
- ❑ **C.** Les cellules du cristallin.
- ❑ **D.** Les kératinocytes.
- ❑ **E.** Les neurones.

17. Parmi les cellules suivantes, quelles sont celles qui dérivent de l'ectoderme ?

- ❑ **A.** Les cellules de Langerhans.
- ❑ **B.** Les mélanocytes.
- ❑ **C.** Les cellules du cristallin.
- ❑ **D.** Les kératinocytes.
- ❑ **E.** Les neurones.

18. Parmi les propriétés suivantes concernant le somite, la(s)quelle(s) est (sont) déjà acquise(s) au moment de sa formation ?

- ❑ **A.** La polarité ventro-dorsale.
- ❑ **B.** La polarité médio-latérale.
- ❑ **C.** La polarité rostro-caudale (antéro-postérieure).
- ❑ **D.** La polarité axiale.
- ❑ **E.** La polarité extra-embryonnaire.

19. Parmi les molécules ou tissus suivants, le(s)quel(s) détermine(nt) la ventralisation du somite ?

- ❑ **A.** Le plancher du tube neural.
- ❑ **B.** Le toit du tube neural.
- ❑ **C.** La notochorde.
- ❑ **D.** La protéine BMP4.
- ❑ **E.** La protéine Sonic Hedgehog.

20. Parmi les dérivés suivants, le(s)quel(s) provient(nent) de la pièce intermédiaire ?

- ❑ **A.** Le pronéphros.
- ❑ **B.** Le myotome.
- ❑ **C.** Le mésonéphros.
- ❑ **D.** Le sclérotome.
- ❑ **E.** Le métanéphros.

Pour les corrections, se reporter à la page 226

21. Vous observez une coupe d'épiderme (qui est composé de cellules épidermiques ou kératinocytes, de mélanocytes et de cellules de Langerhans). Parmi les tissus suivants, le(s)quel(s) donne(nt) naissance à une des populations de l'épiderme ?

- ❑ **A.** L'ectoderme de surface.
- ❑ **B.** Le sclérotome.
- ❑ **C.** La crête neurale.
- ❑ **D.** La moelle osseuse.
- ❑ **E.** Le dermatome.

Réponses

Chapitre 1 – Les molécules sécrétées

QROC

1. Ce sont des molécules solubles dans l'eau, diffusant librement dans le milieu extracellulaire et agissant sur des récepteurs membranaires.

2. Molécules hydrophiles et molécules hydrophobes.

3. Une hormone est une molécule sécrétée dans la circulation sanguine par une cellule glandulaire endocrine. Elle agit à distance sur une cellule cible qui contient des récepteurs spécifiques.

4. Dans cette superfamille, on décrit les familles du TGFβ, de l'activine, des BMP (Bone Morphogenetic Proteins ou protéines morphogénétiques osseuses), de Vg1, du GDNF (Glial-Derived Neurotrophic Factor ou facteur neurotrophique dérivé des cellules gliales) et le facteur inhibiteur des canaux de Müller.

5. La notion d'hormone ne préjuge pas de ses caractéristiques physico-chimiques. Il existe des hormones hydrophiles et des hormones hydrophobes.

6. On parle de biodisponibilité pour définir la quantité de molécule de signalisation qui atteint sa cible.

7. L'immunohistochimie permet l'observation in situ d'une molécule.

QCM

	A	B	C	D	E
1.	☒	☐	☐	☒	☒
2.	☐	☒	☒	☐	☒
3.	☐	☒	☒	☐	☐
4.	☒	☐	☒	☐	☒
5.	☐	☐	☐	☒	☒

Chapitre 2 – Les récepteurs et la transduction du signal

QROC

1. Les ligands des récepteurs membranaires sont hydrophiles.

2. Les récepteurs couplés à des canaux ioniques, les récepteurs couplés à des protéines G et les récepteurs couplés à une activité enzymatique..

3. Les récepteurs du FGF, du VEGF et du PDGF.

4. Les récepteurs des membres de la superfamille du TGFβ appartiennent à la classe des récepteurs à activité sérine/thréonine kinase.

5. Les protéines à motif hélice-tour-hélice, les protéines à motif hélice ailée, les protéines à doigt de zinc, les protéines à motif hélice-boucle-hélice, les fermetures Éclair à leucine, les protéines codées par les gènes contenant une boîte HMG.

6. Les protéines codées par les gènes à boîte paired et les facteurs POU.

QCM

	A	B	C	D	E
1.	☒	☐	☐	☒	☒
2.	☐	☒	☒	☐	☐
3.	☒	☒	☐	☒	☒
4.	☐	☐	☒	☐	☐
5.	☒	☐	☐	☒	☒
6.	☒	☐	☒	☒	☒

Chapitre 3 - Les molécules d'adhérence

QROC

1. Les intégrines, les cadhérines, la superfamille des immunoglobulines et les sélectines.

2. On parle d'adhérence homotypique devant une adhérence intercellulaire faisant intervenir deux cellules identiques. Si le deux cellules adhérentes sont de type différent, on parle d'adhérence hétérotypique.

3. On parle d'adhérence homophilique quand les molécules d'adhérence impliquées sont identiques. Dans le cas contraire, on parle d'adhérence hétérophilique.

4. Une intégrine est un hétérodimère formé de deux molécules transmembranaires (sous-unités). Chaque intégrine est formée par l'association d'une sous-unité α et d'une sous-unité β.

5. Les intégrines permettent l'adhérence entre cellule et matrice extracellulaire. Il s'agit donc d'une adhérence hétérophilique.

6. Les cadhérines sont associées aux caténines (molécules cytoplasmiques). Il existe trois caténines différentes (α, β et γ). L'α-caténine se lie à l'α-actinine, elle-même liée aux microfilaments d'actine du cytosquelette.

7. Les molécules de la famille des cadhérines permettent une adhérence intercellulaire sur le mode homophilique exclusif.

8. Les molécules de la superfamille des immunoglobulines permettent une adhérence intercellulaire sur le mode homo-ou hétérophilique.

9. Les cadhérines n'agissent qu'en présence de Ca^{2+} alors que les molécules de la superfamille des immunoglobu lines peuvent agir même en son absence.

10. Les sélectines forment une famille de molécules d'adhérence. Les sélectines sont des molécules transmembranaires de type glycoprotéine qui contiennent un domaine extracellulaire caractérisé par un domaine terminal lectine et plusieurs domaines EGF.

QCM

	A	B	C	D	E
1.	☒	☒	☒	☐	☐
2.	☐	☐	☒	☒	☒
3.	☐	☐	☒	☐	☐
4.	☐	☒	☒	☐	☐
5.	☐	☐	☒	☐	☒
6.	☒	☐	☒	☐	☐
7.	☐	☐	☒	☐	☒
8.	☒	☐	☐	☐	☐
9.	☒	☐	☐	☒	☐
10.	☒	☐	☒	☐	☐

Chapitre 4 - Génétique et développement

QROC

1. Une souris transgénique est une souris dont le génome contient des gènes stables provenant d'autres individus ou résultant d'une construction génétique.

2. Une cellule ES est une cellule souche embryonnaire. Elle provient de la masse cellulaire interne et est capable de générer tous les types tissulaires de l'embryon.

3. Une souris chimérique est réalisée par micro-injection de cellules ES modifiées dans la cavité du blastocyste d'un embryon de souris. Ces cellules s'associent aux cellules de la masse cellulaire interne pour participer à la formation de l'embryon.

4. C'est une expérience de transgenèse dans laquelle un allèle d'un gène d'intérêt est remplacé par un allèle non fonctionnel.

5. La précipitation de l'ADN par le phosphate de calcium, l'électroporation, l'utilisation de vecteurs (virus...) et la micro-injection dans le pronucleus mâle d'un ovocyte fraîchement fécondé.

6. La cassette néo confère aux cellules ES ayant subi une recombinaison homologue une résistance à la néomycine. En utilisant cet antibiotique dans le milieu de culture, on pourra sélectionner les cellules intéressantes.

7. C'est une variante de la technique du knock-out qui conduit à introduire un autre gène qui s'exprime en lieu et place du gène d'intérêt.

8. Le gène lacZ codant la β-galactosidase d'*E. coli* et le gène codant la *Green Fluorescent Protein*.

9. On peut étudier ce rôle tardif en réalisant une mutation conditionnelle.

10. Le système Cre-loxP.

QCM

	A	B	C	D	E
1.	☒	☒	☒	☒	☐
2.	☒	☒	☒	☐	☐
3.	☐	☒	☐	☒	☐
4.	☒	☐	☐	☐	☒
5.	☒	☐	☐	☐	☒
6.	☐	☐	☐	☒	☐
7.	☒	☐	☒	☐	☒

Chapitre 5 - La notion de cellule souche, de lignage

QROC

1. Un clone est l'ensemble des cellules filles issues de la même cellule initiale.

2. Une cellule souche est capable de s'autorenouveler alors que la cellule de transit est déjà engagée dans un processus de différenciation et ne peut plus s'autorenouveler.

3. On parle de lignage polyclonal si les cellules filles issues de la cellule initiale appartiennent à des phénotypes cellulaires différents.

4. Un lignage est dit déterminé si on connaît les étapes du développement et le devenir exact de la cellule initiale.

5. Les potentialités d'une cellule représentent l'ensemble des phénotypes cellulaires pouvant être générés à partir d'une cellule donnée.

6. On dit que deux lignages sont ségrégés si les potentialités de ces deux lignages sont totalement différentes. Ainsi, dans ce cas, un phénotype cellulaire peut être produit par un lignage mais pas par l'autre.

7. Les organes sensoriels externes, les organes chordotonaux et les neurones dendritiques.

8. La mise en place des organes sensitifs du système nerveux périphérique de la drosophile nécessite l'activation des gènes proneuraux, puis celle des gènes neurogéniques, celle des gènes de sélection des progéniteurs et enfin celle des gènes contrôlant les divisions et le lignage cellulaires.

9. Les gènes proneuraux codent des facteurs de transcription de la famille helix-loop-helix alors que les gènes neurogéniques codent des récepteurs membranaires.

10. Les gènes proneuraux permettent de définir un territoire présomptif capable de donner naissance aux cellules du système nerveux périphérique chez la drosophile.

QCM

1.

A	B	C	D	E
☐	☒	☒	☐	☒

2.

A	B	C	D	E
☒	☐	☒	☐	☒

3.

A	B	C	D	E
☐	☒	☒	☐	☒

4.

A	B	C	D	E
☐	☒	☐	☒	☐

5.

A	B	C	D	E
☐	☐	☐	☒	☒

6.

A	B	C	D	E
☒	☐	☒	☐	☒

7.

A	B	C	D	E
☐	☒	☐	☐	☐

8.

A	B	C	D	E
☒	☒	☐	☐	☐

9.

A	B	C	D	E
☐	☒	☐	☒	☒

10.

A	B	C	D	E
☐	☒	☐	☐	☒

Chapitre 6 - Différenciation cellulaire, mitose asymétrique et inductions

QROC

1. Une cellule est dite engagée lorsqu'elle exprime certains facteurs de différenciation propres d'un lignage cellulaire.

2. Les deux étapes d'un engagement cellulaire sont l'engagement réversible et l'engagement irréversible.

3. Les deux mécanismes élémentaires sont les mitoses asymétriques et les inductions.

4. Une induction est une interaction entre deux populations cellulaires (la population inductrice et la population induite). La population inductrice émet un signal qui entraîne des modifications de la population induite qui donne naissance à un phénotype cellulaire qui n'est pas observable en absence de cette interaction.

5. Il existe des espèces d'amphibiens qui diffèrent par la pigmentation du cytoplasme de leurs cellules. Si on échange un territoire embryonnaire d'un embryon non pigmenté avec celui d'un embryon pigmenté, les tissus se cicatrisent et l'embryon se développe. On obtient alors un amphibien composé de deux populations d'origine différente car provenant d'espèces différentes (chimère interspécifique). Du fait des caractéristiques pigmentaires différentielles entre les cellules de ces espèces, on peut reconnaître l'origine de chacune des cellules de cette chimère.

6. Hans Spemann et Hilde Mangold ont transplanté une lèvre dorsale de blastopore d'un embryon d'amphibien pigmenté dans la région ventrale d'un embryon non pigmenté. Il en résulte une duplication de l'axe embryonnaire. L'axe dupliqué a une origine mixte, certaines cellules dérivent du greffon alors que les autres cellules dérivent de l'hôte. Ainsi, il est possible de montrer que des cellules de l'hôte qui normalement ne participent pas à la formation de l'axe corporel transforment leur devenir et changent de phénotype. Ce changement est dénommé induction.

7. L'induction mésodermique est le processus qui permet l'apparition du mésoderme dans l'embryon. Cette formation est due à une interaction entre les cellules du pôle animal et les blastomères végétatifs.

8. Une induction est dite instructive quand la population inductrice émet un signal qui entraîne l'expression de nouveaux gènes par la population induite.

9. Une induction est dite permissive quand la population induite possède les potentialités nécessaires à sa différenciation mais qu'elle doit rencontrer un environnement favorable pour développer ce phénotype.

10. Ce sont les niveaux tissulaire, cellulaire et moléculaire.

QCM

1.

A	B	C	D	E
☐	☒	☐	☐	☒

2.

A	B	C	D	E
☒	☒	☐	☐	☐

3.

A	B	C	D	E
☐	☒	☐	☒	☒

4.

A	B	C	D	E
☐	☐	☐	☒	☐

5.

A	B	C	D	E
☐	☒	☐	☐	☒

6.

A	B	C	D	E
☒	☒	☒	☒	☐

7.

A	B	C	D	E
☒	☒	☐	☒	☒

8.

A	B	C	D	E
☒	☒	☒	☒	☐

9.

A	B	C	D	E
☒	☐	☒	☒	☐

10.

A	B	C	D	E
☐	☐	☐	☐	☒

Chapitre 7 - L'apoptose

QROC

1. Au cours de la nécrose, la cellule ne peut survivre du fait d'agressions extérieures. Au cours de l'apoptose, la cellule déclenche un programme biochimique interne qui entraîne sa mort.

2. Au cours de l'apoptose, les modifications morphologiques sont les suivantes : irrégularités puis boursouflures de la membrane plasmique conduisant à la formation de corps apoptotiques ; condensation du cytoplasme avec dilatation du réticulum endoplasmique ; condensation du noyau avec fragmentation de l'ADN.

3. Les caspases sont les protéines effectrices de l'apoptose.

4. Les deux voies d'activation sont la voie par activation des récepteurs membranaires et la libération cytoplasmique de la protéine mitochondriale cytochrome c.

5. La famille Bcl-2 contient de nombreux membres qui régulent la voie d'activation de l'apoptose induite par le cytochrome c. Il existe des membres proapoptotiques qui favorisent le relargage du cytochrome c et des membres antiapoptotiques qui l'empêchent.

6. Le *death domain* est un domaine cytoplasmique présent sur les récepteurs qui contrôlent l'apoptose et sur les adaptateurs cytoplasmiques qui se lient à ces récepteurs. Le death effector domain est un domaine cytoplasmique des adaptateurs cytoplasmiques et de la procaspase 8.

QCM

1.

A	B	C	D	E
☒	☐	☒	☒	☒

(C : effecteur de C. elegans*)*

2.

A	B	C	D	E
☒	☒	☒	☐	☒

3.

A	B	C	D	E
☒	☐	☒	☐	☒

(A : autre nom du récepteur Fas)

4.

A	B	C	D	E
☒	☐	☒	☐	☐

5.

A	B	C	D	E
☒	☐	☒	☒	☒

6.

A	B	C	D	E
☒	☐	☐	☒	☒

7.

A	B	C	D	E
☒	☐	☐	☒	☒

Chapitre 8 - Appareils génitaux et gamétogenèse

QROC

1. Canaux efférents, épididyme, canal déférent, canal éjaculateur et urètre.

2. Les glandes associées sont les vésicules séminales, la prostate et les glandes bulbo-urétrales de Cowper.

3. L'hypothalamus sécrète de la GnRH qui induit la sécrétion par l'hypophyse de FSH et de LH. La FSH active les cellules de Sertoli alors que la LH active les cellules de Leydig. La testostérone produite par les cellules de Leydig freine les synthèses hypothalamique (GnRH) et hypophysaire (FSH et LH). L'inhibine produite par les cellules de Sertoli inhibe la synthèse de FSH au niveau hypophysaire.

4. Les cellules de Leydig sécrètent des facteurs activateurs et inhibiteurs qui agissent par voie autocrine-para crine sur les cellules de Leydig. Les cellules de Sertoli produisent des facteurs activateurs et des facteurs inhibiteurs qui agissent sur les cellules de Leydig ; les cellules de la lignée germinale inhibent l'activité des cellules de Leydig. Enfin, les cellules de l'hypophyse sécrètent de la LH qui active les cellules de Leydig.

5. Le rôle principal des cellules de Leydig est la synthèse et la sécrétion des androgènes (dont la testostérone).

6. On décrit trois compartiments :
– le compartiment exocrine (tube séminifère) avec les cellules de Sertoli, les cellules de la lignée germinale et les cellules péritubulaires,
– le compartiment endocrine avec les cellules de Leydig,
– le compartiment interstitiel (tissu conjonctif, vaisseaux et nerfs).

7. La testostérone agit soit par effet direct sur un récepteur nucléaire spécifique, soit par activation de la cellule péritubulaire qui sécrète la P-Mod-S qui active la cellule de Sertoli.

8. La sécrétion des vésicules séminales contient des glycoprotéines, de l'acide ascorbique, des prostaglandines, du fructose.

9. Cette mise en évidence s'effectue par la pratique des cocultures *in vitro*.

10. L'inhibine et l'activine appartiennent à la superfamille du TGFβ. Elles sont constituées de deux sous-unités (αβ pour l'inhibine et ββ pour l'activine).

11. La gonade est la glande qui produit les gamètes (testicule chez le mâle et ovaire chez la femelle).

12. La vaginale du testicule dérive de la séreuse péritonéale qui accompagne le testicule lors de son mouvement de descente vers les bourses. Du fait de sa localisation ventrale par rapport au testicule, elle ne recouvre que la portion ventrale de la gonade. Ainsi, le testicule est bien une structure rétropéritonéale.

13. Il s'agit des cellules endocrines du testicule, c'est-à-dire les cellules de Leydig qui sécrètent, entre autres, la testostérone.

QCM

	A	B	C	D	E
1.	☐	☒	☐	☒	☒
2.	☒	☐	☒	☒	☐
3.	☒	☒	☒	☒	☒
4.	☒	☐	☒	☒	☐
5.	☒	☐	☒	☐	☐
6.	☐	☐	☐	☒	☐
7.	☐	☐	☒	☐	☐
8.	☐	☒	☐	☒	☐
9.	☒	☒	☐	☒	☒
10.	☐	☒	☐	☒	☐
11.	☐	☒	☐	☒	☐
12.	☐	☐	☐	☒	☐
13.	☐	☒	☐	☐	☐

Chapitre 9 - L'appareil génital féminin

QROC

1. Follicule primordial, follicule primaire, follicule secondaire, follicule antral, follicule mature.

2. L'initiation (ou le recrutement) correspond à la fin de la quiescence d'un follicule primordial qui débute son développement. La croissance folliculaire basale permet la croissance progressive avec formation d'un follicule antral. La sélection consiste en une croissance intense de follicules susceptibles d'être sélectionnés dont un seul acquiert la dominance (4e phase). Ce follicule dominant inhibe la croissance des autres follicules sélectionnés. Il grandit pour devenir un follicule mature qui subit l'ovulation.

3. L'initiation et la croissance folliculaire basale sont indépendantes de la sécrétion hypophysaire. Ces deux phases ne dépendent que de facteurs locaux paracrines. La sélection et l'acquisition de la dominance sont dues à la sécrétion hypophysaire (FSH et LH en phase préovulatoire).

4. L'hypothalamus sécrète de façon pulsatile la GnRH qui induit la sécrétion par l'hypophyse de la FSH et de la LH, hormones qui agissent sur les cellules de l'ovaire.

5. En première phase de cycle, il n'y a pas de corps jaune donc pas de sécrétion de progestérone. Après l'ovulation, le follicule se transforme en corps jaune qui sécrète de la progestérone dont le taux augmente progressivement. Les jours qui précèdent les règles sont caractérisés par la chute progressive du taux hormonal.

6. En deuxième partie de la première phase du cycle, la sécrétion d'œstrogènes augmente, conduisant à des taux sanguins importants. Après 48 heures d'imprégnation hormonale à ces taux, les œstrogènes exercent un effet positif sur l'hypophyse (ou rétrocontrôle positif). Il s'ensuit une production très accrue de FSH et de LH, conduisant à un pic de sécrétion de ces deux hormones. Le pic de LH entraîne l'ovulation.

7. L'hypothalamus sécrète de la GnRH qui entraîne la sécrétion de FSH et LH par l'hypophyse. La FSH agit sur les cellules de la granulosa qui sécrètent des œstrogènes et de l'inhibine. Ces deux facteurs passent dans le sang et ils exercent une action inhibitrice sur l'hypophyse (éventuellement l'hypothalamus pour les œstrogènes).

8. Le cycle menstruel est divisé en deux phases : la phase proliférative (première partie du cycle sous le contrôle des œstrogènes) et la phase sécrétoire (deuxième partie du cycle sous le contrôle de la progestérone et des œstrogènes).

9. Le pavillon, l'ampoule, l'isthme et la région interstitielle constituent les trompes.

10. L'ovocyte est libéré lors de l'ovulation dans la cavité abdominale, il est récupéré par la trompe au niveau du pavillon. La fécondation se réalise dans l'ampoule de la trompe. Puis, l'embryon est dirigé vers la cavité utérine par les mouvements engendrés par les contractions de la musculeuse tubaire.

11. Des follicules primordiaux, des follicules primaires, des follicules secondaires et des follicules antraux.

12. La sélection.

QCM

	A	B	C	D	E
1.	☐	☒	☐	☒	☒
2.	☒	☐	☒	☒	☐
3.	☒	☒	☒	☒	☒
4.	☒	☐	☒	☒	☐
5.	☒	☐	☒	☐	☐
6.	☐	☐	☐	☒	☐
7.	☐	☐	☒	☐	☐
8.	☐	☒	☐	☒	☐
9.	☒	☒	☐	☒	☒
10.	☐	☒	☐	☒	☐

Chapitre 10 - Méiose et gamétogenèse

QROC

1. Leptotène, zygotène, pachytène, diplotène et diacinèse.

2. La méiose est constituée de deux divisions cellulaires. La première est caractérisée par une longue prophase (avec 5 stades : leptotène, zygotène, pachytène, diplotène et diacinèse), une métaphase, une anaphase, une télophase et une cytodiérèse. La seconde division fait suite à la première sans phase de synthèse d'ADN, elle comprend les phases classiques de la division cellulaire (prophase, métaphase, anaphase, télophase et cytodiérèse).

3. Les chromatides sœurs se séparent lors de l'anaphase II.

4. Une cellule germinale masculine qui entre en méiose donne naissance à quatre spermatozoïdes. Au contraire, une cellule germinale féminine qui entre en méiose donne naissance à un seul gamète (et deux globules polaires).

5. La méiose féminine s'achève après la fécondation.

6. Chez la femme, la première division méiotique se termine après l'ovulation.

7. Elle se déroule dans les voies génitales féminines.

8. Le premier blocage se fait en prophase I lors de la vie intra-utérine. Tous les ovocytes sont bloqués à cette phase à la fin du 7e mois fœtal. Le deuxième blocage se fait en métaphase II après l'ovulation qui entraîne la reprise de la première division de méiose.

9. C'est un complexe protéique qui permet l'appariement des chromosomes homologues pendant la méiose.

10. Le gamète masculin est une cellule très différenciée. On décrit quatre parties :
– la tête contenant le noyau et la vésicule acrosomique,
– la pièce intermédiaire avec deux centrioles dont un est associé au flagelle et un manchon de mitochondries périphériques,
– la pièce principale avec l'axonème entouré par une gaine fibrillaire,
la pièce terminale ne contenant plus que l'axonème.

11. Un transcrit maternel est un ARN-m synthétisé avant la fécondation à partir du génome de l'ovocyte.

12. Le premier globule polaire est produit lors de la fin de la première division de méiose chez la femme (soit après l'ovulation).

QCM

	A	B	C	D	E
1.	☐	☒	☒	☐	☐
2.	☐	☐	☐	☒	☐
3.	☐	☐	☒	☒	☐
4.	☒	☐	☐	☒	☐
5.	☐	☐	☐	☐	☒
6.	☒	☐	☐	☐	☐
7.	☐	☒	☒	☐	☒
8.	☐	☒	☒	☐	☒
9.	☐	☐	☒	☐	☐

Chapitre 11 - La fécondation

QROC

1. Les neuf phases sont :
- la capacitation des spermatozoïdes ;
- l'attraction des gamètes masculins par le gamète féminin ;
- la traversée des cellules de cumulus oophorus ;
- la reconnaissance de la zone pellucide par le spermatozoïde ;
- la réaction acrosomique ;
- la traversée de la zone pellucide ;
- la fusion membranaire entre les gamètes ;
- la prévention de la polyspermie ;
- l'activation de l'œuf.

2. Les mécanismes élémentaires permettant la prévention de la polyspermie sont :
- l'entrée massive de $Na+$ secondaire à l'ouverture de canaux spécifiques entraînant une dépolarisation cellulaire ;
- la dégranulation corticale (par augmentation de la concentration intracellulaire en ions $Ca^{2}+$) qui entraîne des modifications biochimiques de la composition de la zone pellucide la rendant inapte à toute liaison avec des spermatozoïdes.

3. Les mécanismes d'activation de l'œuf sont :
- l'augmentation de la concentration intracellulaire d'ions $Ca^{2}+$ par relargage à partir du réticulum endoplasmique ;
- l'augmentation du pH intracellulaire générée par un flux sortant d'ions $H+$ et un flux entrant d'ions $Na+$.

4. La zone pellucide des mammifères est formée de trois glycoprotéines : ZP1, ZP2 et ZP3.

5. La réaction acrosomique entraîne :
- la libération des enzymes de l'acrosome qui digèrent partiellement la zone pellucide ;
- le clivage des résidus N-acétylglycosamine de la ZP3 qui ne peut plus se lier à la GalTase ;
- la reconnaissance par le spermatozoïde de la glycoprotéine ZP2 ;
- la traversée de la zone pellucide par le spermatozoïde qui atteint l'espace périvitellin ;
- la formation de contacts membranaires entre l'ovocyte et le spermatozoïde.

6. La réaction corticale entraîne la libération du contenu des granules corticaux dans l'espace périvitellin. Ces granules contiennent des enzymes qui modifient les glycoprotéines ZP2 et ZP3 rendant la zone pellucide inapte à la liaison avec d'autres spermatozoïdes.

7. La fertiline est un hétérodimère formé de deux sous-unités α et β appartenant à la famille ADAM (contains a disintegrin and metalloprotease domain).

8. Les deux molécules membranaires dont le KO entraîne un défaut de fusion des membranes entre ovocyte et spermatozoïde sont CD9 (présent à la surface de l'ovocyte) et Izumo (présent à la surface du spermatozoïde).

QCM

	A	B	C	D	E
1.	☐	☐	☒	☐	☐
2.	☐	☐	☒	☐	☒
3.	☒	☐	☒	☒	☐
4.	☐	☒	☐	☐	☒
5.	☒	☒	☐	☒	☒
6.	☐	☒	☒	☒	☒
7.	☐	☒	☒	☐	☐
8.	☐	☒	☐	☐	☒

Chapitre 12 - Première semaine du développement

QROC

1. On parle de segmentation holoblastique quand la division de l'œuf fécondé intéresse l'ensemble de la cellule (zygote). En cas de segmentation partielle, on parle de segmentation méroblastique.

2. Les œufs pauvres en réserves subissent une segmentation holoblastique, alors que les œufs riches en réserves subissent une segmentation méroblastique.

3. Au 5e jour embryonnaire, l'embryon forme une cavité centrale, le blastocèle. L'embryon prend alors le nom de blastula ou blastocyste.

4. L'empreinte génomique est une notion qui s'applique à certains gènes. Dans ces cas, il existe une marque (ou empreinte) qui permet à la cellule de reconnaître l'origine paternelle ou maternelle des allèles.

5. Pour des allèles subissant une empreinte génomique, seul un des deux allèles (maternel ou paternel) s'exprime dans les cellules. Dans ce cas, c'est toujours le même allèle qui s'exprime dans toutes les cellules de l'organisme.

6. Lorsqu'un gène est soumis à une empreinte génomique, les deux allèles diffèrent par la méthylation de leur région située en 5' et contenant des îlots CpG.

7. Pour ce faire, il faut mettre en évidence des ARN-m transcrits à partir du génome de l'œuf. La seule technique qui permette de les mettre en évidence est la RT-PCR.

8. La compaction s'initie par la redistribution membranaire de la E-cadhérine.

9. Ce sont les jonctions communicantes, les jonctions serrées, les zonula adhaerens et les desmosomes.

10. L'afflux d'ions Na+ grâce à l'action de la Na^+/K^+ ATPase et la digestion partielle de la zone pellucide par la strypsine.

11. Ce sont l'insuline maternelle, l'*Epidermal Growth Factor* et le *Transforming Growth Factor alpha*.

12. La Na^+/K^+ ATPase génère un mouvement d'ions sodium et un flux d'eau par action osmotique.

13. Le blastocyste est entouré par la zone pellucide. Il est formé de deux lignages cellulaires : le trophectoderme et la masse cellulaire interne. Cette dernière baigne dans une cavité, le blastocèle. Le trophectoderme polaire est la zone de ce tissu située au contact de la masse cellulaire interne, le trophectoderme mural représente le reste du tissu (soit la région du trophectoderme sans contact avec la masse cellulaire interne).

14. La différenciation du trophectoderme dépend du gène *Cdc2* alors que celle de la masse cellulaire interne dépend du gène *Oct4*.

QCM

	A	B	C	D	E
1.	☐	☐	☐	☐	☒
2.	☐	☐	☒	☒	☐
3.	☐	☐	☐	☒	☒
4.	☒	☒	☒	☐	☐
5.	☐	☐	☐	☒	☒
6.	☒	☒	☐	☐	☐
7.	☐	☒	☐	☒	☐
8.	☒	☐	☒	☐	☐
9.	☒	☒	☐	☒	☒
10.	☒	☐	☒	☒	☐
11.	☒	☐	☐	☒	☒
12.	☐	☒	☒	☒	☒
13.	☐	☒	☐	☐	☐
14.	☒	☐	☒	☐	☐
15.	☒	☒	☐	☒	☒

Chapitre 13 - Deuxième semaine du développement

QROC

1. Le blastocyste doit avoir subi l'éclosion afin que les cellules du trophectoderme puissent interagir avec les cellules épithéliales de la muqueuse utérine.

2. La famille de l'IL1, le LIF, le CSF1 et les ligands du récepteur de l'EGF peuvent expliquer les interactions entre le blastocyste et l'épithélium de la muqueuse utérine.

3. Il s'agit du LIF et du CSF1.

4. Il y a synthèse par les cellules du chorion de ténascine au site d'implantation. Cette molécule entraînerait une diminution de l'adhérence intercellulaire.

5. Le syncytiotrophoblaste est externe (en contact avec les tissus maternels), il est composé par un syncytium résultant de la fusion cellulaire. Le cytotrophoblaste est interne (il n'a aucun contact avec les tissus maternels à ce stade), il est formé de cellules épithéliales qui prolifèrent.

6. Une villosité choriale primaire résulte de la différenciation du trophectoderme au cours de la 2e semaine du développement. Elle est constituée par un axe de cytotrophoblaste recouvert par une couche de syncytiotrophoblaste.

7. Les dérivés de la masse cellulaire interne sont l'épiblaste, l'endoderme primitif, les amnioblastes, l'endoderme pariétal, le mésoderme extra-embryonnaire.

8. La cavité amniotique se forme par apoptose de certaines cellules de la masse cellulaire interne.

9. Les cellules de la membrane de Heuser se mettent en place par migration à la surface du cytotrophoblaste (migration favorisée par l'expression de récepteurs de type intégrine qui se lient aux molécules de la matrice extracellulaire). Par ailleurs, les cellules du cytotrophoblaste sécrètent du PTHrP qui agit sur un récepteur membranaire spécifique exprimé par les cellules de la membrane de Heuser.

10. La cavité chorionique résulte de l'évolution de l'espace réticulaire laissé libre par la séparation de la membrane de Heuser et du cytotrophoblaste. Cet espace est colonisé par du mésoderme extra-embryonnaire qui tapisse d'une part la surface du cytotrophoblaste et d'autre part l'endoderme pariétal. Les deux couches de mésoderme déterminent une cavité, la cavité chorionique.

QCM

	A	B	C	D	E
1.	☒	☐	☐	☒	☒
2.	☒	☒	☒	☐	☐
3.	☒	☒	☐	☒	☒
4.	☐	☐	☒	☒	☒
5.	☐	☒	☒	☒	☒
6.	☐	☐	☒	☒	☐
7.	☒	☒	☐	☒	☒
8.	☒	☐	☒	☒	☐
9.	☐	☒	☐	☒	☒
10.	☒	☒	☒	☒	☐
11.	☒	☐	☐	☒	☐
12.	☐	☐	☐	☒	☐
13.	☐	☐	☒	☐	☐

Chapitre 14 - Troisième semaine du développement

QROC

1. Le disque embryonnaire de l'oiseau avant la gastrulation présente un croissant postérieur (ou croissant de Koller). Ce disque est formé par l'aire pellucide qui est entourée de la région de l'aire opaque (extra-embryonnaire). À l'interface entre ces deux tissus, se trouve la zone marginale. Au fur et à mesure de la gastrulation, il existe un épaississement postérieur qui croît vers l'extrémité antérieure du disque embryonnaire pour former une ligne dense, la ligne primitive.

2. Chez l'oiseau, la coexpression de Vg1 et de Wnt8c par les cellules de la zone marginale postérieure entraîne l'induction de l'expression du gène Nodal par les cellules de l'épiblaste situées immédiatement en avant de la zone marginale postérieure. Ces cellules épiblastiques migrent vers l'extrémité antérieure en recrutant d'autres cellules épiblastiques. Ces cellules formeront une partie du nœud de Hensen.

3. L'endoderme viscéral antérieur sécrète des molécules anti-TGFβ et anti-Wnt. Au contraire, l'endoderme viscéral postérieur sécrète BMP2 (une seule des deux propositions suffit pour répondre à cette question).

4. L'endoderme définitif naît au niveau du nœud. Les cellules de l'endoderme perdent leur caractère épithélial, subissent des mouvements d'ingression, refoulent l'endoderme primitif et reforment un épithélium. La formation de l'endoderme définitif se réalise du stade de ligne primitive à celui de prolongement céphalique.

5. Ils sont situés le long de la ligne primitive.

6. Les domaines mésodermiques embryonnaires sont : le domaine axial qui correspond à la notochorde et à la plaque préchordale, le domaine para-axial qui correspond au mésoderme céphalique et aux somites, le domaine intermédiaire qui correspond à la pièce intermédiaire, et le domaine latéral qui correspond aux lames latérales.

7. Première hypothèse : l'induction neurale est un processus actif qui prend naissance au niveau du nœud et/ou au niveau du mésoderme axial. Deuxième hypothèse : l'induction neurale est un processus secondaire par protection des cellules du futur neurectoderme afin qu'elles ne reçoivent pas les signaux épidermisants.

8. BMP4 est une molécule sécrétée qui agit sur les cellules de l'ectoderme pour induire la formation de l'épiderme. Au voisinage du nœud, les cellules ectodermiques sont protégées de l'action de BMP4 par des antagonistes (chordine, noggin, follistatine) qui se lient à BMP4. Le complexe ne peut plus se lier au récepteur de BMP4.

9. L'aire précardiaque est située au niveau rostral en avant de la membrane pharyngée.

10. Une villosité choriale secondaire est centrée par un axe de mésoderme extra-embryonnaire, recouvert par une couche de cytotrophoblaste, elle-même recouverte par une couche de syncytiotrophoblaste.

QCM

	A	B	C	D	E
1.	☐	☒	☒	☐	☐
2.	☒	☒	☒	☐	☒
3.	☒	☐	☐	☐	☐
4.	☒	☐	☒	☐	☐
5.	☐	☒	☒	☒	☐
6.	☐	☒	☒	☒	☐
7.	☒	☒	☒	☐	☐
8.	☐	☒	☐	☒	☐
9.	☐	☐	☒	☒	☐
10.	☐	☒	☒	☒	☐
11.	☐	☒	☐	☐	☐
12.	☐	☒	☒	☒	☐
13.	☐	☒	☐	☒	☒
14.	☒	☒	☒	☒	☒
15.	☐	☐	☒	☒	☒
16.	☐	☐	☒	☒	☐

Chapitre 15 - Quatrième semaine du développement

QROC

1. Neurulation primaire (surélévation des bords latéraux de la plaque neurale puis fusion médio-dorsale) et neurulation secondaire (par cavitation).

2. Certaines cellules de la plaque neurale se déforment et prennent un aspect conique tronqué. Plusieurs cellules de ce type s'associent pour former une charnière.

3. Mode 1 : formation d'une charnière médiane et repli des bords latéraux qui restent rigides (mouvement du type de la fermeture d'un livre). Mode 2 : formation d'une charnière médiane et de deux charnières latérales. Mode 3 : déformation de toutes les cellules de la plaque.

4. La neurulation secondaire fait intervenir un cordon cellulaire plein qui se creuse secondairement de cavités. C'est donc une neurulation par cavitation.

5. La croissance axiale de l'embryon est le moteur de la délimitation céphalique.

6. Du fait de la délimitation céphalique, la membrane pharyngée s'inverse. L'endoderme qui occupait une position ventrale occupe alors une position dorsale. De même, l'ectoderme prend une position inversée, ventrale. Le mésoderme précardiaque bascule et occupe une position plus ventrale et plus caudale.

7. L'aorte reçoit trois contingents : la fusion des deux aortes dorsales permet la formation des parois latérales et dorsale de l'aorte définitive, le contingent ventral provient de la splanchnopleure et permet la formation de la partie médiane.

8. Les cellules hématopoïétiques se forment à partir de la paroi ventrale de l'aorte.

9. Le bourrelet ectodermique apical est la région ectodermique la plus distale du bourgeon de membre. Il est formé par des cellules prismatiques jointes par des jonctions communicantes. Il se forme par induction provenant des cellules de la somatopleure qui sécrètent FGF10.

10. La croissance du canal de Wolff est permise par les molécules de la matrice extracellulaire. La canalisation de cette structure est assurée par BMP4 (sécrétée par l'ectoderme de surface et par les cellules des lames latérales).

QCM

	A	B	C	D	E
1.	☐	☒	☐	☐	☐
2.	☒	☒	☐	☒	☐
3.	☐	☒	☐	☐	☒
4.	☐	☒	☒	☐	☒
5.	☒	☒	☒	☒	☐
6.	☐	☐	☒	☐	☒
7.	☐	☐	☒	☒	☐
8.	☒	☐	☐	☒	☐
9.	☐	☒	☒	☐	☒
10.	☒	☒	☐	☐	☐
11.	☒	☒	☐	☒	☐
12.	☒	☒	☒	☒	☐
13.	☒	☒	☐	☒	☐

Chapitre 16 - Évolution et devenir des feuillets embryonnaires

QROC

1. La différenciation de l'endoderme dépend du mésoderme de la splanchnopleure.

2. Deux théories ont cours : soit la notochorde disparaît, soit elle donne naissance à la partie la plus interne du disque intervertébral (nucleus pulposus).

3. Fibres musculaires striées squelettiques de certains muscles oculomoteurs extrinsèques et cellules myoïdes du thymus.

4. Les somites se dissocient d'abord en dermomyotome et en sclérotome. Le dermomyotome donne naissance secondairement au dermatome et au myotome.

5. Le myotome donne naissance à toutes les cellules musculaires striées du corps (à l'exception de la tête et du cou).

6. La partie ventrale du somite donne naissance au sclérotome, la partie dorsale au dermomyotome.

7. On pratique une inversion de polarité médio-latérale du somite nouvellement formé et on montre que le devenir de l'hémisomite se modifie pour être conforme au nouvel environnement.

8. Chaque somite se scinde en deux parties (rostrale et caudale). La partie rostrale permet la formation d'une hémivertèbre caudale alors que la partie caudale forme l'hémivertèbre rostrale immédiatement sous-jacente.

9. La migration se fait selon la voie dorsale, la voie ventrale et médiane, la voie ventrale et latérale.

10. Mélanocytes, neurones des ganglions rachidiens et sympathiques, parasympathiques, cellules satellites de ces mêmes ganglions, cellules de Schwann, cellules de la médullosurrénale, cellules des paraganglions.

QCM

	A	B	C	D	E
1.	☒	☒	☐	☒	☐
2.	☒	☒	☒	☒	☒
3.	☒	☐	☒	☒	☒
4.	☐	☐	☐	☐	☒
5.	☐	☒	☐	☐	☐
6.	☐	☒	☒	☐	☐
7.	☐	☒	☐	☐	☐
8.	☒	☒	☒	☒	☐
9.	☒	☒	☒	☐	☐
10.	☒	☐	☒	☒	☐
11.	☒	☐	☐	☐	☒
12.	☐	☒	☒	☒	☐
13.	☐	☒	☐	☐	☐
14.	☒	☐	☐	☐	☒
15.	☐	☒	☒	☒	☐
16.	☒	☒	☐	☒	☐
17.	☐	☐	☒	☒	☒
18.	☐	☐	☒	☐	☐
19.	☒	☐	☒	☐	☒
20.	☒	☐	☒	☐	☒
21.	☒	☐	☒	☒	☐

Index

ELSEVIER MASSON S.A.S.
62, rue Camille-Desmoulins
92442 Issy-les-Moulineaux
Dépôt légal : octobre 2006

401109 - (I) - (3) - CSB 90° - refbl - EXEGRAPH

Achevé d'imprimer sur les presses de
SNEL Grafics sa
Z.I. des Hauts-Sarts - Zone 3
Rue Fond des Fourches 21 – B-4041 Vottem (Herstal)
Tél +32 (0)4 344 65 60 - Fax +32 (0)4 286 99 61
septembre 2006 – 39002

Imprimé en Belgique